零骨丧失种植理念
ZERO BONE LOSS CONCEPTS

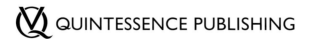

QUINTESSENCE PUBLISHING

Berlin | Chicago | Tokyo
Barcelona | London | Milan | Mexico City | Moscow | Paris | Prague | Seoul | Warsaw
Beijing | Istanbul | Sao Paulo | Zagreb

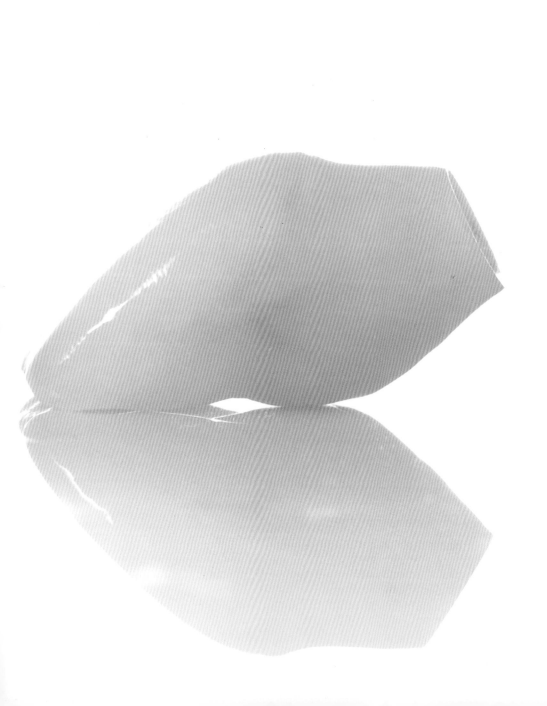

# 零骨丧失种植理念
# ZERO BONE LOSS CONCEPTS

（立陶宛）托马斯·林克维修斯　主编
（Tomas Linkevičius）

赖红昌　主审

张　林　黄　敏　主译

北方联合出版传媒（集团）股份有限公司
辽宁科学技术出版社
沈　阳

**图文编辑**

刘　菲　刘　娜　康　鹤　肖　艳　王静雅　纪凤薇　刘玉卿　张　浩　曹　勇

©2022，辽宁科学技术出版社。

著作权合同登记号：06-2020第126号。

**图书在版编目（CIP）数据**

零骨丧失种植理念 /（立陶宛）托马斯·林克维修斯
（Tomas Linkevičius）主编；张林，黄敏主译. —沈阳：辽宁
科学技术出版社，2022.1

ISBN 978-7-5591-2152-3

Ⅰ. ①零… Ⅱ. ①托… ②张… ③黄… Ⅲ. ①种植牙—
口腔外科学 Ⅳ. ①R782.12

中国版本图书馆CIP数据核字（2021）第148581号

出版发行：辽宁科学技术出版社
　　　　　（地址：沈阳市和平区十一纬路25号　邮编：110003）
印　刷　者：凸版艺彩（东莞）印刷有限公司
经　销　者：各地新华书店
幅面尺寸：210mm×285mm
印　　张：19.25
插　　页：4
字　　数：400千字
出版时间：2022年1月第1版
印刷时间：2022年1月第1次印刷
策划编辑：陈　刚
责任编辑：苏　阳　殷　欣　金　烁
封面设计：袁　舒
版式设计：袁　舒
责任校对：李　霞

书　　号：ISBN 978-7-5591-2152-3
定　　价：498.00元

投稿热线：024-23280336
邮购热线：024-23280336
E-mail:cyclonechen@126.com
http://www.lnkj.com.cn

## 主审

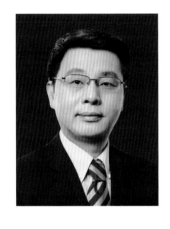

### 赖红昌

上海交通大学，教授、博士生导师、主任医师。上海交通大学医学院附属第九人民医院口腔种植科主任，中华口腔医学会口腔种植专业委员会候任主任委员，中国口腔医师协会种植医师工作委员会副主任委员，国际牙医师学院院士。《Clinical Oral Implants Research》《Journal of Prosthodontics》等权威杂志编委，《Clinical Oral Implants Research》中文版主编，《Clinical Implant Dentistry and Related Research》客座主编，《The International Journal of Oral Implantology》（原《European Journal of Oral Implantology》）副主编。连续6年入选爱思唯尔（Elsevier）牙科学"中国十大高被引学者"榜单。

## 主译

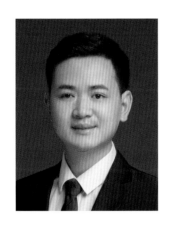

### 张 林

南昌大学附属口腔医院修复二科，主治医师、口腔修复学硕士。江西省口腔美学专业委员会委员、学术秘书，国际口腔种植学会（ITI）会员，中华口腔医学会口腔美学、种植专业委员会会员。获南昌大学附属口腔医院"十佳青年医师""优秀青年新锐""优秀教师"称号，江西省赣鄱病例大赛一等奖，江西省口腔医学院中青年教师授课比赛一等奖。

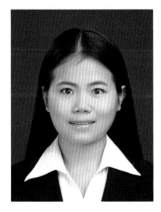

### 黄 敏

南昌大学附属口腔医院，口腔修复学硕士。江西省口腔教育专业委员会委员兼秘书，江西省口腔美学专业委员会青年委员，中华口腔医学会会员。主译论著1部，参译论著3部，参与发明专利1项。

# 副主译

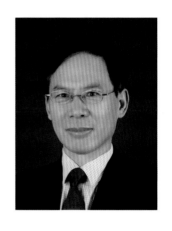

**石连水**

南昌大学附属口腔医院修复教研室主任,主任医师、教授、博士、硕士研究生导师。中华口腔医学会材料专业委员会委员,江西省口腔医学会口腔种植专业委员会副主任委员。主持课题10余项,发表中英文论文40余篇,专利2项。

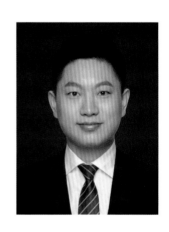

**章福保**

南昌大学第三附属医院,主治医师、博士。江西省口腔医学会口腔修复工艺专业委员会常委,江西省研究型医院学会口腔分会委员,江西省口腔医学会口腔美学专业委员会委员。国家住院医师规范化培训基地"骨干教师",南昌市"洪燕领航"境外资助人才。

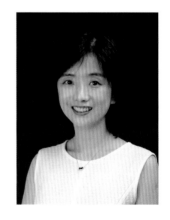

**刘 倩**

北京瑞城口腔医院,主治医师;山东大学,牙周病学硕士。中华口腔医学会口腔种植专业委员会委员、学术秘书,北京口腔医学会口腔种植专业委员会委员,擅长牙种植外科及牙周治疗。主译或参编、参译专著10部。

# 译者

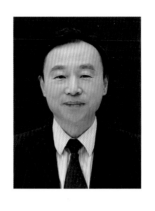

**黄啸林**

九江学院附属口腔医院，主任医师、教授。江西省口腔医学会副会长，九江市口腔医学会会长。

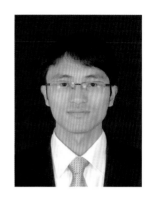

**曾永发**

南昌大学附属口腔医院综合急诊科，主治医师、口腔修复学硕士。江西省口腔全科专业委员会委员。

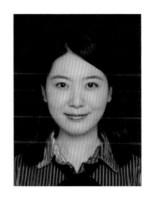

**裴 婧**

南昌大学附属口腔医院病理科，主治医师、口腔医学硕士。江西省整合医学会病理学分会委员。

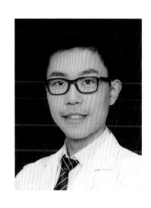

**任 杰**

重庆医科大学附属第一医院口腔科，主治医师、口腔医学博士。日本东北大学牙学院访问学者。

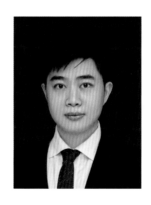

**王 焜**

南昌市中道口腔门诊部，主治医师、口腔修复学硕士。江西省口腔医学会口腔种植专业委员会青年委员。

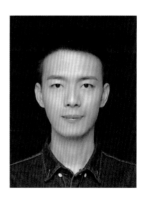

**黄 迪**

赣州市人民医院口腔科医生，口腔修复学硕士。中华口腔医学会会员，江西省口腔医学会口腔种植专业委员会会员。

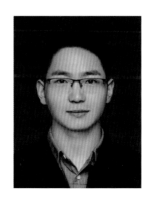

**吴兴胜**

南昌大学附属口腔医院颞颌关节科，口腔修复学硕士。中华口腔医学会会员，江西省口腔医学会口腔种植专业委员会会员。

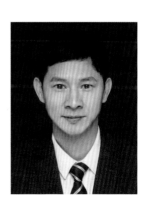

**车德平**

江西省抚州市第一人民医院口腔科，主治医师。江西省口腔美学专业委员会会员，抚州市口腔医学会理事。

# 中文版序 FOREWORD

恰逢南昌大学建校100周年之际，受邀为该校种植学者的译著《零骨丧失种植理念》作序。此书是江西地区的第二本关于口腔种植学的译著，第一本是吴润发主任关于种植牙软组织管理的译著，而青年医生张林、黄敏主译的本书则是关注种植体周骨组织的著作。很有缘，两本译著均邀请本人作序，在此对江西省口腔种植学者表示感谢与祝贺。上海交通大学口腔医学院自2000年就与南昌大学口腔医学院结成姊妹院校。我与南昌大学的学术交流也颇为密切，常受邀在江西讲学，南昌大学也多次派青年医生来上海交通大学医学院附属第九人民医院学习。

近年来，我国口腔种植技术发展迅速，很多基层医院也在开展种植牙技术，但我国的种植牙专业教育相对滞后。目前，多为种植体厂商举办的学习班，其特点为帮助有一定口腔诊疗经验的医生快速掌握种植牙技术，而系统性、规范性的口腔种植专项教育有待加强。

"欲画竹，必先成竹于胸"。欲获得种植牙长期的骨稳定性，系统分析造成骨吸收的原因并制定相应措施是关键。既往关于种植成功的标准，常被定义为某段时间内种植体周围会发生一定量的骨吸收。零骨丧失是每一位种植医生追求的目标，本书从外科因素和修复因素两方面系统性地阐述了"零骨丧失"这一新理念以及如何实现这一目标。

《Zero Bone Loss Concepts》是由立陶宛维尔纽斯大学Tomas Linkevičius教授撰写，他始终遵循"化繁为简"的理念，从解决临床实际问题出发，为每一个临床问题制定了清晰的决策树。这与我团队所办的《Clinical Oral Implants Research》中文版《临床口腔种植研究》的理念甚是相近，均致力解决口腔种植学的临床实际问题。译者团队主要是南昌大学附属口腔医学院的中青年口腔种植学、口腔修复学医生，他们勤奋好学、渴望种植前沿知识，更乐于与同行分享。通读本书，整体行文流畅、逻辑结构清晰，提出了种植体周零骨丧失的新理念以及如何实现的措施。

此书可作为种植专业方向研究生、规范化培训医生、有一定种植经验的临床医生以及计划长期从事口腔种植的专科医生的学习参考用书。此书理念着眼长远，方法化繁为简，助力种植牙的长期临床效果。

在种植牙技术越来越普及的当代，希望《零骨丧失种植理念》一书能为我国种植医生的成长助力，为健康中国加油。

2021年6月

# 中文版前言 PREFACE

当我在亚马逊书店第一次看到本书的封面时，就立即被它的书名所吸引——《Zero Bone Loss Concepts》，这颠覆了我之前对口腔种植治疗远期效果的理解，也激发了我极大的好奇心。我立即购买了电子书，痴迷地读起来，越读越爱不释手。好书总想与更多同仁共享，于是我产生了将此书译成中文的念头。

无疑，口腔种植已经成为牙缺失的理想修复方式，越来越多的口腔医生开展了种植治疗。经过数年的功能负荷，种植体周嵴顶骨丧失是种植医生们经常遇到的一个问题，然而这个并发症是可以预防的。本书主编Tomas Linkevičius博士开创性地提出了零骨丧失种植理念，即一个关于如何实现并维持种植体周嵴顶骨长期稳定的循证方案。影响嵴顶骨稳定的因素是多方面且相互作用的。因此，必须有机地结合种植治疗过程中所有的外科和修复环节。零骨丧失种植理念融合了这两方面的建议：先是如何建立嵴顶骨的稳定，然后如何维持这种稳定。本书逻辑清晰、科学循证、病例丰富、图片精美，分为外科理念和修复理念两部分，对种植过程中的各个细节进行了详细讨论，如种植体植入深度、垂直向软组织厚度、修复材料、粘接/螺丝固位修复体、基台的选择以及穿龈轮廓的影响等，每一部分都深度关注在种植治疗的各个阶段必须做什么才能促进嵴顶骨的稳定。主编还在每一章的最后概括总结了本章

要点，让读者快速掌握重点内容。

Tomas Linkevičius博士是立陶宛维尔纽斯大学教授，也是欧洲骨结合学会的成员。他一直从事口腔修复与牙种植专业的临床工作，并创立了维尔纽斯研究小组，持续进行零骨丧失种植理念的研究。合著了包括《牙种植学中的粘接（Cementation in Dental Implantology）》（Springer，2015）和《美学区种植（Implants in the Aesthetic Zone）》（Springer，2019），在欧洲享有盛誉。本书被德国精萃出版社（Quintessence Publishing）评为2020年度"十大牙科图书"。

尽管我们努力坚持"信、达、雅"的翻译原则，尽量忠实于原文，但由于水平有限，如有纰漏，在所难免，恳请读者们批评指正。

我要特别感谢上海交通大学医学院附属第九人民医院赖红昌教授、四川大学华西口腔医院满毅教授、南昌大学附属口腔医院石连水教授对我们在此书翻译过程中的指导和帮助。同时也衷心感谢译者团队的辛勤努力和无私付出，才让此书这么快与读者见面。

感谢读者朋友们与我们一起分享Tomas Linkevičius的这本杰作，让更多的中国种植医生和患者受益。

2021年8月
南昌

# 前言 PREFACE

当我还是个孩子的时候，就梦想着写一本全世界都能读懂的书。因此，当德国精萃出版社（Quintessence Publishing）的Christian Haase先生给我这个机会时，我毫不犹豫地答应了。当然，作为一个孩子，我当时没有想到我的书不是一本冒险小说，而是一本种植牙科学著作，但这是一个良好的开端。

新书出版在即，提醒我思考了什么是优秀的专业牙科，以及你如何将多种职业身份真正地在一份工作上结合起来：你可以是治疗患者的临床医生；可以是进行临床和体外研究的科学家；可以是指导学生迈出牙科领域第一步的学者；可以是在国际舞台上尽情展示的讲师；最后，还可以是作家，能够将所有这些经验总结，跃然于纸上。

我一开始就对这本书满怀期待，而现在它如此成功让我非常开心。我的目标不仅是让这本书的内容基于顶级出版物的循证知识，还要让它在美学上令人愉悦，因为生硬的科学数据也不一定非得要枯燥乏味。它们应该以吸引人的方式呈现，正如本书所追求的一样。

你也许会问：这本书适合什么样的人读呢？是高年资医生，还是正需要基础知识的初学者？这个问题让我想起了我与一位学员的一次谈话。他是一名成功进行过大范围骨和软组织增量的高年资临床医生，但他没有意识到种植体位置应该由种植体设计决定，而在我看来这是基本知识。面对种植体周宝贵的骨不断丧失，那位外科医生付出了巨大努力来重获它，但其实仅需简单地调整种植体的位置就完全解决了问题。所以，本书是为所有寻求改善种植体周嵴顶骨稳定性的临床医生而写的，因为，同样的信息在不同人看来可以是高级的，也可以是基础的，这因人而异。

本书的独特之处在于它整合了外科和修复两方面的建议：先是如何建立嵴顶骨的稳定，然后如何维持这种稳定。本书反映了我的专业实践经历。我最初是作为一名修复医生接受培训的，在我职业生涯的前5年，我的执业仅限于修复工作。然而，我很快意识到，如果没有适当的外科知识和技巧，就不能让患者获得满意的效果。

我的目标一直是为复杂的问题提供简单的解决方案。在我所有的研究中，都试图针对一个问题给出一个明确的答案。例如，粘固边缘位于何处能保证残留的粘接剂被完全清除干净？基于我的研究，给出的答案是龈上位置。在进行研究时应考虑到其受众人群：应该让阅读和应用这些临床技术的医生理解你的研究。这就是为什么我在"外科理念"部分的结尾处增加了一章，对前面的内容进行了简要总结，以及为什么每一章后面都有一个"本章小结"，就像我在讲课中做的一样，目的是向读者传递主题的关键信息。

写这本书的过程中，使我明白治疗理念和医学信息是不断变化的，这个过程没有终点。当然，在本书出版过程中产生的最新研究结果无法加入，但它为以后的版本敞开了大门，并证实了"最佳"治疗的定义并不是永恒不变的。

我想用我最喜欢的一句话来结尾，这句话可以应用在生活中的无数领域："没有什么是不可能的！"当你运用这些理念并见证种植体周嵴顶骨水平改善时，你会发现自己在重复着这句话。

亲爱的同仁们，感谢你们把这本书拿在手里，读在心中！

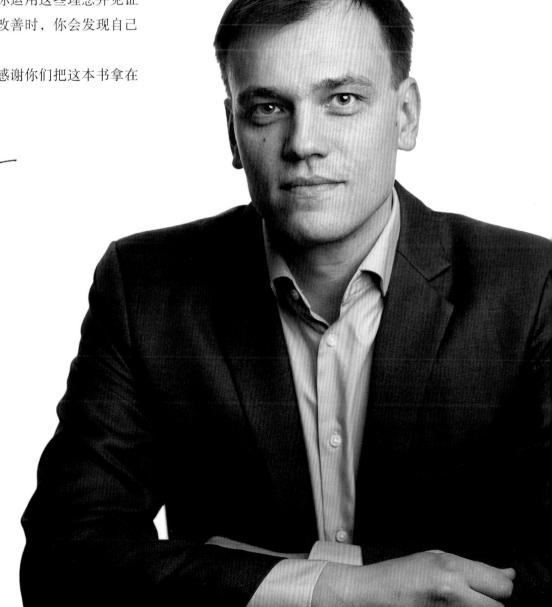

# 致谢 ACKNOWLEDGMENTS

本书的编撰和出版是一段令人真正难忘的旅程，途中遇到很多人值得我由衷地感谢。

首先我要感谢我的妻子Laura的关爱和支持，以及我们的3个孩子：Ula、Aloyzas和Antanas。我真的很幸运有家人的陪伴，是他们让我的生活如此有趣而充实。

在我的职业生涯中，我非常幸运地能够与各个领域的杰出专家们共事，他们也是我的挚友和本书的合编者。首先，我要感谢我的好朋友兼合编者Algirdas Puišys博士，他是一位才华横溢的牙周病学和口腔种植学专家。他和我并肩工作了15年，多亏了他，才能在本书中加入垂直向软组织增量外科技术。事实上，书中大多数临床病例都由他完成治疗的。同样，我还要感谢Rolandas Andrijauskas，他是我有幸合作过的最好的牙科技师之一。他不仅完成了本书中大多数尽善尽美的瓷修复体，还提供了精美绝伦的高清照片。此外，他还完善了氧化锆的抛光技术，这也是零骨丧失种植理念中"修复"部分的关键因素之一。

在我的一生中有很多优秀的老师，但我尤其要感谢来自拉脱维亚里加（Rīga，Latvia）的Peter Apse教授。Peter Apse是我的博士生导师，他在垂直向软组织厚度方面对我进行了悉心的指导，从而使我在2009年的拉脱维亚里加斯特拉丁斯大学（Rīga Stradiņš University，Latvia）顺利完成博士论文答辩。我非常感谢Peter Apse教授，正是在他的悉心指导下，我才逐渐从一名年轻的修复科住院医师成长为现在的科研型临床医生。

此外，我还要特别感谢来自德国海德堡（Heidelberg，Germany）的Marius Steigmann博士，他是我在执业后期所认识的。我感谢他的所有建议，尤其是建议我把所有的研究进行集中整理，从而最终诞生了零骨丧失种植理念的实操课程，并促成了本书。

来自纽约的Stephen Chu博士在本书理念的发展中起到了重要的作用，而他自己可能都没意识到。他是最早认可我研究成果的国际知名讲师之一，当我对研究结果不确定时，他总是一如既往地支持我。

最后，我要感谢维尔纽斯研究小组的所有青年学者们。现在我作为这个私人研究中心的管理者，相信它会在未来持续提供开创性的研究数据。

# 编者名单 CONTRIBUTORS

**Algirdas Puišys,** DDS, Spec Perio, PhD

维尔纽斯种植学中心
维尔纽斯研究小组
立陶宛，维尔纽斯

**Rolandas Andrijauskas,** CDT, MDT

MasterLab牙科创新研究中心创始人
立陶宛，维尔纽斯

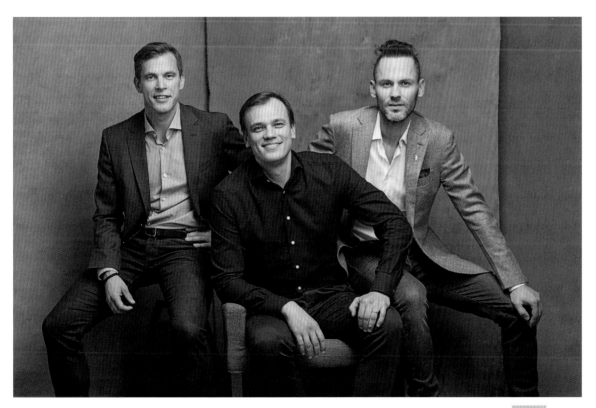

Algirdas Puišys（左）、Tomas Linkevičius（中）和Rolandas Andrijauskas（右）

# 理念简介

## INTRODUCTION TO ZERO BONE LOSS CONCEPTS

首先，我将从在以往的讲课和培训过程中经常提出的第一个问题开始：不论是将种植体植入还是进行种植修复，是否都遇到过种植体周骨丧失？在深读这本书之前，你是不是想了解为什么时常会发生种植体周骨丧失？大多数人的回答都是肯定的，他们认为许多种植体周都会发生一定程度的骨丧失。这也是在种植临床实践中所面临的主要问题。然而事实上，种植体周嵴顶骨丧失并不是必然发生的。鉴于此，我提出了零骨丧失种植理念，即达到零骨丧失效果的种植治疗策略。

零骨丧失是可以实现的，不管是在种植修复后的数月内，还是在治疗完成后的数年内。图1展示了一个理想的种植修复病例，这个病例达到了梦寐以求的零骨丧失效果。你们必然会问：为何这个病例取得了这么理想的效果？为了实现这样理想的修复效果，我们在临床上应该怎么做？

我希望你们能从这本书中找到问题的答案，零骨丧失种植理念来源于临床实践和科学研究两个领域，孤立的某一方面都有其局限之处。

## 临床实践

许多图书都展示了非常成功的种植治疗临床效果，但这些效果的实现往往只是基于作者的经验。效果很好，但仅为个例，并不意味着读者都能获得同样的效果。回答这个疑问，常常是我们熟悉的那句话：它只在我手中管用。一味模仿，很多读者并不能获得理想的临床效果，最后变得灰心丧气。通常，这些读者或培训学员可能会开始妄自菲薄，质疑自己进行这些治疗操作的能力。于是，在演讲界里出现了一个新术语——讲台牙医，指的是临床医生只展示好的病例，而不展示包括并发症在内的治疗全过程。

## 科学研究

临床界常认为，严谨的科学研究遥不可及，甚至很无趣，所以在临床上认真对待科学研究可能是一个挑战。遵循以循证医学为基础的种植理论固然是理想的情况，而实际上很难开展准确而无偏倚的临床研究，所以循证种植学很难实现。另一个挑战是伦理审

图1 （a）2013年，上颌种植修复情况。（b）2018年，复查时的情况。

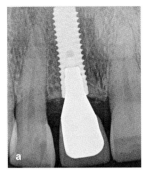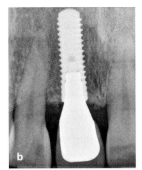

图2 不同种植系统都体现了零骨丧失理念。（a）Straumann软组织水平种植体。（b）Conelog种植体（Camlog）。（c）V3种植体（MIS Implants Technologies）。（d）BioHorizons锥形种植体。（e）Straumann骨水平种植体。

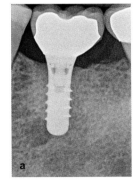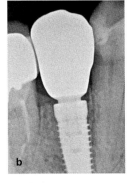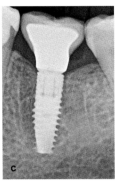

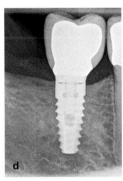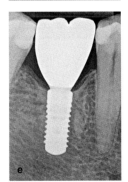

查越来越严格，患者也越来越不愿意参加临床试验。这些因素增加了获得伦理委员会批准和进行临床试验的难度。这也导致了科学界和医学界互不信任的最糟糕状态。因此，只有基于临床证据并采用合适的技术，才能获得真正的成功。

## 科学与临床的结合

本书的目的是将科学研究和临床实践结合成一个整体。这为临床医生提供了符合他们实际需要的，并且具有可靠的临床证据支持的临床操作程序。这也是推进零骨丧失种植理念不断发展的原始动力。

我曾面临一位同事的质疑，他认为种植体周不可能出现零骨丧失。我当然也同意这个观点，但我们仍需尽最大努力朝零骨丧失这个目标前进。我们已经取得巨大的进展——一项研究显示，种植体周嵴顶骨仅发生0.2mm（几乎为零）的骨丧失[1]！

我坚信，不同的种植体系统、不同的种植体表面处理技术、不同的种植体-基台连接

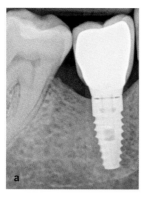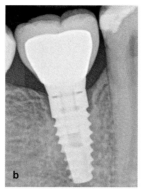

图3 使用同一种植系统，有的实现了骨稳定（a），有的出现了骨丧失（b）。

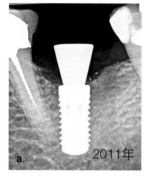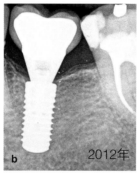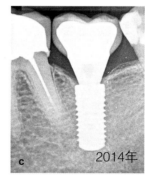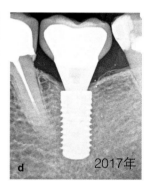

图4 根据零骨丧失种植理念完成的种植修复体的长期随访（7年）。（a）2011年，进行修复前的情况。（b）2012年，完成修复时种植体的情况。（c）2014年，修复完成3年后的种植体情况。（d）2017年，显示种植体周骨量增加。

方式和不同的修复方案都能实现种植体周的骨稳定（图2）。甚至，不管有无平台转移，都能实现种植体周骨稳定。但是要想取得这样的成功，临床医生要充分理解种植治疗中外科和修复程序以及生物学与机械原则。相同的种植系统，既有成功病例，也有失败病例（图3）。这也证实了，种植体的设计并不是影响嵴顶骨稳定的唯一因素。尽管几乎所有的种植系统都有可能实现零骨丧失，但有些种植系统要实现这一目标，需要更多的研究和认知。临床医生必须非常熟悉所选择的种植系统，包括其优缺点。这才是通往零骨丧失的成功之路（图4）。

种植治疗的效果取决于嵴顶骨的稳定，这也是决定治疗成败的关键因素。因此，本书中的每个技巧和每个概念都专注于嵴顶骨的稳定性。本书的重点不仅要确定影响嵴顶骨稳定的最重要因素，更要讨论这些因素是如何相互作用的，以及这种协同作用是如何影响骨稳定性的。

本书介绍的技术和概念都得到了科学研究（其中绝大多数是临床研究）支持。作者及其团队已经发表了20多篇论文，其中包括在《The International Journal of Oral and Maxillofacial Implants》《Clinical Oral Implants Research》《The International Journal of Periodontics and Restorative Dentistry》等著名的牙科杂志上发表的论文（表1）。我们所遵循并向读者推荐的临床和实验室程序，都是基于科学证据的。作者的研究方案不仅来

**表1　支持零骨丧失理念的已发表论文一览表**

| 作者 | 年份 | 杂志 | 论文题目 |
|---|---|---|---|
| Linkevičius和 Apse | 2008 | *Stomatologija* | Biologic width around implants. An evidence-based review |
| Linkevičius和 Apse | 2008 | *The International Journal of Oral and Maxillofacial Implants* | Influence of abutment material on stability of peri-implant tissues: A systematic review |
| Linkevičius等 | 2008 | *Stomatologija* | Veneer fracture in implant-supported metal-ceramic restorations. Part I: Overall success rate and impact of occlusal guidance |
| Linkevičius等 | 2009 | *Stomatologija* | Reaction of crestal bone around implants depending on mucosal tissue thickness. A 1-year prospective clinical study |
| Linkevičius等 | 2009 | *The International Journal of Oral and Maxillofacial Implants* | The influence of soft tissue thickness on crestal bone changes around implants: A 1-year prospective controlled clinical trial |
| Linkevičius等 | 2010 | *The Journal of Oral and Maxillofacial Surgery* | Influence of thin mucosal tissues on crestal bone stability around implants with platform switching: A 1-year pilot study |
| Linkevičius等 | 2011 | *The Journal of Prosthetic Dentistry* | A technique for making impressions of deeply placed implants |
| Linkevičius等 | 2011 | *Clinical Oral Implants Research* | The influence of margin location on the amount of undetected cement excess after delivery of cement-retained implant restorations |
| Sicilia等 | 2012 | *Clinical Oral Implants Research* | Computer-guided implant therapy and soft-and hard-tissue aspects. The Third EAO Consensus Conference 2012 |
| Linkevičius等 | 2012 | *The Journal of Prosthetic Dentistry* | The influence of implant placement depth and impression material on the stability of an open tray impression coping |
| Linkevičius等 | 2013 | *Clinical Oral Implants Research* | Does residual cement around implant-supported restorations cause peri-implant disease? A retrospective case analysis |
| Linkevičius等 | 2013 | *Clinical Oral Implants Research* | The influence of the cementation margin position on the amount of undetected cement. A prospective clinical study |
| Vindašiūtė等 | 2015 | *Clinical Implant Dentistry and Related Research* | Clinical factors influencing removal of the cement excess in implant-supported restorations |
| Linkevičius等 | 2015 | *Clinical Implant Dentistry and Related Research* | Crestal bone stability around implants with horizontally matching connection after soft tissue thickening: A prospective clinical trial |

→

| 作者 | 年份 | 杂志 | 论文题目 |
| --- | --- | --- | --- |
| Linkevičius等 | 2015 | *Clinical Implant Dentistry and Related Research* | Influence of vertical soft tissue thickness on crestal bone changes around implants with platform switching: A comparative clinical study |
| Sicilia等 | 2015 | *Clinical Oral Implants Research* | Long-term stability of peri-implant tissues after bone or soft tissue augmentation. Effect of zirconia or titanium abutments on peri-implant soft tissues. Summary and consensus statements. The 4th EAO Consensus Conference 2015 |
| Linkevičius等 | 2015 | *Clinical Oral Implants Research* | Radiological comparison of laser-microtextured and platform-switched implants in thin mucosal biotype |
| Linkevičius和 Vaitelis | 2015 | *Clinical Oral Implants Research* | The effect of zirconia or titanium as abutment material on soft peri-implant tissues: A systematic review and meta-analysis |
| Puišys和 Linkevičius | 2015 | *Clinical Oral Implants Research* | The influence of mucosal tissue thickening on crestal bone stability around bone-level implants. A prospective controlled clinical trial |
| Puišys等 | 2015 | *Clinical Oral Implants Research* | The use of acellular dermal matrix membrane for vertical soft tissue augmentation during submerged implant placement: A case series |
| Linkevičius | 2017 | *The International Journal of Periodontics and Restorative Dentistry* | The novel design of zirconium oxide-based screw-retained restorations, maximizing exposure of zirconia to soft peri-implant tissues: Clinical report after 3 years of follow-up |
| Linkevičius等 | 2018 | *Clinical Oral Implants Research* | Influence of titanium base, lithium disilicate restoration and vertical soft tissue thickness on bone stability around triangular-shaped implants: A prospective clinical trial |
| Linkevičius等 | 2019 | *The Journal of Prosthetic Dentistry* | Retention of zirconia copings over smooth and airborne-particle-abraded titanium bases with different resin cements |

源于自身的临床经验，同样是基于充分的科学依据的。科学与实践的结合正是本书及其概念与众不同之处。另一独特之处是，本书中展示的临床病例中相关的临床研究和体外研究都是在私人执业环境中进行的。临床试验通常是在大学进行，但是作者的团队通过一种新的合作方式建立了私人诊所与大学之间的联系，并在严格规范的条件下为种植学的理论研究做出了贡献。

对我来说这非常重要，本书不只是基于临床发现和病例报告，更重要的是基于临床对照试验及设计合理的体外研究。仅有病例报告的支持是相当危险的。例如，在病例报告中，橡皮障的使用被认为是一种安全有

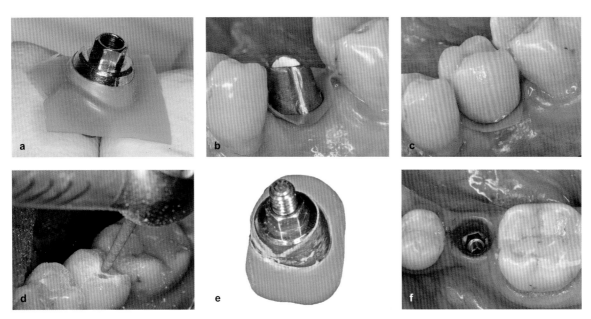

图5 橡皮障在临床实际中不能有效地防止粘接剂残留。（a和b）将带有橡皮障的基台安放在种植体上。（c）牙冠粘接已完成。（d）取下橡皮障和上部修复体。（e）可见粘接剂残留在与种植体周软组织直接接触的基台表面。（f）种植体周软组织中没有发现残留的粘接剂。

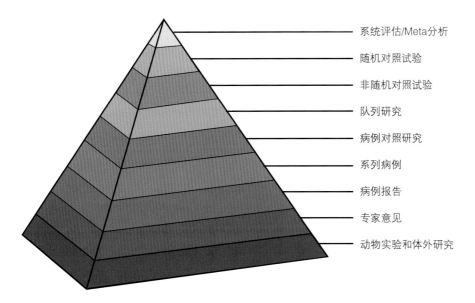

系统评估/Meta分析

随机对照试验

非随机对照试验

队列研究

病例对照研究

系列病例

病例报告

专家意见

动物实验和体外研究

图6 证据等级。需要特别注意的是，专家意见和病例报告仅分别位于证据等级的第八等级和第七等级。

效地减少粘接剂残留的方法[2]；然而，一项临床对照研究却得出了完全相反的结果[3]。2011年，作者提出并发表了一种简单可靠的技术用来评估粘接后残留粘接剂的量[4]。即粘冠前，在牙冠咬合面上开孔并用复合树脂封闭。这既可以防止粘接过程中粘接剂的外溢，同时又能整体取下修复体和基台。在使用这种技术时，作者发现橡皮障无法防止粘接剂残留（图5）。

这也强调了一个事实，病例报告存在很大的主观性，常常只是作者一己之见。这一点在参加课程培训、听讲座或阅读课本时必须牢记。证据等级（从体外研究到随机临床试验）很关键（图6）。在证据等级中，动物实验和体外研究处于最低位置，因此这些研究结果不能直接应用于临床。当然，有些实验只能在动物身上进行，但必须牢记动物和人类的区别，如犬的愈合速度比人类快8倍。通过动物实验得到的是最适宜犬的实验结果。然而，我们经常看到使用动物研究结果来支持临床方案，这是错误的。在进行临床试验之前，动物体内研究只能作为指导。例如，以制药行业为例，他们会使用只在动物身上进行实验而没有经过临床评估的药物吗？答案当然是否定的，这就是为什么要牢记证据等级。病例报告在证据等级中也有其位置。一个简单的病例报告可能比一个严谨的动物研究更具有参考价值，但不能仅仅根据个别的临床病例来制定临床策略。因此，重要的是合理应用所有证据。实际上，病例报告往往是建立新科学理念的"第一块砖"。

综上所述，本书的理念是在科学证据和合理的临床逻辑之间取得平衡，并为患者提供最好的治疗效果。

## 本书的框架

本书由外科理念和修复理念两部分组成。这模拟了真实的临床治疗过程，即先植入种植体，然后进行修复。外科理念部分主要是建立嵴顶骨的稳定，这涉及很多因素，如垂直向软组织厚度、种植体植入深度、种植体光滑颈的位置以及种植体–基台连接方式。然而，如果后期进行了不良的修复，再好的手术效果也难以维持长久。因此，同时提出了维持嵴顶骨稳定的修复理念。

## 参考文献

[1] Linkevičius T, Puišys A, Steigmann M, Vindašiūtė E, Linkevičienė L. Influence of vertical soft tissue thickness on crestal bone changes around implants with platform switching: A comparative clinical study. Clin Implant Dent Relat Res 2015;17:1228–1236.

[2] Seo CW, Seo JM. A technique for minimizing subgingival residual cement by using rubber dam for cement-retained implant crowns. J Prosthet Dent 2017;117:327–328.

[3] Andrijauskas P, Alkimavičius J, Zukauskas S, Linkevičius T. Clinical effectiveness of rubber dam and gingival displacement cord with copy abutment on reducing residual cement for cement-retained implant crowns. Clin Oral Implants Res 2018;29(suppl 17):77.

[4] Linkevičius T, Vindašiūtė E, Puišys A, Pečiulienė V. The influence of margin location on the amount of undetected cement excess after delivery of cement-retained implant restorations. Clin Oral Implants Res 2011;22:1379–1384.

# 目录 CONTENTS

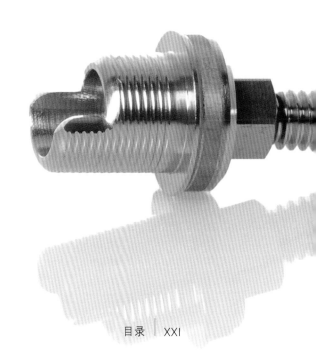

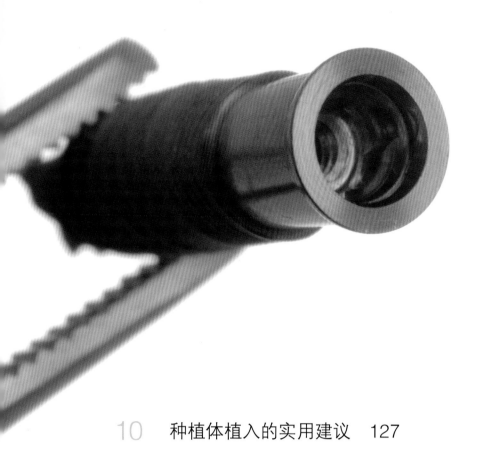

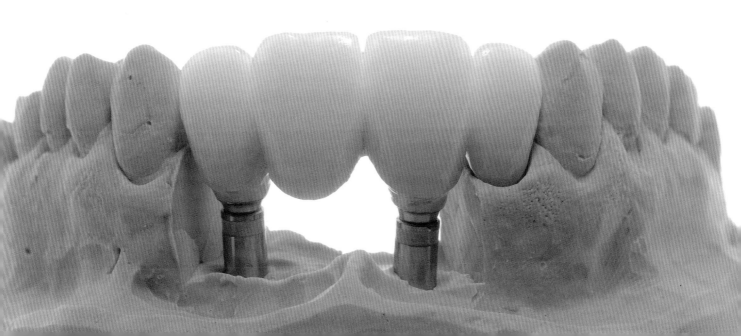

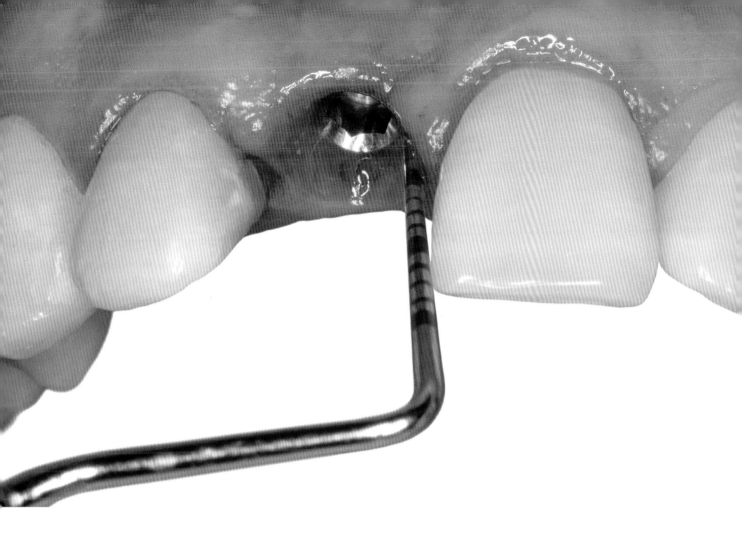

# 第一部分

# 外科理念

# SURGICAL

# CONCEPTS

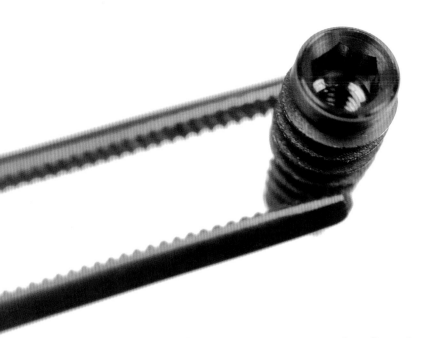

# 建立嵴顶骨稳定的外科因素

## SURGICAL FACTORS FOR ESTABLISHING CRESTAL BONE STABILITY

## 嵴顶骨丧失

种植体周嵴顶骨的稳定对于治疗的成功和种植体的长期稳定极为重要。X线片是种植治疗最终效果的评估手段。图1-1所示为一个理想的治疗——满意的治疗结果显而易见，当然这取决于良好的治疗决策。临床医生普遍接受，衡量种植治疗获得远期成功的标准之一是每年稳定的骨改建量小于0.2mm，无探诊出血且探诊深度不超过7mm[1]。另外，缺乏稳定的嵴顶骨可能会导致某些问题，让临床医生无法确定种植体是否能维持长期稳定（图1-2）。

长期以来，种植治疗伴发的嵴顶骨丧失已成为一种常态，并被分为不同的类型。例如，早期嵴顶骨丧失被定义为从种植体植入时到负荷后1年内的种植体颈部周围骨吸收。该定义最有可能是基于Albrektsson等[2]在1986年提出的种植成功标准，该标准指出，如果种植体负荷后的第一年骨丧失在1.5mm以内，且以后每年骨丧失不超过0.2mm，即可认为治疗是成功的。

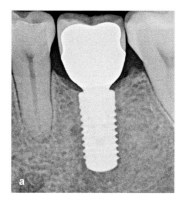 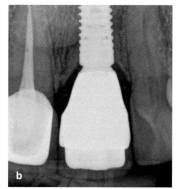

图1-1 （a和b）嵴顶骨稳定的示例。

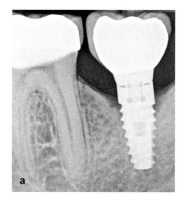 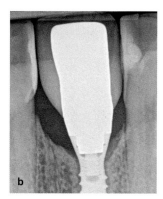

图1-2 （a和b）嵴顶骨丧失示例。

这一概念源自最初对Brånemark种植体的观察结果；然而，现代牙科学中所使用的种植体具有良好的设计及更佳的表面处理，进而能获得更佳的疗效与骨稳定。因此，最新的一些研究对公认的成功标准提出了质疑，认为种植体在功能负荷1年内发生更少量的骨丧失[3-4]。据报道，具有颈部微螺纹和种植体-基台为锥度连接的种植体，在负荷1年时预期仅有0.33 ~ 0.56mm的骨丧失。

根据X线片上所观察到的骨丧失的典型形态，文献中有时将早期的嵴顶骨丧失形容为"碟形"、"弹坑样"或"沟槽状"。由于生理性骨改建和骨硬度的差异，此类骨丧失历来被认为是自然存在且不可避免的。殆创伤被认为是导致早期的嵴顶骨丧失的因素之一，然而，如果是由于功能咬合导致种植体颈部区域持续性过度负荷，则尚不清楚为

什么骨丧失会在一段时间后停止，而不会持续丧失直至种植完全失败。对这一现象的解释，有人认为，种植体开始负荷时，种植体周围骨密度低且对应力更为敏感，过度负荷而致骨吸收；然而，经过1年的负荷，骨逐渐成熟并变得更为致密，所以最初导致嵴顶骨丧失的殆力已不足以引发进一步的骨吸收。尽管新技术与新材料在不断创新和发展，临床医生仍然面临着骨丧失这一问题。

口腔种植学中的以往标准认为1mm的骨丧失是正常的，但在作者看来这一标准已不再适用。事实上，种植体周骨组织会有不同的组织转归（图1-3）：

• 零骨丧失。
• 稳定性骨改建。
• 进行性骨丧失。
• 骨脱矿与再矿化。

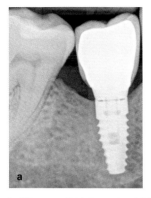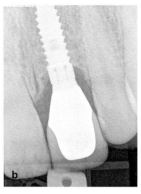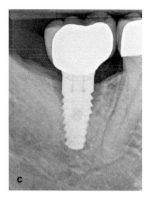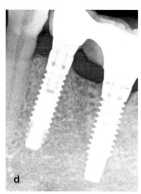

图1-3 种植体周嵴顶骨的不同表现。（a）零骨丧失。（b）稳定性骨改建。（c）进行性骨丧失。（d）骨增长。

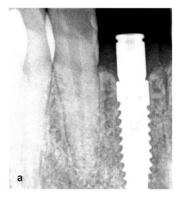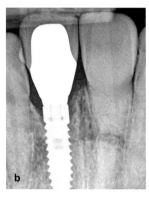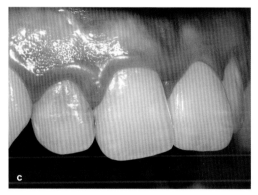

图1-4 牙槽嵴稳定性骨改建示例。（a）生物学宽度建立前的骨高度。（b）种植体颈部发生稳定性骨改建，而不危及种植体的功能。（c）在本病例，稳定的骨改建没有影响美学。

- 骨皮质化。
- 骨增长。

**零骨丧失**

零骨丧失（作者提出的一个术语）或嵴顶骨稳定，是指嵴顶骨未发生因任何原因的退缩或丧失。选择这一术语而不是用词义类似的"无骨丧失"，是将它作为临床医生要面临的挑战。

**稳定性骨改建**

稳定性骨改建指的是骨丧失在持续一段时间后停止，不再进一步发展。它可能是由生物学因素或机械因素所引发。这些种植体通常是稳定的，且骨丧失不会对种植体的功能构成威胁（图1-4）。但最好还是避免这种情况发生，尤其是考虑到稳定性骨丧失持续一段时间后，将导致出现难以处理的厌氧环境。如果患者突然出现牙周感染或口腔卫生维护能力下降，与种植体周零骨丧失的情况相比，稳定性骨改建则更易出现进一步的骨吸收。换言之，发生稳定性骨改建的种植体周骨在未来更易出现不可预期的骨吸收。如果不进行干预，则无法控制骨吸收，因此会对治疗的总体效果构成威胁。当零骨丧失这一理念得以落实，即可将种植体周

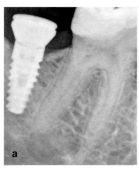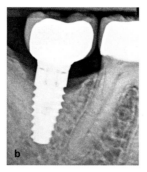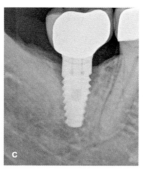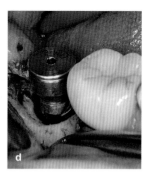

图1-5 （a）种植体植入时的骨高度。（b）修复体初戴时的骨高度。（c）1年随访时，种植体已有一半不在骨内。（d）骨内已形成弹坑样缺损，必须取出种植体。

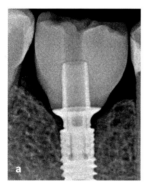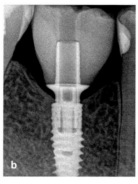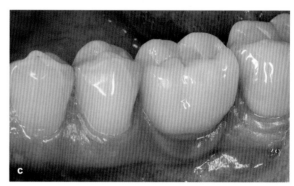

图1-6 种植体周嵴顶骨的再矿化（V3，MIS）。（a）修复体初戴当天。（b和c）修复体戴入1年之后。

炎发生的概率也将降到最低。

### 进行性骨丧失

当稳定性骨改建转为持续性骨丧失时，就称为进行性骨丧失，这是一种影响治疗功能与美学效果的危险的嵴顶骨状态。因为无法预测骨改建是将停止还是继续，如果骨丧失没有停止，会导致诸多问题，包括种植体周炎甚至种植体脱落（图1-5）。

### 骨脱矿与再矿化

在愈合和发育过程的不同阶段，嵴顶骨表现出不同的行为，某些情况下，可发生骨的再矿化或脱矿（图1-6）。随着时间的推移，矿物质出入骨的有机基质，骨不同程度地矿化。其发生的原理尚不十分清楚。因此，嵴顶骨丧失并非总是骨组织的实际吸收，有时有机基质的脱矿也表现为骨丧失。二维影像学检查常用于检测骨丧失，在X线片上，脱矿的骨也显示为骨吸收。这与天然牙因殆创伤所导致的牙周韧带增宽的病例相似，骨脱矿看起来像嵴顶骨丧失。但在创伤消除后，牙周韧带间隙会恢复至正常宽度。

这可与天然牙周围牙槽骨的再矿化相类比，正如Rosling等[5]所证实，在保持理想口腔卫生标准的患者中，其骨下袋内发生了骨再生。当感染和刺激物被清除后，有机基质发生再矿化。这也可发生在非平台转移的种植

图1-7 X线片可见皮质化过程。（a）种植体植入后正常的皮质骨板。（b）负荷后，骨板内侧变厚。（c）负荷3年后，可见骨皮质化和增厚的骨板。

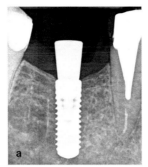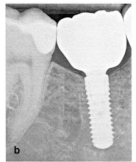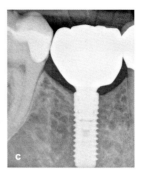

图1-8 （a和b）随着时间的推移，种植体周嵴顶骨持续生长。虽然在此过程中究竟发生了什么尚不清楚，但可观察到前磨牙种植体周近远中和磨牙种植体周近中均有垂直向骨增长。

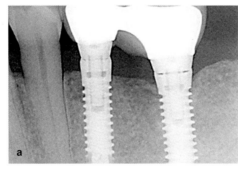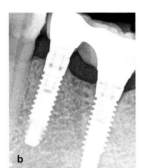

体周围。临床观察表明，当种植治疗的修复阶段完成后，骨组织不再受干扰，这为骨的再矿化创造了有利的环境[6]。

## 骨皮质化

骨皮质化是牙槽骨皮质骨板变得更为致密或再矿化的过程。在图1-7中的X线片中，可以观察到，随着负荷时间的推移，皮质骨板白色影像增强的同时，骨高度也有所增加。其原因尚不十分清楚，但有一种假说称为弗罗斯特定律（Frost's Law），该定律指出，骨轻微的过度负荷会导致骨质的增加。这一过程与垂直向骨增长相似，但表现为皮质骨矿化区的增加和强化。当去除牙槽嵴的皮质骨，将种植体植入于纯松质骨时，也会出现这种情况。而且该过程不会对种植体的骨结

合构成任何威胁；甚至有学者认为这是有益的，因松质骨能提供更好的血供，且随着骨小梁的外部矿化，可获得所期待的皮质化。

## 骨增长

截至目前，尚无临床研究证实在种植体植入和修复体戴入之后获得骨增长是一个可预期的过程。然而有假说认为，因为咬合力经由种植体传递至骨，种植体的持续负荷会刺激骨的生长。种植体在骨内有高达10μm的移动，微动激发了骨反应，可能会导致骨生长。垂直向骨生长可认为是骨表面的骨膜或结缔组织骨质化的直接结果（图1-8）。骨再矿化和骨增长的过程是鼓舞人心的，这表明随着时间的推移，骨可以发生改建，即使是在嵴顶骨丧失的病例中也是如此。

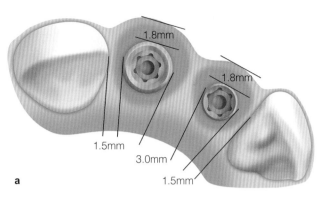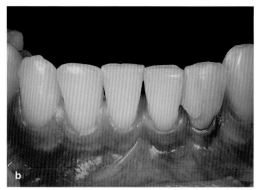

图1-9 （a）如果骨宽度较窄，水平向骨丧失可能会有垂直向分量，从而导致前庭组织塌陷。（b）注意到修复体周软组织呈灰色，表明嵴顶骨丧失或软组织过薄。

## 骨稳定的重要性

尽管一些临床医生已经意识到骨稳定的重要性，但在此必须重申其意义：嵴顶骨稳定非常重要，它是种植体最初阶段行使功能的保障。因此，我们的目标自始至终都是预防骨丧失。如前所述，种植体周嵴顶骨的稳定反映了临床医生的种植和修复水平，以及临床治疗的技能和决策。

文献表明，早期的嵴顶骨丧失通常不会危及种植体的骨结合；但是，在某些特殊情况下，如种植体周皮质骨板较薄、短种植体或高美学需求等，嵴顶骨的存在与否将对种植体的留存率和成功率产生显著影响[7]。嵴顶骨在种植体的初期稳定性（即短期）和长期稳定性中起着重要作用。在文献中已详细描述和证实初期稳定性表现为骨与种植体表面的生物锁合[8]。当种植体修复完成并行使功能时，充足的嵴顶骨也是保障远期成功率的重要因素之一。大量有限元研究分析显示，当生理性轴向力与侧向力作用于种植体时，应力往往集中在皮质骨[9-12]。

在所有病例中临床医生都应努力维持骨稳定性，尤其在以下两种情况下，更是需尽可能保持骨稳定：①美学区种植体；②使用短种植体。

### 美学区种植体

种植体周龈缘的稳定性在很大程度上取决于其下方骨的高度。由嵴顶骨丧失导致的种植体周黏膜退缩对修复体的美学有重要影响，尤其在前牙区域。继发于嵴顶骨丧失的种植体周黏膜退缩，会导致牙冠边缘暴露、软组织退缩和龈乳头丧失[13]。这取决于骨的宽度，因为随着嵴顶骨的水平向吸收，骨的垂直向高度也会降低（图1-9）。

当嵴顶骨发生垂直向吸收时，骨围绕种植体周呈环形的改变。这导致骨改建过程中颊侧骨的变化。当骨壁较厚时，种植体周会形成所谓的凹坑，但凹坑外的颊侧骨壁可不受影响；而如果骨壁较薄，颊侧骨也会丧失。

嵴顶骨丧失会对近远中龈乳头位置、软

图1-10 嵴顶骨丧失对于短种植体比长种植体更为危险，因为其每毫米的骨丧失导致更高的骨-种植体接触百分比丧失。对短种植体（a）和标准长度种植体（b）进行比较，可观察到潜在的BIC差异。

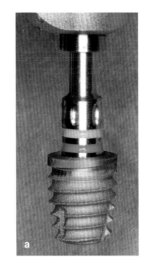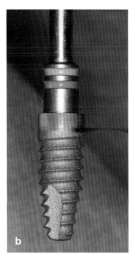

组织高度以及软组织轮廓产生影响。这些都是粉色美学评分的组成部分，可以用来客观评估治疗的美学效果。如果该评分较低（在骨丧失情况下预测会发生），则难以实现美观的修复效果，患者的满意度也会较低[14]。许多学者报道了种植体支持式修复体周围黏膜在行使功能的第一年内发生退缩，因此建议前牙区种植最终修复前至少戴用6个月的临时修复体。

以上所述均表明，骨稳定性是获得良好美学效果的关键。此外，特别应注意的是，要获得理想的美学效果，植入在理想的三维位置与嵴顶骨稳定性同样重要[15]。

## 使用短种植体

众所周知，使用短种植体时嵴顶骨的稳定也尤为重要。短种植体（即长度为4.0～7.5mm的种植体）表现出良好的5～10年存留率（可达98.3%）。因此，在后牙区牙槽骨高度受限的情况下，植入短种植体可简化种植治疗过程[16]。短种植体设计为更大的直径，以补偿种植体表面积的减少。

与标准长度种植体相比，尽管短种植体并不会发生更多的骨丧失，但其常导致更高的骨-种植体接触百分比（Bone-Implant Contact，BIC）丧失，这会影响种植的远期效果[17]（图1-10）。例如，如果4mm长的种植体出现1.5mm的骨丧失，尽管它能完全符合先前定义的成功标准，但是种植体会失去近50%的骨结合面积，这可视为失败。因此，虽然短种植体并不会导致更多的嵴顶骨丧失，但由于等量的骨吸收会导致更高的骨-种植体接触百分比损失，骨丧失对短种植体更致命。

此外，在前一个例子中，即使种植体未完全从骨中脱离，冠-种植体比也会远大于2∶1，这将导致修复并发症与生物学并发症的增加（图1-11）。冠-种植体比不像冠-根比那么重要，但如果超过一定的数值，可能会出现机械并发症（如螺丝松动）。最终，嵴顶骨丧失会导致短种植体从骨中断裂。图1-11所示为一个典型的例子，证实了嵴顶骨丧失是如何显著地改变冠-种植体比，从而带

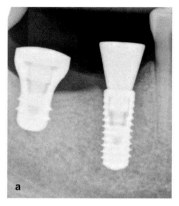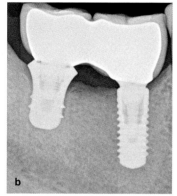

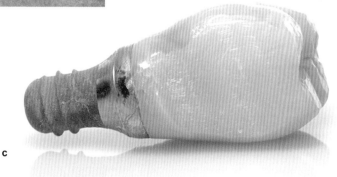

图1-11 临床病例显示了为何嵴顶骨丧失对短种植体更为致命。（a）一颗4.8mm×6mm短种植体和一颗3.3mm×10mm种植体具有大致相同的BIC骨结合表面积（28mm$^2$ vs 33mm$^2$）。（b）短种植体周有骨丧失，而长种植体周并没有。（c）注意失败种植体的冠-种植体比（2:1）。

来更严重的并发症风险；而对于较长的种植体，骨丧失不会导致如此显著的改变。

## 导致嵴顶骨丧失的因素

从科学的角度来看，理解嵴顶骨丧失的发病机制非常重要。对于早期嵴顶骨丧失现象，已经提出多种可能的解释，包括过度负荷、微间隙、种植体光滑颈及其他[6,16-17]。然而，嵴顶骨的稳定仍然是一个有争议的话题。讨论所有导致骨丧失的因素超出了本书的范围；因此，本书聚焦于探索那些能实现零骨丧失结果的最重要因素。这些因素可分为以下几种：

- 术者依赖性因素。
- 误诊因素或缺乏诊断依据因素。
- 零骨丧失因素。

## 术者依赖性因素

第一种是术者因素或技能很重要，因为如果临床医生未能正确执行手术（例如种植体植入位置不佳、手术创伤、种植体暴露、种植体间距不良），将导致骨丧失（表1-1和图1-12）。即使在理想的临床情况下，操作不当也会导致不良结果。随着时间的推移、术者经验的增加，术者依赖性骨丧失通常会减少。

这组因素包括术者对所选种植体系统的操作熟练程度。例如，初次使用一个种植系统时，通常会导致骨挤压。种植体植入过程中的骨挤压仍然被认为是早期骨丧失的主要因素之一。因为在种植体就位过程中，如果骨质非常硬（Ⅰ类骨），则会产热而导致大量的骨丧失。这种骨丧失区别于其他类型的

表1-1　影响骨稳定与丧失的术者依赖性因素

| | |
|---|---|
| • 种植体植入位置 | • 创伤 |
| • 薄骨 | • 过度负荷 |
| • 骨增量并发症 | • 种植体–天然牙间距欠佳 |
| • 手术创伤 | • 扩孔不充分 |
| • 种植体间距 | • 缝合 |
| • 负荷方案 | • 附着龈 |
| • 扭矩 | • 偏颊侧位置 |

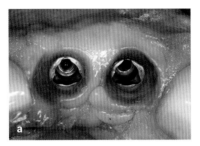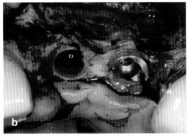

图1-12　种植体三维位置欠佳。（a）隐藏在软组织下的种植体过于偏颊侧。（b）种植体的颊侧暴露。

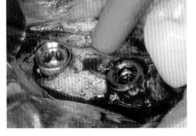

图1-13　近中的种植体，术中骨挤压导致骨丧失。锥状种植体颈部导致骨被过度挤压。

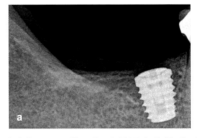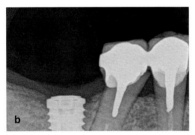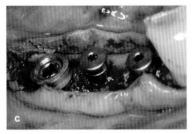

图1-14　挤压相关性骨丧失的典型病例。（a）植入在下颌的种植体，安放有覆盖螺丝。（b）愈合2个月，在二期手术之前已经出现了嵴顶骨丧失。（c）二期手术时，已有大量的骨丧失。

骨吸收的关键在于它是在愈合基台连接之前出现的。例如，如果种植体植入时扭矩过大导致骨挤压，即使种植体植入后被软组织覆盖且未暴露，仍会有骨吸收（图1-13和图1-14）。

## 误诊因素

第二种影响嵴顶骨稳定的因素是误诊因素。如果患者的某些问题没有得到解决，最终结果将是种植体周骨吸收。哪怕医生的技术非常好，误诊也会导致糟糕的结果。这些

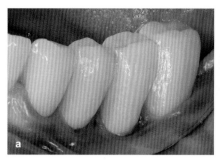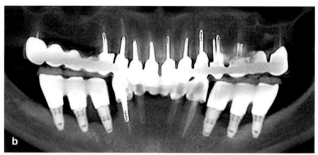

图1-15 （a）种植体周缺乏附着牙龈会导致种植体周软组织的退缩。（b）这会导致骨丧失。

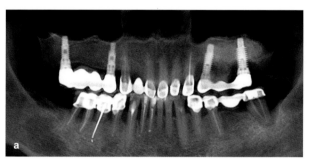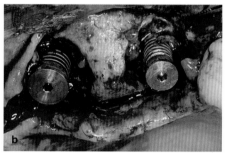

图1-16 （a和b）不考虑与骨改建相关的其他因素，未经治疗的牙周炎易使这些位点发生广泛的嵴顶骨丧失。

因素包括患者的牙周状况、骨宽度不足和附着龈的缺乏（图1-15）。

例如，在任何种植治疗开始之前都要关注牙周炎。如果在牙周炎未经治疗的患者口内植入种植体，常会因感染导致早期或延期的嵴顶骨丧失（图1-16）。

### 零骨丧失因素

第三种因素在理想的临床条件下发挥作用。临床医生可能并不清楚这些因素会导致骨丧失。例如，可能有一种理想的临床情况——充足的骨高度与宽度、2mm或2mm以上的附着龈、种植体植入于正确的三维位置上，但仍然发生了嵴顶骨丧失（图1-17）。在第一次复诊时就显示有某种程度的失败

时，这不是一个好兆头。医生可能会向患者解释说这是常见的骨改建现象，之后吸收会停止，但实际情况并非总是如此。已有病例证实，因早期骨改建持续进展而最终导致种植体失败。更好的情况显然是在随访复诊时显示出良好的骨稳定性，此时医生和患者均不必担心。所期望的临床情况与图1-18类似。实际可能出现图1-17的病例情况，初始条件（骨宽度＞7mm，种植体颊舌侧骨板厚度至少有1.5mm。附着龈充足，种植体为平台转移和锥度连接设计，修复体采用螺丝固位）有利于获得骨稳定性，实际却发生了骨吸收。但我们却在图1-18的病例中获得了完美的骨稳定性！原因是什么呢？

在本特殊病例和一般病例中，导致嵴顶骨丧失的因素主要有两种：种植体设计因素

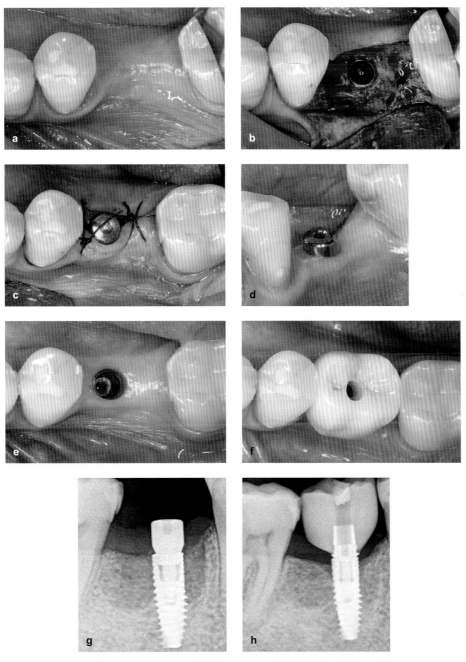

图1-17 （a~h）本病例显示了理想的初始临床情况：宽牙槽骨、充足的附着龈、正确的种植体冠根向位置和螺丝固位修复体。然而，在修复体（h）初戴时拍摄的X线片显示，已经发生了嵴顶骨丧失。如何避免这种情况呢？

和生物因素。种植体设计因素为：①带微间隙的种植体-基台连接；②种植体光滑颈。生物因素为：①垂直向软组织厚度；②附着龈。这些因素是本书第一部分内容后续章节主要讨论的问题。

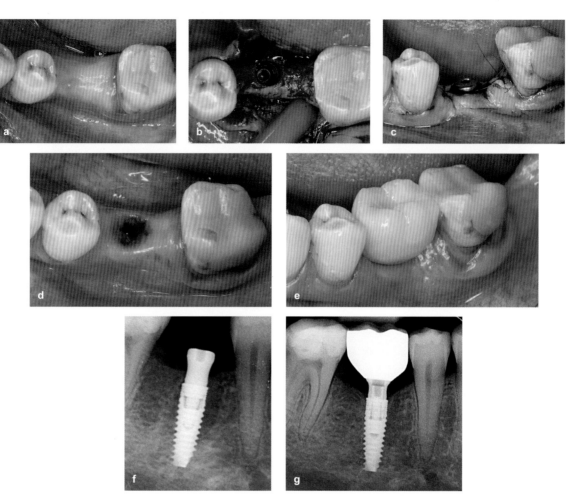

图1-18 （a）初始临床情况。（b）种植体就位后的种植窝。（c）一期手术放置连接愈合基台。（d）修复治疗前愈合完美。（e）最终的二氧化锆基底螺丝固位修复体。（f）种植体植入后的X线片。（g）修复后的X线片显示无骨丧失。

## 结论

本书最重要的信息可以用一个比喻来形容。想象有一篮子苹果，每个苹果代表一个独立的影响嵴顶骨稳定的因素。研究的目的是从篮子里只拿出一个苹果来单独研究，以消除其他混杂因素的影响。临床研究的设计必须使所讨论的因素（即单个苹果）能够尽可能客观地被研究。研究的难点在于研究完成后，苹果必须回到篮子里，这意味着在临床实际中，所有的因素都是同时作用的。例如，某一项研究证明，平台转移种植体在维持嵴顶骨稳定性方面优于平台对接种植体。但这并不意味着每一个平台转移种植体都会比非平台转移种植体表现更好。这并不是绝对的教条，因为还存在其他因素影响。例如，如果没有附着龈，即便使用平台转移，骨仍有可能被吸收。

零骨丧失种植理念涉及所有这些因素的平衡，这需要理解每一个单独因素及其与其他因素的相互关系。理解多因素影响的最大好处在于，医生不仅能够获得成功，而且能够理解为什么过去会出现无法解释的失败，从而避免再次犯同样的错误。每个人都会犯错，但真正的错误是明知故犯且不改正。

## 本章小结

峭顶骨丧失是多因素造成的，每个因素都非常重要。

重要的种植体设计因素包括带微间隙的种植体–基台连接和种植体是否有光滑颈。

生物因素包括垂直向软组织厚度和附着龈。

## 参考文献

[1] van Steenberghe D, Naert I, Jacobs R, Quirynen M. Influence of inflammatory reactions vs occlusal loading on peri-implant marginal bone level. Adv Dent Res 1999;13:130–135.

[2] Albrektsson T, Zarb G, Worthington P, Eriksson AR. The long-term efficacy of currently used dental implants: A review and proposed criteria of success. Int J Oral Maxillofac Implants 1986;1:11–25.

[3] Norton MR. Multiple single-tooth implant restorations in the posterior jaws: Maintenance of marginal bone levels with reference to the implant-abutment microgap. Int J Oral Maxillofac Implants 2006;21:777–784.

[4] Norton MR. Marginal bone levels at single tooth implants with a conical fixture design. The influence of surface macro- and microstructure. Clin Oral Implants Res 1998;9:91–99.

[5] Rosling B, Nyman S, Lindhe J. The effect of systematic plaque control on bone regeneration in infrabony pockets. J Clin Periodontol 1976;3:38–53.

[6] Qian J, Wennerberg A, Albrektsson T. Reasons for marginal bone loss around oral implants. Clin Implant Dent Relat Res 2012;14:792–807.

[7] Aparna IN, Dhanasekar B, Lingeshwar D, Gupta L. Implant crest module: A review of biomechanical considerations. Indian J Dent Res 2012;23:257–263.

[8] Fanuscu MI, Vu HV, Poncelet B. Implant biomechanics in grafted sinus: A finite element analysis. J Oral Implantol 2004;30:59–68.

[9] Bijjargi S, Chowdhary R. Stress dissipation in the bone through various crown materials of dental implant restoration: A 2-D finite element analysis. J Investig Clin Dent 2013;4:172–177.

[10] Choi AH, Matinlinna J, Ben-Nissan B. Effects of micro-movement on the changes in stress distribution of partially stabilized zirconia (PS-ZrO$_2$) dental implants and bridge during clenching: A three-dimensional finite element analysis. Acta Odontol Scand 2013;71:72–81.

[11] Tian K, Chen J, Han L, Yang J, Huang W, Wu D. Angled abutments result in increased or decreased stress on surrounding bone of single-unit dental implants: A finite element analysis. Med Eng Phys 2012;34:1526–1531.

[12] Kan JY, Rungcharassaeng K. Interimplant papilla preservation in the esthetic zone: A report of six consecutive cases. Int J Periodontics Restorative Dent 2003;23:249–259.

[13] Lai HC, Zhang ZY, Wang F, Zhuang LF, Liu X, Pu YP. Evaluation of soft-tissue alteration around implant-supported single-tooth restoration in the anterior maxilla: The pink esthetic score. Clin Oral Implants Res 2008; 19:560–564.

[14] Belser U, Buser D, Higginbottom F. Consensus statements and recommended clinical procedures regarding esthetics in implant dentistry. Int J Oral Maxillofac Implants 2004; 19(suppl):73–74.

[15] Lai HC, Si MS, Zhuang LF, Shen H, Liu YL, Wismeijer D. Long-term outcomes of short dental implants supporting single crowns in posterior region: A clinical retrospective study of 5–10 years. Clin Oral Implants Res 2013;24:230–237.

[16] Srinivasan M, Vazquez L, Rieder P, Moraguez O, Bernard JP, Belser UC. Efficacy and predictability of short dental implants (< 8 mm): A critical appraisal of the recent literature. Int J Oral Maxillofac Implants 2012;27:1429–1437.

[17] Linkevičius T. Excess cement resulting in peri-implant infection presenting as a draining sinus tract. In: Wismeijer D, Buser D, Chen S (eds). ITI Treatment Guide. Vol 8: Biological and Hardware Complications in Implant Dentistry. Berlin: Quintessence, 2015:123–126.

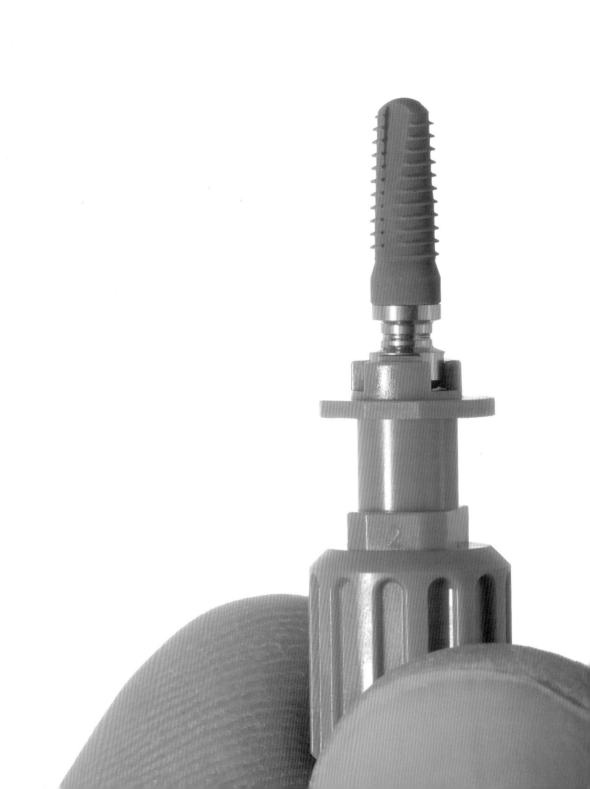

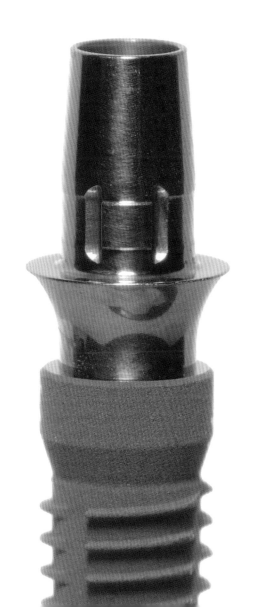

# 种植体设计因素

## IMPLANT DESIGN FACTORS

很难回答哪种种植体最好。但可以明确的是，种植体的结构会影响其性能，就像汽车的构造会影响其驾驶性能一样。影响种植体性能的设计因素有很多，例如种植体的螺纹设计可影响其初始稳定性，种植体的合金成分会增减骨结合率，基台连接的形状和长度会改变种植体–基台连接的修复密合性。本章将讨论在种植体骨结合后，直接影响嵴顶骨稳定的种植体相关的设计因素。

本研究明确了两个主要的种植体设计因素，它们对零骨丧失种植理念的形成非常重要：①是否存在种植体光滑颈；②种植体–基台连接是否有微间隙。临床研究与日常实践都表明，这两个因素对种植体留存和嵴顶骨稳定至关重要。所有两段式种植体的设计都涉及这两个因素，因此，与日常临床病例息息相关。这一点很重要，因为只有理解这些因素是如何影响骨丧失或骨稳定的，才能对种植体做出合理的选择。

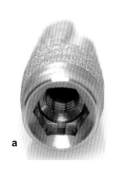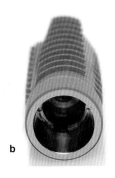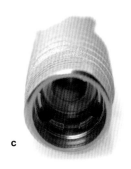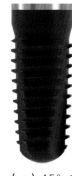

图2-1　不同的种植体设计：不同尺寸的光滑颈和不同的种植体-基台连接类型。（a）45°内连接（BioHorizons）。（b）带水平抛光口的锥度连接（Conelog）。（c）具有12°锥度连接的种植体（MIS）。（d）具有光滑颈的种植体（Camlog）。

## 熟悉种植系统

要获得嵴顶骨稳定，医生必须熟知并理解所使用的种植体类型。只要种植体植入位置正确，那么有半数的病例可避免发生骨吸收。为此，医生必须非常熟悉种植系统。例如，如果使用的是平台转移系统，基台与种植体平台之间的直径差是多少？根据Canullo等[1]的研究，差值应至少为0.4mm。如果差值＜0.4mm，则细菌浸润范围无法远离骨，这意味着尽管种植体出售时标榜为平台转移设计，但其实际效果却和标准种植体一样。市场上确实存在此类所谓平台转移种植体。另外一个例子，非平台转移骨水平种植体应如何植入是否有规则呢？"骨水平（Bone-level）"是指平齐嵴顶骨，与此同时种植体微间隙也将位于骨水平，也就意味着细菌可以在种植体内定植，这并不理想。

因此，每颗种植体的植入深度都应当严格取决于其设计因素以及术者的认识水平。设计上的差异主要在于种植体颈部和种植体-基台连接（图2-1）。接下来的问题是：种植体的这些设计有什么不同的作用呢？随着时间的推移，对嵴顶骨稳定性又有什么影响呢？

## 光滑颈

种植体光滑颈是早期嵴顶骨丧失的一个确切的病因学因素。过去种植体颈部为机械加工的光滑表面，以期如果种植体因牙槽骨丧失而暴露于口腔环境，能减少菌斑积聚。然而，临床试验研究表明，与机械加工光滑颈表面接触的骨组织有吸收的趋势[2]。Hämmerle等[3]报道，ITI系统中的种植体虽然具有膨大的光滑颈结构，但修复完成后并不能维持骨稳定。Shin等[4]发现了类似的结果：粗糙颈种植体周的骨丧失比光滑表面颈种植体周的更少（图2-2）。

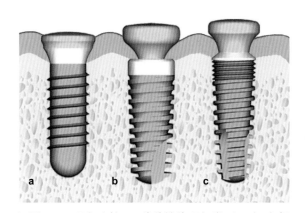

图2-2　研究比较了3种种植体颈部类型：（a）粗糙表面、（b）光滑表面和（c）微螺纹。光滑表面颈的骨丧失最多，微螺纹颈的骨丧失最少（经Shin等[4]授权转载）。

图2-3 （a）软组织水平种植体的光滑颈植入骨内过深导致骨丧失。（b）愈合2个月后和（c）1年后随访。

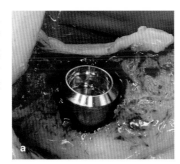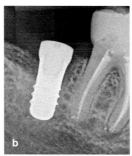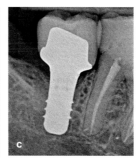

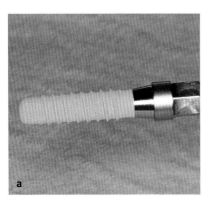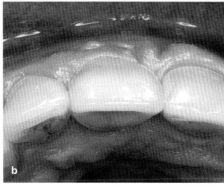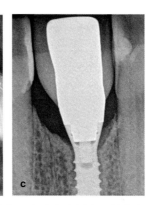

图2-4 （a）带光滑颈的种植体。（b和c）可以清楚地看到从光滑面移行的骨丧失。在这个病例中，并未出现因嵴顶骨丧失或光滑颈暴露导致的美学问题，但这类种植体原本应是放置在非美学区的。

Hänggi等[5]报道，具有较短光滑颈设计的种植体可能会降低美学区种植体金属边缘暴露的风险，因为光滑颈高度越小，骨丧失越少。Peñarrocha-Diago等[6]最近的研究进一步证实，与具有表面处理、微螺纹颈、内部连接和平台转移的种植体组相比，具有机械加工光滑颈、微螺纹无颈、外连接的种植体组在6个月和12个月的骨丧失量更大，且差异有统计学意义。

在Wiskott和Belser[7]的综述中描述了与光滑颈相关的骨丧失致病机制。他们推测机械加工的种植体不能将咬合应力有效地分布在骨和光滑钛表面，相反地会形成应力屏蔽（stress shielding），从而导致骨丧失。在二期手术中能观察到，种植体上会有骨的生长，但是在行使功能后，骨会吸收至种植体的第一个螺纹[8-9]。因此，与光滑颈相关的骨

丧失可以描述为非功能性骨吸收，因为发生骨吸收时骨组织上没有应力分布。然而，有人可能要问早期的全机械加工的Brånemark种植体上应力是怎样分布的。如果抛光的钛结构不能将咬合应力传递到骨上并形成适当的刺激，为什么这些种植体会形成骨结合呢？答案是，尽管种植体经过抛光（准确地说是经过机械加工），但位于骨内的种植体螺纹能够将应力分布到骨上。

Jung等[10]进一步证实了光滑颈相关骨吸收的现象，表明在光滑颈为3mm长的种植体周有大量骨丧失。此外，研究采用了一段式种植体避免了微间隙的影响，发现不管种植体植入位置多深，骨吸收都停止在光滑面与粗糙面的交界处[10-11]。因此，可以得出这样的结论，种植体光滑颈是造成嵴顶骨丧失的一个确切的病因学因素（图2-3和图2-4）。

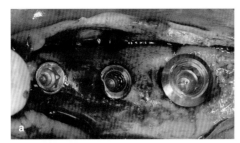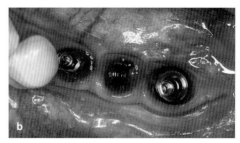

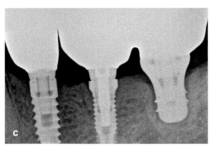

图2-5 不同类型种植体周围骨的反应不同。（a）带光滑颈的软组织水平种植体植入骨内过深（右），平台转移种植体平齐骨面（中），平台对接骨水平种植体平齐骨面（左）。（b）种植体周软组织非常健康。（c）由于软组织水平种植体的抛光颈部植入深度不正确（右），导致大量骨丧失使种植体最终失败。显示其余两个没有光滑颈的种植体周骨稳定。

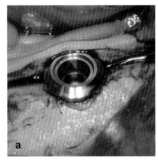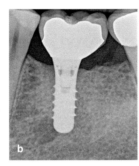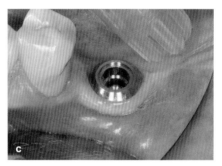

图2-6 （a）该软组织水平种植体植入深度正确，光滑颈位于牙槽嵴顶上方。（b和c）这样放置往往能获得牙槽骨的稳定和种植体周软组织的健康。

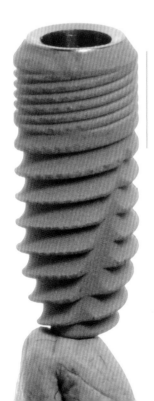

图2-7 有些种植体（例如，T6，NucleOSS）的内部连接或水平面已行高度抛光，该抛光区域与骨不接触，因此不会对骨稳定造成威胁。

这并不意味着种植体会因为光滑颈周围的骨吸收而脱落，但仍要尽可能避免这种吸收。此外，据报道，软组织水平种植体通常具有1.8~2.8mm的光滑颈，负荷前的早期种植体失败率仅为1.5%，在9年随访中种植体脱落率为2.0%[12]。因此，建议将种植体光滑颈平齐骨水平，因为无论种植体放置多深，骨最终都会吸收至光滑面与粗糙面的交界处（图2-5～图2-7）。

总之，建立零骨丧失种植理念的第一项，是不要将种植体的光滑颈置于骨水平以下，因为光滑颈周围的骨终将丧失。

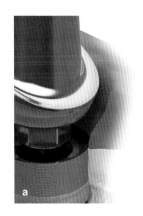
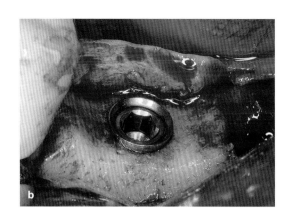

图2-8 （a）种植体-基台间的微间隙是种植体最重要的特征之一。（b）微间隙与骨水平之间的关系非常重要，本图微间隙位于骨上方。

## 微间隙

虽然并非所有的种植体都有光滑颈，但所有的两段式种植体都存在一个微间隙（即种植体-基台连接处）。这是种植体设计的一个关键影响因素，它会影响骨的稳定性。有些人更喜欢使用一段式种植体，这样可以避免微间隙的影响。从理论上讲，一段式种植体不会发生与种植体-基台连接处相关的嵴顶骨丧失。然而一段式种植体并没有表现出更少的骨丧失，而且在设计上还存在一个严重的缺陷——只能采用粘接固位修复方式。此外，所有的一段式种植体都有穿龈倒凹，这不利于去除多余的粘接剂。第12章详细讨论了这个问题。

嵴顶骨丧失与微间隙有关，而所有现代种植体都存在微间隙，因为两段式设计让修复更灵活，为修复医生提供了更大的自由度。此外，使用两段式种植体能矫正如种植体位置或角度不准确的外科误差。因此，种植体-基台连接处形成的微间隙是现代种植体的一个特征。

这可能是所有关于嵴顶骨稳定文献中讨论最多的一个因素。有许多动物研究和临床论文分析了微间隙对骨的影响，反映了研究者们对该主题的浓厚科学和临床兴趣。种植体-基台连接处与嵴顶骨稳定是什么样的关系呢？为了回答这个问题，必须从两个角度来看微间隙：作为细菌污染的来源和作为微动的来源（图2-8）。

### 细菌污染

考虑到种植体是无菌生产的，细菌是如何侵入种植体的呢？两段式种植体不可避免地会存在内部污染，它可能发生在以下几个阶段：①在种植体植入期间；②在修复阶段；③在行使功能一段时间后基台松动期间。

有报道表明，种植体植入过程中会受到污染，因为少量唾液或血液进入种植体后无法用常规手段清除。在埋入式种植手术中连接覆盖螺丝时，或者在非埋入式种植手术中连接愈合基台时，建议清洁种植体内部或使用氯己定凝胶（图2-9）。

### 微间隙大小

微间隙的大小是一个重要的因素。实验表明，不同系统的种植体和修复基台之间的微间隙大小存在差异。

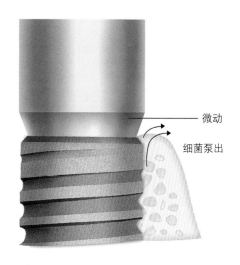

微动

细菌泵出

图2-9 一旦种植体-基台连接处（即微间隙所在）位于骨水平且被污染，骨将被种植体内溢出的细菌感染并发生骨丧失。微间隙的大小和连接的稳定性是导致骨丧失的因素。

Kano等[13]报道，种植体-基台界面水平向的错位为75~103μm，这取决于基台的类型，而垂直向的错位更小，为0~11μm。Dibart等[14]发现，在锥度连接种植体系统中只有0.5μm的微间隙，而微生物的直径＞0.5μm，因此被视为无菌连接。体外研究已经证明了微间隙大小的重要性，这些研究表明，种植体-基台界面处的渗漏会使整颗种植体系统受到微生物污染[15-16]。因此，微间隙也被认为是细菌潜在逃逸的"门"。

### 稳定性

种植体-基台连接的稳定性是影响细菌污染的另一个因素，因为动度会让细菌逃出并对骨造成破坏，而且动度本身也对嵴顶骨稳定不利。种植体-基台有不同的连接类型，包括外连接、平台对接和内连接，但是锥度连接似乎提供了最佳的稳定性[17]，因此通常建议使用锥度连接。当种植体位于嵴顶骨以下时，连接的稳定性更为重要（图2-10和图2-11）。

Hermann等开展了一项关于种植体-基台连接和早期边缘骨丧失相关性的研究[18]。在这项动物实验中，将60颗种植体植入5只猎犬体内。一组将两段式的种植体与基台通过激光焊接在一起以防止相对移动，微间隙大小约为10μm、50μm和100μm；另一组微间隙大小相同，但种植体和基台仅通过修复体螺丝连接。结果表明，与激光焊接组的种植体相比，非焊接组中所有种植体的嵴顶骨丧失量均显著增加。因此，可以得出结论：种植体和修复基台之间的微动比微间隙的大小对骨丧失的影响更大。

King等[19]在随后的实验中证实了先前研究的结论，指出种植体-基台连接的稳定性是防止边缘骨丧失的一个非常重要的特征。种植体-基台界面的不稳定对骨丧失有着双重的影响。第一种理论有人指出当咬合力施加在种植体-基台连接不稳定的种植体上时，泵效应会将细菌源源不断地从种植体内部通过微间隙运送至种植体周软组织[20]。这种效应将导致炎性细胞浸润，构成了与微间隙相关的骨丧失的基础。第二种理论指出基台微动本身就可导致邻近牙槽骨的吸收。

因此，种植体内的细菌和微动在种植体-基台界面产生微生物渗漏。如许多动物实验组织学研究所述，这种微渗漏是导致微间隙附近软组织炎性细胞浸润的原因[11,21-22]。Ericsson等[21]称其为基台相关性结缔组织浸润带（abutment-infiltrated connective tissue），并认为它的存在显示了宿主对内部基台构件细菌污染的反应。

浸润带的形成可能是种植体周骨的宿主保护机制。Hermann等[23-24]证实，在一系列动物实验中，将种植体-基台界面放置在骨水平或更靠近根方可导致边缘骨显著丧

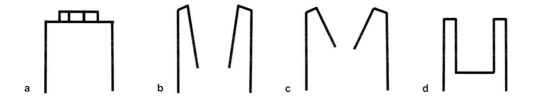

图2-10 种植体-基台连接的类型不同，其稳定性也不同。通常认为锥度连接的稳定性最好，但种植体植入深度也非常重要。（a）外连接。（b）5°~6°锥度连接。（c）8°~20°锥度连接。（d）内连接。

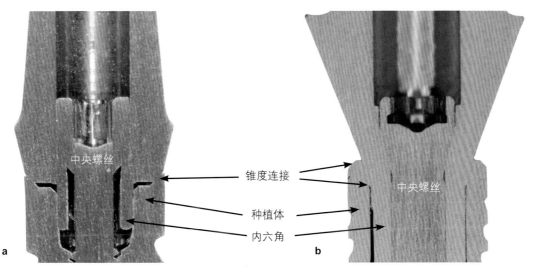

图2-11 不同种植体-基台连接的截面。（a）45°短内斜面的锥度连接种植体（BioHorizons）。（b）15°锥度连接种植体（Straumann骨水平种植体）。注意：锥度连接处是基台与种植体唯一接触并分布应力的位置（由土耳其伊斯坦布尔Dr Uğur Ergin提供）。

图2-12 植入位置不正确的非平台转移种植体。（a）微间隙几乎平齐骨面。（b）这种情况下微动和细菌污染将产生炎性反应，从而导致骨丧失。

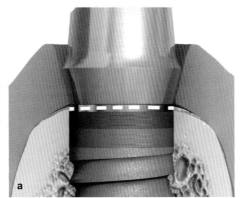 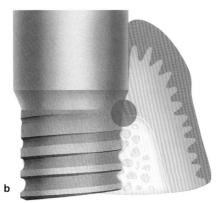

失（图2-12）。Broggini等[25]描述了与微间隙相关骨丧失的致病机制。种植体周中性粒细胞聚集模式表明，一种起源于两段式种植体微间隙或其附近的趋化性刺激会启动并保持

炎症细胞的聚集。这些细胞促进破骨细胞形成，从而导致牙槽骨丧失。

这个假说在后来的实验中得到了证实，表明种植体植入位置越深，中性粒细胞聚集

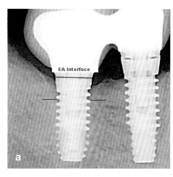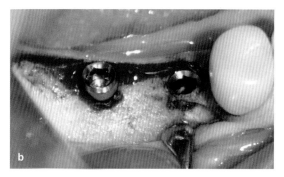

图2-13　（a）对照组种植体（左）和试验组种植体（右）周围的骨丧失情况。（b）试验组种植体（左）和对照组种植体（右）的平台位置。对照组种植体平台位于骨水平，这意味着微间隙位于牙槽嵴顶。1年后随访，该种植体周骨丧失1.68mm，表明微间隙是影响嵴顶骨稳定的一个重要因素（经Linkevičius等许可转载[28]）。

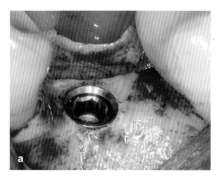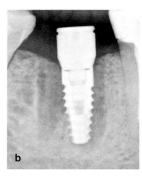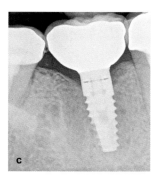

图2-14　（a~c）种植体植入骨内过深，种植体和基台间的微间隙导致骨吸收。细菌与骨直接接触，且基台连接处的微动也会导致骨丧失。

和炎症越明显，就会发生越多的骨丧失[26]。可得出以下结论：骨通常会退缩高达2mm，以保持骨与感染源之间适当的距离。

## 微间隙的位置

Piattelli等[27]报道，当微间隙位于牙槽嵴顶上方1.0~2.0mm，没有出现骨吸收；当微间隙位于牙槽嵴顶水平，出现了2.1mm骨吸收。然而，前面提到的研究都是动物实验，这在证据等级中并没有很高的地位（见前文"理念简介"）。临床研究证实，如果将有微间隙且种植体-基台连接缺乏足够稳定的种植体植入在骨水平位置，将导致嵴顶骨的丧失。Linkevičius等[28]进行了一项临床对照研究，将两颗平台对接型连接的种植体植入在相邻的位点，试验组种植体放置在嵴顶骨之上约2mm，对照组种植体放置在嵴顶骨水平。大多数种植体厂商和学者推荐的标准程序是将种植体植在平齐骨水平。在下颌骨2个月和上颌骨4个月的愈合期后使用烤瓷熔附金属修复体进行修复。结果显示，行使功能1年后，对照组种植体（即微间隙放置在骨水平）出现了1.68mm的骨丧失（图2-13）。如

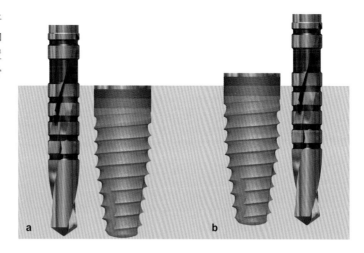

图2-15 （a）当非平台转移种植体置于牙槽嵴顶或以下时，微间隙处的微动和细菌污染将位于骨内。（b）将种植体置于牙槽嵴顶以上可以减少这些因素对骨的破坏作用。

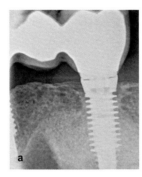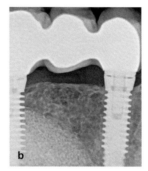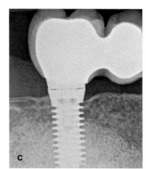

图2-16 （a~c）即使功能负荷10年后，位于牙槽嵴顶以上种植体的骨情况仍良好。该位置仅推荐用于非平台转移种植体。

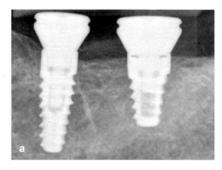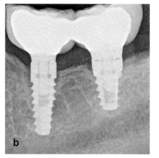

图2-17 有些情况下，位于牙槽嵴顶以上的平台对接种植体周也会出现骨丧失。虽然微间隙与骨远离，但从种植体植入（a）到1年后随访（b）的X线片上可观察到骨丧失。

果种植体位于骨内过深，骨丧失甚至可发生在修复后的1年内（图2-14）。

**平台对接（即非平台转移）种植体的骨上植入**

根据种植体的设计，建议采用两种方案来避免与微间隙相关的嵴顶骨丧失。首先，将平台对接、非锥度连接种植体放置于骨水平以上是有根据的[29-30]（图2-15）。Todescan等[31]建议平台对接的种植体放置位于骨水平以上，使微间隙远离骨水平以减少嵴顶骨的吸收。Linkevičius等[28]研究表明，在厚龈生物型中，放置在骨水平以上的种植体周骨丧失0.68mm，低于放置在平齐骨水平的相同种植体。事实上，临床经验表明，经过10年的随访，种植体周的骨仍然稳定（图2-16）。

然而，0.68mm已然是大量的骨吸收。分析发生骨丧失的一个可能原因是，原本应该放置在骨内的种植体粗糙面被放置在骨水平以上，导致粗糙面的暴露。粗糙面有造成菌

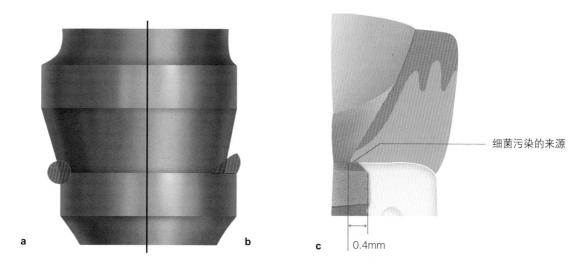

细菌污染的来源

0.4mm

图2-18 （a）对于非平台转移种植体，细菌从微间隙直接渗漏到骨组织。（b）平台转移的优势在于细菌被内移并远离牙槽骨。（c）平台转移的差值非常重要，极差至少0.4mm才有效。

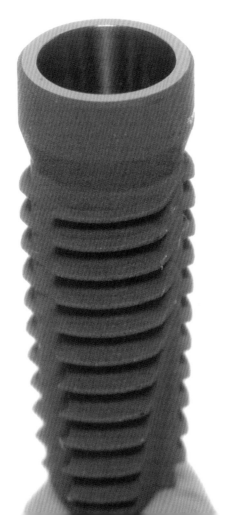

斑聚集和黏附的极大风险，这可能导致软组织炎症并造成骨丧失（图2-17）。基于此，必须强调，嵴顶骨水平上植入的非平台转移种植体应具有0.5~1mm的光滑颈。

### 平台转移

平台转移是市面上种植体设计中最显著的特征。支持者称平台转移种植体不会导致骨丧失，种植体的这种设计是防止骨丧失最重要的因素。平台转移允许细菌在水平方向上向种植体内移，远离骨组织（图2-18和图2-19）。它的作用类似于非平台转移种植体植入在骨水平以上约1mm以隔离微间隙的影响。而有平台转移时，可实现微间隙的水平向隔离。

平台转移的概念是指在种植体平台上，基台或上部结构的直径小于种植体的直径。

图2-19 平台转移种植体清楚地展示了种植体–基台连接向中央内移。另一个非常重要的设计是已抛光的种植体平台区，这是预留软组织的长入部位。

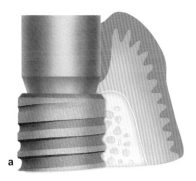
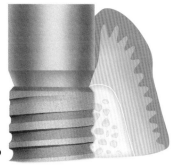

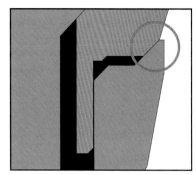

图2-20　极差的大小（即平台转移的程度）对骨的稳定性至关重要。与极差小的平台转移种植体（b）相比，极差较大的种植体（a）发生更少的骨丧失。

图2-21　显示内连接在外边缘上（圆环）的生物密封性良好。

这样的搭配形成了一个环形水平极差，使生物学宽度在水平方向上扩展。平台转移的原理是使种植体-基台连接的微间隙远离垂直向的骨-种植体接触区。与使用平台对接种植体的传统修复程序相比，更推荐使用平台转移以防止或减少嵴顶骨丧失[26,32-34]。

许多临床研究报告了平台转移对嵴顶骨稳定的促进作用。骨丧失的多少似乎与种植体和基台之间的极差相关。在一项纳入31名患者的69颗种植体的前瞻性临床研究中，Canullo等在种植手术33个月后观察发现，使用平台对接种植体的骨丧失量为1.49mm，使用0.2mm极差平台转移种植体的骨丧失量为0.99mm，使用0.5mm极差的骨丧失量为0.85mm，使用0.85mm极差的骨丧失量为0.56mm。当平台转移的极差越大时，对防止骨吸收的作用越大[1]（图2-20）。

来自实验室、动物或人组织学和临床研究的数据证实，种植体-基台间微间隙在种植体周嵴顶骨改建中扮演着重要角色。Vela-Nebot等[35]对30颗极差大小为0.45mm和0.5mm的平台转移种植体（实验组），30颗常规种植体（对照组）进行了种植体周嵴顶骨稳定性的研究。1年随访X线片检查显示，对照组与实验组近中骨丧失量均值分别为2.53mm和0.76mm。对照组与实验组远中骨丧失量均值分别为2.56mm和0.77mm。作者得出结论，与对照组相比，平台转移种植体的骨丧失量显著减少[35]。

## 微动

防止细菌污染只是维持嵴顶骨稳定的一个因素，另一个重要因素是减少微动。从逻辑上讲，种植体-基台之间的稳定连接是减少微动所必需的，但如何实现呢？最简单的方案就是选择最佳的连接类型。根据锥度的大小和长度，可将种植体内的锥度连接分为不同的类型。

一般认为，锥度越小，连接越稳定，抗侧向移动能力越好（图2-10）。第一类莫氏锥度连接倾角为2°~4°，利用这种连接的最知名种植体品牌是Ankylos和Bicon，也有其他系统在使用。第二类锥度连接是宽锥度连接，锥度为5°~20°，常用于

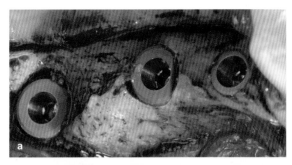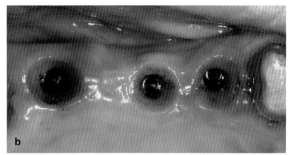

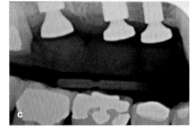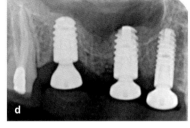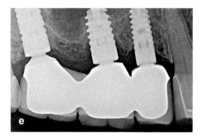

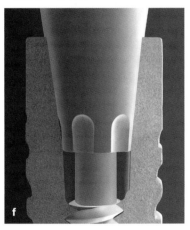

图2-22 含莫氏锥度连接和平台转移的Ankylos种植体周的骨丧失。这证明虽然种植体设计特征很重要，但它们仅仅是成功的一部分。（a）初期临床情况良好，牙槽嵴较宽。（b）种植体颊侧附着龈充足，软组织条件极好。（c）种植体平台位于正确位置。（d）负荷前出现嵴顶骨丧失，表明骨丧失由其他因素引起。（e）修复体戴入后的X线片。（f）种植体–基台的剖面显示了连接处封闭完全和连接稳定。

Straumann、Nobel、MIS等种植体品牌。第三类是具有超过20°的锥度，这实际上不被称为锥度连接，而称为内连接或平面连接（flat connection）（图2-21）。

Zipprich等[17]的一项著名研究发现，锥度越小，基台微动越少。此外，研究中提倡锥度连接种植体，并声明连接稳定是零骨丧失最重要的因素。种植体–基台连接处的微动产生了一个泵效应，迫使细菌排出，导致骨丧失。而且微动本身对骨也有破坏作用，所以骨丧失效果成倍显现。种植体–基台连接处的微动越少，从种植体中逃逸的细菌越少，炎症反应越小。但是，过小锥度连接妨碍了固定桥修复体的戴入，这是它的缺点（见第14章）。

## 结论

在实现骨稳定的种植体机械设计因素中，平台转移和种植体–基台的锥度连接是维持骨稳定的最重要因素。当然，这些因素固然重要，但要宣称机械因素是唯一的相关因素未免太过片面。有大量证据证实，平台对接种植体也可实现骨稳定。

图2-23 同样使用平台转移和锥度连接种植体，却出现了不同的结果。（a）明显的骨吸收。（b）平台转移种植体位于骨水平。（c）极佳的骨稳定性。

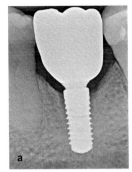 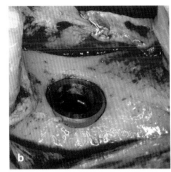 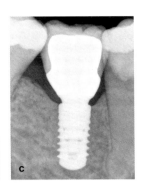

图2-22 的这个临床病例显示，种植体的机械设计因素不是影响骨稳定的唯一重要因素。该病例使用平台转移种植体，被认为非常稳定，类似冷焊的莫氏锥度连接。种植体临床植入条件理想：宽厚的牙槽嵴，超2mm的附着龈，略微位于骨下植入位置。Ankylos种植体平台转移的极差较大，所以保持细菌远离骨的效果应该是显而易见的。莫氏锥度连接可限制任何微动，阻止与微间隙相关的任何骨改建。植入后的X线片显示种植体周有稳定的骨；然而，2个月后还是发生了骨吸收。这表明种植体的机械设计因素并不是全部因素，因为尽管有着理想种植体–基台的连接，仍然出现了骨丧失。

这里骨丧失不能归咎于不良的解剖条件，因为牙槽骨如此之宽。此外，戴牙时拍摄的X线片显示有大量骨丧失，如果仅考虑种植体设计因素，则无法解释这一情况。

所以在这个病例中忽略了什么？答案是生物学。下一章讨论这些隐藏的生物学因素，例如垂直向软组织厚度，以及它们如何影响骨稳定的。例如，图2-23中的病例展示了带有锥度连接的平台转移种植体的情况。在这两个病例中，种植体均被放置在平齐骨水平；然而，其中一例骨非常稳定，而另一例发生了骨丧失。这就是要以全局的眼光考虑临床情况的原因。

## 本章小结

种植体的光滑颈处不会有骨结合，且一旦将光滑颈置于骨水平以下，必将导致骨丧失。

微间隙会导致细菌渗漏和种植体–基台连接处的微动，从而对骨造成破坏。

平台转移使微间隙在水平方向内移，细菌渗漏远离骨。

锥度连接保证了种植体–基台连接的稳定，但是单有这种稳定还不能保证不会出现骨丧失。

# 参考文献

[1] Canullo L, Fedele GR, Iannello G, Jepsen S. Platform switching and marginal bone-level alterations: The results of a randomized-controlled trial. Clin Oral Implants Res 2010;21:115–121.

[2] Alomrani AN, Hermann JS, Jones AA, Buser D, Schoolfield J, Cochran DL. The effect of a machined collar on coronal hard tissue around titanium implants: A radiographic study in the canine mandible. Int J Oral Maxillofac Implants 2005;20:677–686.

[3] Hämmerle CH, Brägger U, Bürgin W, Lang NP. The effect of subcrestal placement of the polished surface of ITI implants on marginal soft and hard tissues. Clin Oral Implants Res 1996;7:111–119.

[4] Shin YK, Han CH, Heo SJ, Kim S, Chun HJ. Radiographic evaluation of marginal bone level around implants with different neck designs after 1 year. Int J Oral Maxillofac Implants 2006;21:789–794.

[5] Hänggi MP, Hänggi DC, Schoolfield JD, Meyer J, Cochran DL, Hermann JS. Crestal bone changes around titanium implants. Part I: A retrospective radiographic evaluation in humans comparing two non-submerged implant designs with different machined collar lengths. J Periodontol 2005;76:791–802.

[6] Peñarrocha-Diago MA, Flichy-Fernández AJ, Alonso-González R, Peñarrocha-Oltra D, Balaguer-Martínez J, Peñarrocha-Diago M. Influence of implant neck design and implant-abutment connection type on peri-implant health. Radiological study. Clin Oral Implants Res 2013; 24:1192–1200.

[7] Wiskott HW, Belser UC. Lack of integration of smooth titanium surfaces: A working hypothesis based on strains generated in the surrounding bone. Clin Oral Implants Res 1999;10:429–444.

[8] Adell R, Lekholm U, Rockler B, et al. Marginal tissue reactions at osseointegrated titanium fixtures (I). A 3-year longitudinal prospective study. Int J Oral Maxillofac Surg 1986;15:39–52.

[9] Adell R, Lekholm U, Rockler B, Brånemark PI. A 15-year study of osseointegrated implants in the treatment of the edentulous jaw. Int J Oral Surg 1981;10:387–416.

[10] Jung YC, Han CH, Lee KW. A 1-year radiographic evaluation of marginal bone around dental implants. Int J Oral Maxillofac Implants 1996;11:811–818.

[11] Abrahamsson I, Berglundh T, Linder E, Lang NP, Lindhe J. Early bone formation adjacent to rough and turned endosseous implant surfaces. An experimental study in the dog. Clin Oral Implants Res 2004;15:381–392.

[12] Derks J, Håkansson J, Wennström JL, Tomasi C, Larsson M, Berglundh T. Effectiveness of implant therapy analyzed in a Swedish population: Early and late implant loss. J Dent Res 2015;94(3 suppl):44S–51S.

[13] Kano SC, Binon PP, Curtis DA. A classification system to measure the implant-abutment microgap. Int J Oral Maxillofac Implants 2007;22:879–885.

[14] Dibart S, Warbington M, Su MF, Skobe Z. In vitro evaluation of the implant-abutment bacterial seal: The locking taper system. Int J Oral Maxillofac Implants 2005;20:732–737.

[15] Gross M, Abramovich I, Weiss EI. Microleakage at the abutment-implant interface of osseointegrated implants: A comparative study. Int J Oral Maxillofac Implants 1999;14:94–100.

[16] Quirynen M, Bollen CM, Eyssen H, van Steenberghe D. Microbial penetration along the implant components of the Brånemark system. An in vitro study. Clin Oral Implants Res 1994;5:239–244.

[17] Zipprich H, Miatke S, Hmaidouch R, Lauer HC. A new experimental design for bacterial microleakage investigation at the implant-abutment interface: An in vitro study. Int J Oral Maxillofac Implants 2016;31:37–44.

[18] Hermann JS, Schoolfield JD, Schenk RK, Buser D, Cochran DL. Influence of the size of the microgap on crestal bone changes around titanium implants. A histometric evaluation of unloaded non-submerged implants in the canine mandible. J Periodontol 2001; 72:1372–1383.

[19] King GN, Hermann JS, Schoolfield JD, Buser D, Cochran DL. Influence of the size of the microgap on crestal bone levels in non-submerged dental implants: A radiographic study in the canine mandible. J Periodontol 2002;73:1111–1117.

[20] Hermann F, Lerner H, Palti A. Factors influencing the preservation of the periimplant marginal bone. Implant Dent 2007;16:165–175.

[21] Ericsson I, Persson LG, Berglundh T, Marinello CP, Lindhe J, Klinge B. Different types of inflammatory reactions in peri-implant soft tissues. J Clin Periodontol 1995;22:255–261.

[22] Ericsson I, Nilner K, Klinge B, Glantz PO. Radiographical and histological characteristics of submerged and nonsubmerged titanium implants. An experimental study in the labrador dog. Clin Oral Implants Res 1996;7:20–26.

[23] Hermann JS, Buser D, Schenk RK, Schoolfield JD, Cochran DL. Biologic width around one- and two-piece titanium implants. Clin Oral Implants Res 2001;12:559–571.

[24] Hermann JS, Cochran DL, Nummikoski PV, Buser D. Crestal bone changes around titanium implants. A radiographic evaluation of unloaded nonsubmerged and submerged implants in the canine mandible. J Periodontol 1997;68:1117–1130.

[25] Broggini N, McManus LM, Hermann JS, et al. Persistent acute inflammation at the implant-abutment interface. J Dent Res 2003;82:232–237.

[26] Broggini N, McManus LM, Hermann JS, et al. Peri-implant inflammation defined by the implant-abutment interface. J Dent Res 2006;85:473–478.

[27] Piattelli A, Vrespa G, Petrone G, Iezzi G, Annibali S, Scarano A. Role of the microgap between implant and abutment: A retrospective histologic evaluation in monkeys. J Periodontol 2003;74:346–352.

[28] Linkevičius T, Apse P, Grybauskas S, Puišys A. Reaction of crestal bone around implants depending on mucosal tissue thickness. A 1-year prospective clinical study. Stomatologija 2009;11:83–91.

[29] Davarpanah M, Martinez H, Tecucianu JF. Apical-coronal implant position: Recent surgical proposals. Technical note. Int J Oral Maxillofac Implants 2000;15:865–872.

[30] Holt RL, Rosenberg MM, Zinser PJ, Ganeles J. A concept for a biologically derived, parabolic implant design. Int J Periodontics Restorative Dent 2002;22:473–481.

[31] Todescan FF, Pustiglioni FE, Imbronito AV, Albrektsson T, Gioso M. Influence of the microgap in the peri-implant hard and soft tissues: A histomorphometric study in dogs. Int J Oral Maxillofac Implants 2002;17:467–472.

[32] Lazzara RJ, Porter SS. Platform switching: A new concept in implant dentistry for controlling postrestorative crestal bone levels. Int J Periodontics Restorative Dent 2006; 26:9–17.

[33] Gardner DM. Platform switching as a means to achieving implant esthetics. N Y State Dent J 2005;71:34–37.

[34] Prosper L, Redaelli S, Pasi M, Zarone F, Radaelli G, Gherlone EF. A randomized prospective multicenter trial evaluating the platform-switching technique for the prevention of postrestorative crestal bone loss. Int J Oral Maxillofac Implants 2009;24:299–308.

[35] Vela-Nebot X, Rodríguez-Ciurana X, Rodado-Alonso C, Segalà-Torres M. Benefits of an implant platform modification technique to reduce crestal bone resorption. Implant Dent 2006;15:313–320.

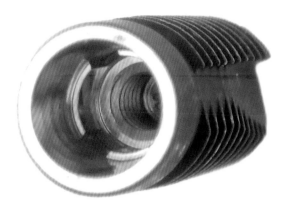

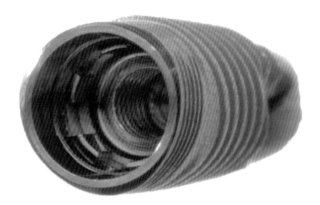

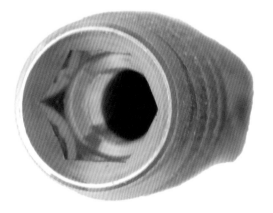

# 3

# 种植体植入深度
## IMPLANT PLACEMENT DEPTH

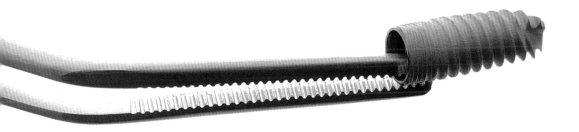

种植体植入深度是零骨丧失种植理念的重要组成因素。认为所有种植体都可以放置在牙槽嵴顶水平，这是一个误解。必须记住种植体植入深度取决于种植体的设计。市场上种植体设计有几种，包括传统平台对接（即非平台转移）种植体、软组织水平种植体和平台转移种植体（图3-1）。如在第2章中所讨论的，带有光滑颈的软组织水平种植体应该植入牙槽嵴顶以上，因为只有埋于骨内的粗糙面能实现骨结合。另外，骨水平种植体的植入深度有以下几种选择：①平齐骨水平（牙槽嵴顶）；②在牙槽嵴顶以上；③在牙槽嵴顶以下（图3-2）。

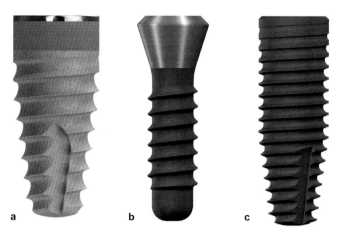

图3-1 （a）平台对接骨水平种植体。（b）软组织水平种植体。（c）平台转移骨水平种植体。

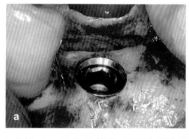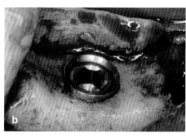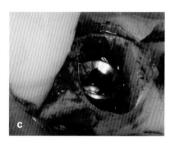

图3-2 平台对接骨水平种植体的不同植入深度。（a）平齐牙槽嵴顶。（b）牙槽嵴顶以上。（c）牙槽嵴顶以下（不推荐）。这些位置也适用于平台转移种植体（图3-7）。

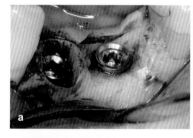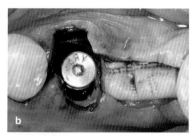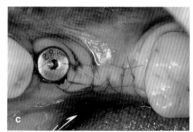

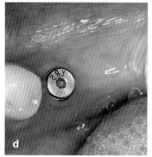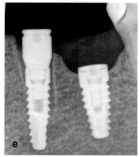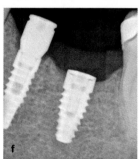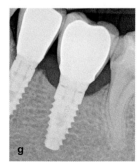

图3-3 临床病例展示了平台对接骨水平种植体的不同植入位置对骨稳定的影响。（a）种植体植入于牙槽嵴顶以下（左）和牙槽嵴顶以上（右）。（b）对骨下植入种植体即刻连接愈合基台，骨上植入种植体进行软组织增量。（c）缝合。（d）2个月后牙槽嵴愈合情况。（e）手术完成后X线片显示，位于远中的骨下植入种植体将微间隙带入牙槽嵴顶下2mm深，而近中种植体的微间隙则位于牙槽嵴顶上约1mm。（f）随着生物学宽度的形成，骨下植入种植体周出现骨丧失。（g）修复完成后，骨下植入种植体周骨出现丧失（左），而骨上植入种植体周骨保持稳定（右）。

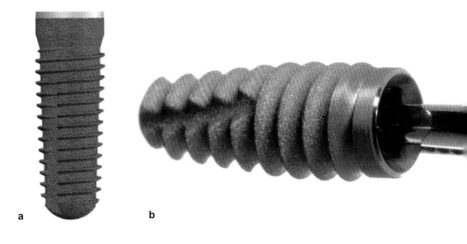

图3-4 非平台转移种植体的正确植入位置是牙槽嵴顶以上约1mm。然而为获得良好的美学效果，应有足够的垂直向软组织厚度。（a）光滑颈高度较长。（b）光滑颈高度较短。

a　　　　　b

## 非平台转移的骨水平种植体

研究表明，为了使微间隙和光滑颈远离牙槽骨，软组织水平种植体应置于牙槽嵴顶以上。然而，骨水平种植体最适于放置的位置尚未确切明了。如果将其植入于平齐牙槽嵴顶，微间隙与牙槽骨不能完全隔离，会导致骨丧失（图3-3）；如果将其植入于牙槽嵴顶以上，种植体部分粗糙面会暴露在软组织中。立陶宛有句老话：棍子有两头。意思是当你解决一个问题时，必须警惕不要再制造一个比之前更大的问题。将平台对接种植体植入在牙槽嵴顶以上能保证微间隙与骨保持一段安全距离，但这可能会造成非预期的软组织问题，因为种植体粗糙面会暴露于种植体周软组织中。粗糙面的作用是为了实现骨结合，有研究证明，种植体粗糙面暴露会导致种植体周炎发生率更高[1-4]。目前，有一些用于治疗种植体周炎的技术，诸如平整种植体表面[5-6]。一些动物研究表明，种植体颈部的微粗化可以建立更好的软组织附着，但尚未有临床证据报道[7-8]。另外，抛光钛表面与软组织生物相容性良好已被证实[9]。

所有这些都引出了一个问题，即这些没有平台转移的骨水平种植体应该如何设计。

理想情况下，这些种植体应具有近1.0mm的光滑颈，且应将种植体光滑颈置于骨上方（图3-4～图3-6）。这种方式既可以将微间隙隔离在骨上方，又不会暴露种植体的粗糙面。如前所述，将微间隙置于骨上方非常重要，因为它使相关的细菌微渗漏远离牙槽骨。还有，当种植体-基台连接位于骨上方时，连接界面的稳定性并不像连接界面更靠近牙槽骨时的那么重要，此时可以用非锥度连接。

如果一枚光滑颈非常短（＜0.5mm）或没有光滑颈的非平台转移种植体置于嵴顶骨上方，就会使种植体粗糙面暴露于软组织当中。如前所述，虽然有证据表明，基台或种植体颈部的轻度粗糙表面（即激光纹理化、微粗化表面）可能有利于结缔组织附着[7-8]，但不建议将用于形成骨结合的种植体粗糙面位于牙槽骨上方[9]。

总之，非平台转移种植体的光滑颈应完全置于骨上方，这点很重要，如果将其置于骨内会导致骨丧失。

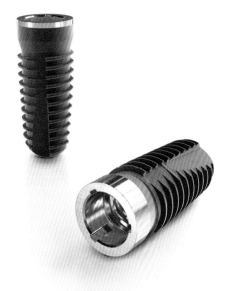

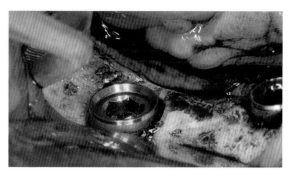

图3-5 两种不同的非平台转移种植体，光滑颈的高度不同。高度<0.5mm的光滑颈太短，不能有效消除微间隙对骨组织的影响。

图3-6 非平台转移的骨水平种植体的植入深度。种植体-基台连接位于骨上方，但种植体粗糙面暴露在外。位于骨上方的只能是种植体光滑颈，因此该种植体应植入更深的位置。

涉及美学区时，应选择平台转移和锥度连接的种植体，而避免使用带光滑颈的种植体。

## 平台转移的骨水平种植体

理论上，平台转移的骨水平种植体也可以植入在骨的不同位置（即牙槽嵴顶以上、平齐牙槽嵴顶或牙槽嵴顶以下；图3-7）。从逻辑上讲，因为平台转移的存在减少了骨丧失，它允许种植体放置在平齐牙槽嵴顶位置。大多数种植体公司也推荐这个位置，因此临床医生自然也认为平齐牙槽嵴顶是最佳植入深度。但只有当满足垂直向软组织厚度在3mm或3mm以上时，将种植体植入骨水平才是可接受的。如果临床情况不理想，则可考虑将种植体植入更深的位置。

另一种可能是将种植体植入牙槽嵴顶以下位置。通常只有少数种植体系统会建议将其种植体植入牙槽嵴顶以下，例如Ankylos和Bicon。关于骨下植入的一个担忧是，微间隙置于骨内深处将导致细菌微渗漏，这很可能会导致骨吸收。事实上，与平齐牙槽嵴顶植入一样，并不是所有平台转移的种植体都可以植入在牙槽嵴顶以下，这需要满足一定的条件（见第5章）。根据种植系统的不同，通常选用平台转移且具有稳定的种植体-基台连接的种植体，并认为此类种植体嵴顶骨下植入是安全的。种植体在骨内的位置越深，种植体-基台连接的稳定性就越重要（见第5章），不建议种植深度>3mm（图3-8）。平台转移种植体不应放置在牙槽嵴顶上方以免种植体粗糙面与软组织接触。平台转移种植体被设计用于骨水平或骨水平以下来行使功能。然而，当发生部分种植体表面暴露于软组织中这种情况时（图3-9），就面临两难的选择：是在种植体表面放置骨移植材料，还是保持原样，或是用软组织或软组织替代物

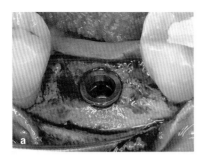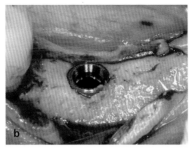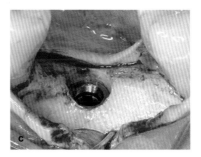

图3-7　平台转移种植体植入位置与牙槽嵴顶的关系。（a）平齐牙槽嵴顶位置。（b）牙槽嵴顶以上位置（一般不推荐）。（c）牙槽嵴顶以下位置。这些位置同样适用于平台对接骨水平种植体（图3-2）。

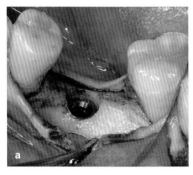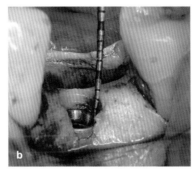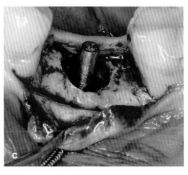

图3-8　平台转移且锥度连接的种植体在牙槽嵴顶下的不同位置。（a）牙槽嵴顶下1mm。（b）牙槽嵴顶下2mm。（c）牙槽嵴顶下约3mm。3mm深度仅建议用于莫氏锥度连接的种植体。

图3-9　种植体植入后颊侧颈部暴露。

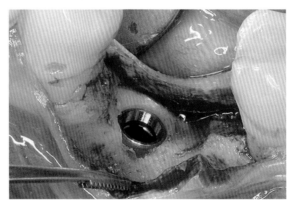

移植呢？

　　经验法则是，如果满足下列所有条件时，则不需要行骨增量（图3-10）：

- 只有一部分种植体暴露。暴露部位通常是颊面，因为骨吸收的模式通常是颊侧骨板缺乏，一般来说种植体应被近远中骨和舌侧骨包围。

- 仅暴露1mm以内的种植体表面。如果

暴露较大，种植体表面可能会暴露在口腔环境中，从而增加感染种植体周炎的机会。

- 软组织厚度必须足够：垂直向软组织厚度至少为3mm，角化附着龈颊舌向至少4mm，水平向附着龈宽度为2mm。

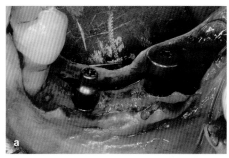
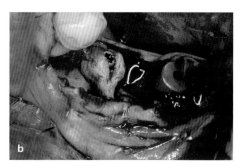

图3-10 （a）种植体颊侧暴露于牙槽嵴顶上方。（b）结缔组织移植。（c）由于附着软组织较厚，无须进行骨增量。

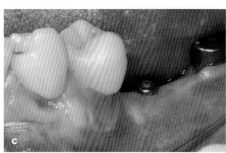

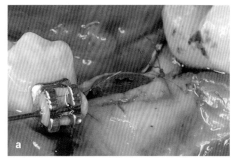
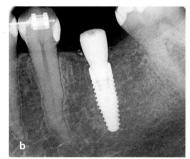

图3-11 （a~c）此病例中殆龈距较短，因此需要行牙槽嵴顶骨下植入。如果种植体位置更靠近冠方，会使穿龈轮廓角度过大，可能导致骨丧失。穿龈轮廓对骨稳定的影响将在第16章进一步探讨。

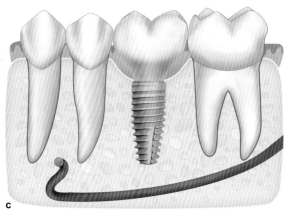

如果符合这些标准，为消除感染的潜在风险需要行软组织移植，但不需要骨增量。

当临床牙冠短时，种植体应植入牙槽嵴顶以下，以避免穿龈轮廓角度太宽（图3-11）。平台转移设计的种植体是唯一建议植入牙槽嵴顶以下的种植体。能够在牙槽嵴顶骨下安全植入的种植体的其他设计特征将在第5章中讨论。

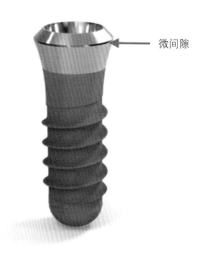

图3-12 这个软组织水平种植体的特别之处在于修复体冠边缘与光滑颈的外展斜面对接。使微间隙位于斜面的边缘，更靠近骨而不是种植体-基台连接处。

微间隙

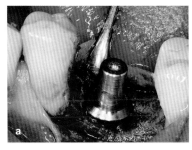 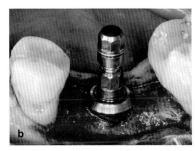 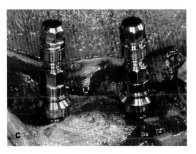

图3-13 （a）软组织水平种植体植入过深，光滑颈以及微间隙位于牙槽嵴顶以下。这不仅会导致骨丧失，还会造成印模帽或修复体冠在种植体上就位困难。（b）该软组织水平种植体同样植入过深使微间隙与骨发生接触。虽然修复过程不会有问题，但会在修复体戴入后导致骨丧失。（c）这是软组织水平种植体正确的植入深度，整个光滑颈应位于牙槽嵴顶上方。

## 软组织水平种植体

最后讨论的种植体类型是软组织水平种植体。此类种植体是按其光滑颈的高度定义的。如果种植体的光滑颈高度≥1.8mm，则称为软组织水平种植体，它们有其特定的放置规则。这些种植体有一个所谓的双微间隙特征，一个微间隙位于种植体-基台连接处，另一个位于光滑颈的斜面上，修复体边缘将止于此（图3-12）。有些人可能会问，这与骨水平种植体有何不同，因为这两者的微间隙最终都应该高于骨面。但对于软组织水平种植体，软组织包围的是光滑颈，因此愈合基台的取出并不影响软组织封闭。

然而，斜面对接有其自身的缺点，在修复时尤其明显。如果软组织水平种植体植入过深，光滑颈伸入骨内可能导致骨丧失；而且在螺丝固位或粘接固位修复体戴入过程中，斜面对接处可能夹入多余软组织，甚至会妨碍冠在基台和种植体颈部斜面上的完全就位。许多临床医生甚至没有意识到这些问题，解决方案是正确植入软组织水平种植体，以确保光滑颈保留在骨外。软组织水平种植体植入不当导致骨丧失的原因有3个：①光滑颈深植骨内；②喇叭状光滑颈挤压造成的骨压缩；③粘接剂残留或软组织夹入所致的修复困难（图3-13和图3-14）。

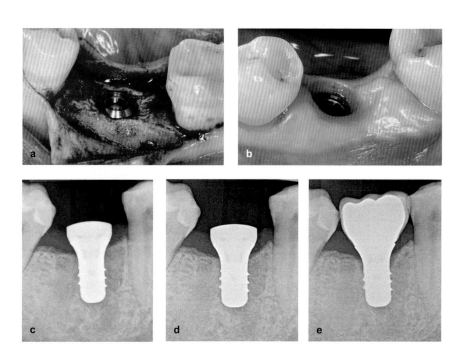

**图3-14** 软组织水平种植体植入过深的临床示例和愈后。（a）光滑颈深植骨内。（b）光滑颈被愈合的软组织淹没，致使对接斜面也被埋入软组织中。（c）种植体在骨内的位置。（d）光滑颈周围开始出现骨改建。（e）修复体未完全就位，存在粘接剂残留，进一步促使骨丧失（见第12章）。

## 修复材料

种植体类型的选择（即非平台转移骨水平种植体、平台转移骨水平种植体或软组织水平种植体）也决定了修复材料的选择，理解这一点很重要。例如，如果选择的是具有2.8mm机械加工表面的软组织水平种植体，使用氧化锆基修复体就没有什么意义。因为软组织接触建立在种植体水平，软组织几乎不接触氧化锆修复体表面。然而，因为氧化锆还具有减少菌斑积聚等其他特征使得它也可以用于这种情况。如果选择氧化锆作为软组织附着的最佳修复材料，则应与骨水平种植体联合使用（图3-15）。

骨水平种植体允许部分修复体伸入软组织深处，并与种植体周软组织形成附着，这是重要的一步。因为正如种植体类型与设计的选择影响着修复体的不同选择，修复体的选择又反过来影响种植体周软组织的稳定和种植体系统的总体健康。因此，临床医生必须了解不同修复体的选择，就像了解不同种植体的选择一样，必须理解哪些修复体可应用于哪些种植体。在使用非平台转移骨水平种植体的情况下，部分软组织附着在种植体光滑颈上（光滑颈圈高度应为0.5~1.0mm），部分软组织与修复体接触。这就是为什么骨水平种植体修复材料的选择比软组织水平种植体更重要的原因（图3-16）。平台转移骨水平种植体有一个明显的优势，即修复体选择自由，允许临床医生选择不同的修复材料与种植体周软组织接触。

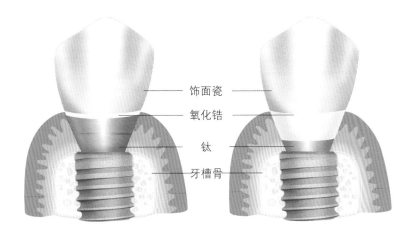

饰面瓷
氧化锆
钛
牙槽骨

图3-15 从修复体角度来看软组织水平种植体（左侧）和骨水平种植体（右侧）的差异。如果在软组织水平种植体上戴入氧化锆基修复体，那么软组织与氧化锆几乎没有接触。

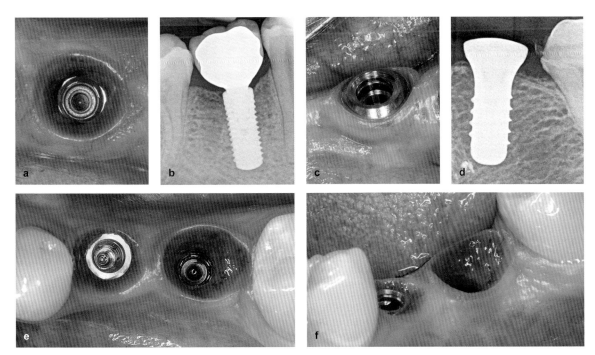

图3-16 从修复角度来看软组织水平和骨水平种植体之间的临床差异。（a）骨水平种植体允许软组织与修复体形成接触。（b）软组织与氧化锆修复体接触。（c）软组织水平种植体光滑颈完全被软组织包围。（d）整个穿龈软组织只与种植体的钛光滑颈接触。（e和f）软组织水平种植体（左）和骨水平种植体（右）与修复体接触的软组织量不同。

## 本章小结

非平台转移骨水平种植体应该有一个高度约1mm的机械加工光滑颈，且光滑颈应稍置于牙槽嵴顶以上，以保持微间隙和相关细菌远离牙槽骨。在这个位置，种植体–基台连接处的稳定性没有那么重要，微动不会对骨造成不利影响，因为它发生在垂直向的安全距离之上。

平台转移的种植体可以放置在齐骨水平及以下，植入深度取决于种植体–基台连接的稳定性。

软组织水平种植体的植入深度必须使种植体光滑颈完全位于骨水平以上。根据垂直向软组织厚度，使用软组织水平种植体可能会限制修复材料的选择。

## 参考文献

[1] Berglundh T, Gotfredsen K, Zitzmann NU, Lang NP, Lindhe J. Spontaneous progression of ligature induced peri-implantitis at implants with different surface roughness: An experimental study in dogs. Clin Oral Implants Res 2007;18:655–661.

[2] Lang NP, Berglundh T; Working Group 4 of Seventh European Workshop on Periodontology. Periimplant diseases: Where are we now?—Consensus of the Seventh European Workshop on Periodontology. J Clin Periodontol 2011;38(suppl 11):178–181.

[3] Esposito M, Ardebili Y, Worthington HV. Interventions for replacing missing teeth: Different types of dental implants. Cochrane Database Syst Rev 2014;(7):CD003815.

[4] Teughels W, Van Assche N, Sliepen I, Quirynen M. Effect of material characteristics and/or surface topography on biofilm development. Clin Oral Implants Res 2006;17 (suppl 2):68–81.

[5] Heitz-Mayfield LJ, Mombelli A. The therapy of peri-implantitis: A systematic review. Int J Oral Maxillofac Implants 2014;29(suppl):325–245.

[6] Keeve PL, Koo KT, Ramanauskaite A, et al. Surgical treatment of periimplantitis with non-augmentative techniques [epub ahead of print 20 November 2018]. Implant Dent doi: 10.1097/ID.0000000000000838.

[7] Ketabi M, Deporter D. The effects of laser microgrooves on hard and soft tissue attachment to implant collar surfaces: A literature review and interpretation. Int J Periodontics Restorative Dent 2013;33:e145–e152.

[8] Nevins M, Kim DM, Jun SH, Guze K, Schupbach P, Nevins ML. Histologic evidence of a connective tissue attachment to laser microgrooved abutments: A canine study. Int J Periodontics Restorative Dent 2010;30:245–255.

[9] Abdallah MN, Badran Z, Ciobanu O, Hamdan N, Tamimi F. Strategies for optimizing the soft tissue seal around osseointegrated implants. Adv Healthc Mater 2017;6. doi:10.1002/adhm.201700549.

# 垂直向软组织厚度
## VERTICAL SOFT TISSUE THICKNESS

### 软组织测量方法

多年来，软组织厚度主要是从水平向来讨论的，有大量研究和治疗技术致力于解决种植体周唇侧的轮廓问题。这也可以理解，因为不管在过去还是现在，唇侧轮廓的恢复一直是美学治疗的主要焦点，原因在于人们希望种植修复体能够模拟天然牙。但如果从功能和长期稳定的角度来看，种植体周的附着龈组织是牙周病学中另一个不容忽视的生物学参数。对于种植体的留存来说，种植体周附着龈组织是否绝对必要仍存在争议，因为在一些成功的病例中可以观察到种植体周缺乏足够的角化软组织。所以，唇颊侧轮廓

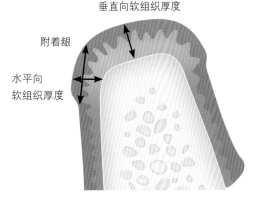

垂直向软组织厚度

附着龈

水平向
软组织厚度

图4-1　垂直向（即牙槽嵴顶的）软组织厚度是种植学中一个新的独特的测量参数。

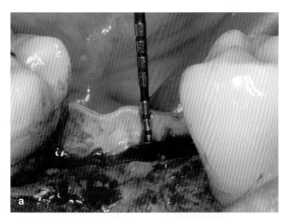

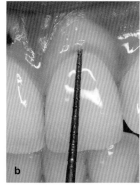

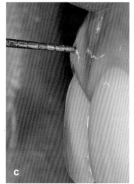

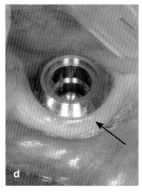

图4-2　垂直向软组织厚度不应与其他类型的软组织测量参数所混淆。（a）测量垂直向软组织厚度。（b）测量软组织生物型。（c）测量水平向软组织厚度。（d）附着龈组织（箭头）。

和角化龈组织这两个参数，一直是种植领域中备受关注的话题。

除上述两个参数外，往往被大家忽略的第三个因素是垂直向软组织厚度，它指的是覆盖缺牙区牙槽嵴顶部的软组织。更准确地说，也就是缺牙区牙槽嵴顶的软组织厚度，而"垂直向"明确了具体的测量方法。为了正确测量垂直向软组织厚度，医生可以在不翻开舌侧瓣的情况下，于牙槽嵴顶做切口，然后翻开颊侧瓣；将牙周探针放置于种植体拟植入位点的中心，以确保能直接测量牙槽嵴顶黏膜的厚度。需要注意的是，垂直向软组织厚度是一个独立的参数，而不应该与其他软组织参数（例如水平向软组织厚度、软组织生物型或附着龈）相混淆。附着龈组织具有致密的、富含胶原纤维的结缔组织，其上方衬有角化上皮，下方的固有层牢固地附着在骨膜上[1]。我们同样也可以对附着龈的宽度进行测量，类似于垂直向软组织厚度，但它是在牙槽骨的颊侧或舌侧测量得到的；而垂直向软组织厚度是在牙槽嵴的殆方测量得到的（图4-1）。同样，种植体周推荐至少应有2mm宽的附着龈组织包围。但要明确的是，尽管二者关系密切，但却是不同的两个参数。当涉及软组织厚度时，临床医生必须明确，究竟是指水平向软组织厚度、附着龈组织宽度还是垂直向软组织厚度（图4-2和图4-3）。

尽管垂直向软组织厚度这一因素有时会被忽视，但它却是影响最终治疗效果的一个重要因素。当种植体暴露于口腔环境时，软组织参与种植体周生物学宽度（Biologic Width，BW）的形成。种植体周垂直向软组织可以有效保护骨结合后种植体周的骨组织。第三届欧洲牙周病学和种植牙研讨会[2]的

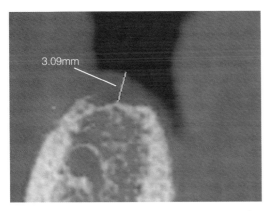

图4-3　在CT扫描上测量的垂直向软组织厚度。

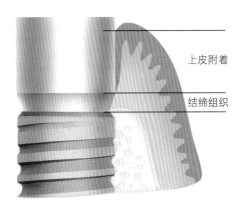

上皮附着

结缔组织

图4-4　种植体周生物学宽度即上皮附着和结缔组织区域的高度之和，与垂直向软组织厚度相对应。

会议记录中提到，种植体周的封闭功能指的是"维持种植体内环境的稳态以应对来自外部环境的挑战"。

　　由于垂直向软组织厚度是近年来一个新兴的研究方向，因此没有关于薄型垂直向软组织发生率的准确统计数据。研究人员推测，在30%～80%的患者中可能存在薄型垂直向软组织，所以进一步的流行病学研究有助于更好地确定垂直向软组织厚度的变化。

## 生物学宽度

　　Listgarten等[3]指出，种植体周的生物学宽度由三个不同的区域组成：龈沟上皮、结合上皮和结缔组织。Berglundh等[4]以犬为研究对象，对种植体周软组织进行研究，并首次测得了种植体周软组织的精确测量值：上皮附着（即种植周龈沟和结合上皮）为2.14mm，结缔组织为1.66mm。两者相加构成了生物学宽度，即3.80mm。

　　与天然牙列相似的是，种植体周的龈沟上皮是口腔上皮的非角化延伸，它从种植体周黏膜边缘的顶部延伸到结合上皮的最冠方[3,5]。龈沟上皮通常被认为是防止细菌侵入到深部组织的第一道屏障。结合上皮通过半桥粒样结构附着到种植体表面，起于种植体周龈沟底，止于一结缔组织的第一束纤维[6]。种植体或基台表面的结合上皮很薄（平均宽度约0.04mm），并且在其最顶端部分仅由数层细胞组成（基底层和颗粒层）[7]。结缔组织紧贴在结合上皮的外侧，血管丰富。结合上皮与种植体或基台表面的附着形成了种植体周内部组织对口腔环境的屏障，能够保护骨结合之后种植体周的基底骨[8-9]。结缔组织区位于结合上皮的根方和牙槽骨之间（图4-4），Berglundh等[4]称这个区域为结缔组织整合区。种植体周结缔组织的特点是：尽管这个区域的细胞数量较少、血管密度较低，但其中富含胶原纤维和成纤维细胞。深入研究显示：这部分组织由大约80%的胶原纤维，13%的成纤维细胞，3%的血管和3%的其他组织组成——这种构成使其非常类似于瘢痕组织[10]。结缔组织区的宽度在不同研究中数值不一，但平均值为1.0～1.5mm，在健康的种植体位点其相对恒定[3]。种植体周结缔组织附着宽度很稳定，这与天然牙列中结缔组织附着宽度的高度稳定性十分类似。

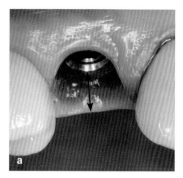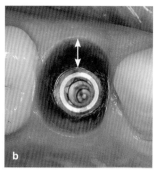

图4-5　（a和b）种植体周的垂直向软组织厚度和生物学宽度。

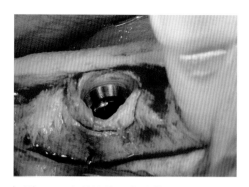

图4-6　在种植体冠方的薄层垂直向软组织中形成的生物学宽度隔绝了口腔环境对牙槽骨的刺激。生物学宽度是防止细菌入侵的唯一屏障，并帮助维持种植体的骨结合。

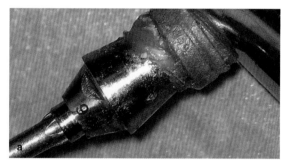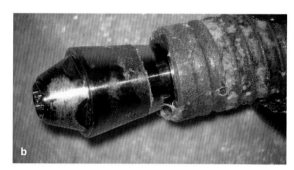

图4-7　（a）利用环钻取出种植体，可以观察到垂直向软组织仍然附着在种植体上。（b）软组织附着区域的表面十分清洁，表明增加该区域的垂直向高度将为种植体提供更多保护。

　　动物和人体的相关研究均表明，细菌侵入会导致更多的炎症细胞迁移至结合上皮[11-12]。这些结果恰好表明结合上皮不仅参与种植体周生物学宽度的构成，其还作为一种机体的保护机制能防止细菌侵入。研究人员通过诱导动物体内种植体周炎，进一步找到了结合上皮附着能够保护骨组织的有力证据——该实验发现，通过在黏膜下放置结扎丝对结合上皮造成机械损伤会导致结合上皮防御能力的丧失和种植体周持续性骨丧失[13-21]。

　　换而言之，垂直向软组织厚度包含了种植体周组织的最底层，对种植体形成封闭作用，并能对骨组织形成保护（图4-5和图

4-6）。因此，维持垂直向软组织的厚度十分重要。在图4-7中可以清楚地看到生物学宽度和垂直向软组织厚度的作用及其重要性。图中展示了基台上的两个不同区域：污染区和清洁区，清洁区是基台与软组织接触的部位；污染区则是存在菌斑的区域，该区域无法形成软组织附着。清洁区也可以被认为是黏附区，即软组织与修复基台直接接触的区域，因此该区域的高度非常重要。接触区高度越大，对种植体的保护效果越好。种植体周软组织附着高度不同对预后的影响也不同。

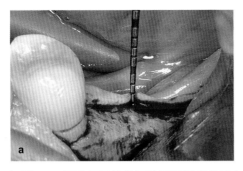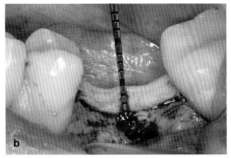

图4-8 图中显示的是两种不同厚度的垂直向软组织，较薄（a）和较厚（b）。现在要回答的是不同厚度垂直向软组织是否对牙槽骨产生不一样的影响。

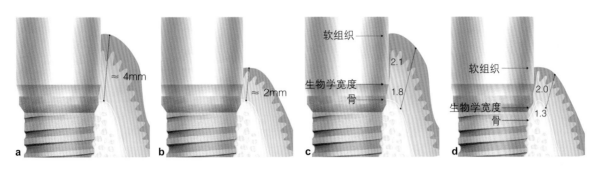

图4-9 对照组的垂直向软组织厚度约4mm，愈合2个月后没有发生骨丧失；而实验组中垂直向软组织厚度≤2mm，发生了明显的骨吸收。（a）对照组。（b）实验组。（c）2个月后的对照组。（d）2个月后的实验组（译者注：（c）中2.1mm为结合上皮，1.8mm为结缔组织；（d）中2.0mm为结合上皮，1.3mm为结缔组织）。

## 薄型垂直向软组织与骨丧失

垂直向软组织厚度与嵴顶骨稳定性之间究竟存在怎样的关系？有的学者指出，如果没有充足的垂直向软组织，那么可能会发生骨丧失以维持生物学宽度，从而减少口腔环境对种植体的影响。因此，必须明确垂直向软组织厚度对嵴顶骨稳定的影响（图4-8）。Abrahamsson等[22]的研究首次提到薄型垂直向软组织这个概念，他们注意到在薄型垂直向软组织区域植入种植体后，种植体周容易在愈合后出现角形吸收，但这样的情况却不会发生在厚型垂直向软组织中。

### 犬类动物实验研究

这个研究领域的最大突破性进展来自一项犬类研究，该研究显示薄型垂直向软组织在生物学宽度形成过程中可能导致嵴顶骨的丧失[23]。在二期手术中，实验组种植体周黏膜厚度约2mm，对照组黏膜厚度约4mm。在接入愈合帽后，对照组的局部软组织厚度未发生改变，也未发现植体周围的骨吸收；而在实验组中，二期手术后发生了种植体周围骨吸收；然而两组间最终的生物学宽度无统计学差异。本研究的结论是：在实验组植入的位点未满足生物学宽度的最小限定值时，为了形成足够的软组织附着，最终导致了种植体周围骨吸收（图4-9）。但上

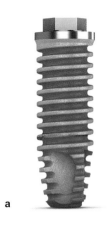
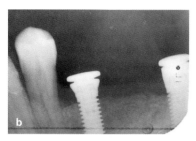
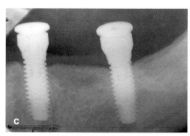

图4-10 （a）2003年，使用的传统设计的外六角形种植体。医生根据厂商建议将其植入于骨上，从而也使得外部连接和光滑颈部位于骨上。（b和c）最初的X线片显示由于垂直向软组织较薄而导致的嵴顶骨丧失。两张X线片都能看到薄薄的软组织影像，表明由于负荷前薄型垂直向软组织已经造成了明显的骨丧失。

述研究中存在一个共同的缺点，即这些研究都是基于动物实验。在科研证据的层次等级中，动物研究处于最底层，因此无论其设计和执行有多完美，最终的结果都不能立即应用于临床实践中。

## 首次临床观察

在2003年，作者的研究小组首次观察到由于局部软组织厚度不足所造成的种植体周嵴顶骨的丧失（图4-10）。根据种植厂商的建议，我们将具有外部连接和光滑颈的种植体植于骨面以上。但是经过2个月的愈合，在种植体负载前仍出现了类似Abrahamsson等[22]描述的种植体周嵴顶骨的缺损。这也促使我们开始研究初始垂直向软组织厚度对种植体嵴顶骨稳定性的影响。

## 初步临床研究

下一步要进行的是通过临床研究验证垂直向软组织厚度在生物学宽度形成及维持嵴顶骨稳定性方面的重要作用。第一次X线检查显示，种植体-基台连接处位于骨平面之

上，但在种植体负荷前已经发生嵴顶骨丧失（图4-10）。这提示我们一定存在其他因素导致了骨吸收。一般来说，很难孤立地研究单个因素在临床结果中的所扮演角色，但如果不这样研究的话，任何多因素都会对结果产生影响，而使最终结果偏离预期。例如，如果在牙槽嵴顶上方植入平台对接和光滑颈的种植体，这时影响嵴顶骨稳定的因素有：微间隙、种植体光滑颈和垂直向软组织厚度。因此，如果以上述方式进行研究，就难以判断哪个因素的影响最大。正如第1章中所讨论的，研究影响骨丧失的因素可以比作是放在篮子里的若干"苹果"，需要把"苹果"一个一个从篮子里拿出来单独研究，从而确定该单一因素对牙槽骨稳定性的独立影响。

因此，研究设计的目标是要排除其他因素（例如微间隙所致的细菌污染、连接的不稳定性以及种植体光滑颈的影响）。Davarpanah等[24]与Holt等[25]都建议将种植体植入于牙槽嵴顶以上，以减少骨吸收并建立更好的临床冠-种植体比；此外，将种植体植入嵴顶上方也有效地消除了微间隙和光滑颈的影响。基于上述观点，实验组的种植体植于

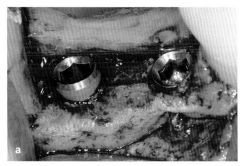
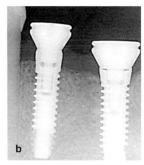
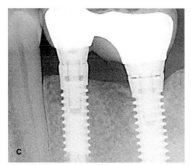
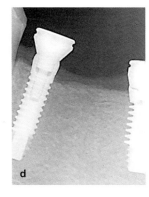
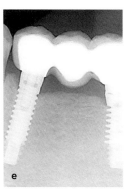

图4-11 初步临床研究的实例[26]。（a）种植体分别于骨上（实验组）与骨水平（对照组）植入以消除诸如微间隙和光滑颈等其他因素的影响。根据初始的垂直向软组织厚度进一步分组。（b）厚型垂直向软组织组的X线片。（c）在厚型软组织条件下，植入的骨上种植体周仅有0.25mm的骨丧失。（d）在薄型软组织条件下，种植体骨上植入后即刻。（e）在薄型软组织条件下，骨上植入的种植体周有1.35mm的骨丧失。

骨上，对照组则在骨水平植入，并且根据最初的垂直向软组织厚度进行分组以比较不同垂直向软组织厚度对嵴顶骨稳定性的不同影响[26]（图4-11）。

实验结果表明，在种植体植入在骨水平的情况下，薄型软组织在其生物学宽度形成期间会发生多达1.35mm的额外骨丧失；而在厚型软组织中几乎没有骨丧失，仅有0.25mm的轻微骨改建。这是第一篇有临床证据支持薄型垂直向软组织在愈合过程中会导致骨丧失的文章。这篇文章证实了垂直向软组织厚度的重要影响，也将开启该领域研究的新篇章。

**对于平台转移的初步研究**

接下来要研究的问题是，平台转移是否会消除薄型垂直向软组织对嵴顶骨稳定性的影响。平台转移的设计源于以下假设：即通过连接较窄直径的修复基台使种植体-基台连接位置远离牙槽嵴顶，从而减少骨丧失。该假设源于Ericsson等[27]的一项研究，该研究在种植体-基台界面接触位置的结缔组织内检测到炎症细胞浸润。学者认为，炎症细胞的浸润是宿主对微间隙内细菌污染的一种防御行为。细菌促使中性粒细胞聚集而中性粒细胞的存在会诱导破骨细胞的形成，进而解释了嵴顶骨的丧失。通过应用平台转移的理念，种植体-基台间的微间隙远离了骨组织，炎症细胞的浸润也将远离嵴顶骨附近，从而减少了骨丧失。

Lazzara和Porter[28]在2006年的一篇文章中报道，他们对平台转移种植体病例进行了长达5～13年的影像学随访观察，并根据结论提出了一个假说。他们指出，平台转移将炎性浸润重新定位在90°左右的一个有限暴露区域内，而不是常规连接种植体的180°表面。因此，平台转移设计减少了种植体周的炎性

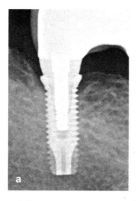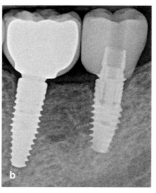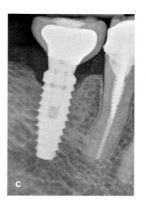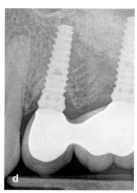

**图4-12** （a~d）所有这些使用了平台转移的种植体，无论采用的是哪种种植系统都发生了明显的骨丧失（例如3i，Straumann，MIS，BioHorizons，Sweden&Martina）。

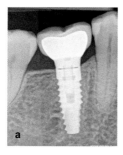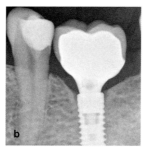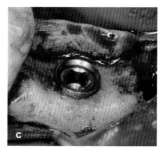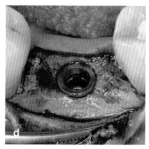

**图4-13** 具有非平台转移连接的种植体显示出良好的嵴顶骨稳定性，而平台转移种植体周发生骨丧失。（a）具有非平台转移连接的种植体的X线片。（b）平台转移种植体的X线片。（c）具有非平台转移连接的种植体的临床图片。（d）平台转移种植体的临床图片。

浸润。这篇文章指出平台转移技术可以应用于各类常规种植系统中。

许多研究和系统综述都论证了采用平台转移可以减少种植体周的骨丧失。但同样有研究显示，具有平台转移的种植体在维持种植体周骨组织稳定性上并不具备明显优势。此外，许多医生在临床上即便使用了平台转移也难以获得理想的效果（图4-12）。分析上述案例，发现这些研究都有一个共同之处：即没有记录或考虑垂直向软组织厚度，这也是即便使用了平台转移仍然发生了骨丧失的缘由。此外，有时常规连接的种植体也能获得十分满意的效果，这与主要的临床研究和系统评价不一致（图4-13）。

因此，我们对一组薄型垂直向软组织患者进行了队列研究[29]。具体的实验方法是将两颗种植体并排放置，一个为平台转移植体，而另一个为非平台转移植体。一次法手术植入种植体，2个月后完成修复，1年后随访。结果显示，非平台转移的种植体周平均骨丧失1.81mm，而平台转移的种植体周骨平均丧失1.71mm。这是第一个证实了在平台转移和锥度连接的种植体周仍会发生骨丧失的临床证据（图4-14）。这项研究由于样本量非常小（即6名患者和12颗种植体），通常被排除在系统评价之外。尽管如此，我们仍证明了上述理论。

此外，所使用的具备平台转移的种植体其设计可能并不合理；喇叭状的颈部设计也可能导致骨吸收（图4-15）。这类设计的种

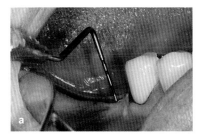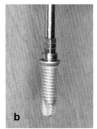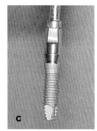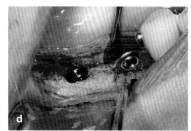

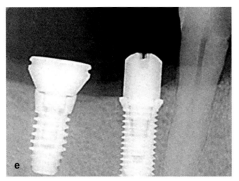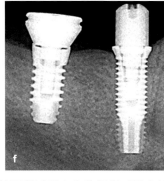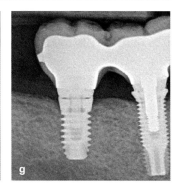

图4-14 来自第一篇临床研究的图像,比较了薄型垂直向软组织对平台转移种植体和非平台转移种植体周嵴顶骨稳定性的影响。(a)选取软组织厚度不超过2mm的患者进行研究。(b~d)并排植入2颗种植体:分别使用平台转移和非平台转移的植体(3i,BioHorizons)。(e)骨水平植入。(f)愈合2个月后,使用联冠修复。能看到在愈合2个月后已经出现了骨丧失。(g)1年后随访时骨丧失分别增加到1.71mm和1.81mm。这证明如果将种植体植入于薄型软组织区域时,平台转移不会减少嵴顶骨丧失。

图4-15 不同设计的种植体颈部与平台转移。(a)喇叭状的设计。(b)种植体体部和颈部相等。非扩张式的颈部设计对嵴顶骨的应力较小,因此可能是更好的选择。

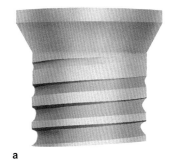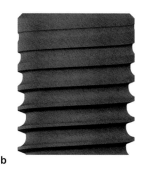

植体(即喇叭状颈部)使用平台转移时,并不是因为使用了更小直径的修复基台,而是通过增宽种植体颈部,使得颈部直径由体部的4mm逐渐变宽为5mm。因此,最终的基台其实与种植体的直径是一样的。实际上,种植厂商提供的基台直径为4.1mm,比4mm种植体还要宽。

这可能会大大增加下颌牙槽骨的应力和创伤,与薄型垂直向软组织一起造成更严重的骨丧失。与下颌骨相比较,上颌骨弹性更大,能承受更高的压力负荷。由此看来,这样的设计应用于薄型垂直向软组织时将不利于嵴顶骨的稳定性,尤其是在下颌骨后牙区。

**对于平台转移的深入研究**

Linkevičius等[30]的另一项研究中使用了相同的喇叭状颈部设计的种植体,在薄型黏膜的患者中,将非平台转移的激光微螺纹种植

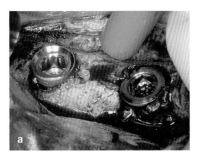
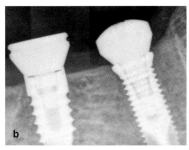

图4-16 （a~c）在薄型垂直向软组织中分别植入带有平台转移的喇叭状颈部种植体与非平台转移的种植体，并随访1年后的嵴顶骨丧失情况。两种种植体周均有骨丧失。

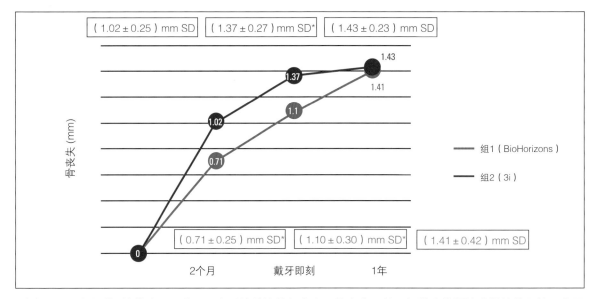

图4-17 随着时间的推移，两种不同类型的种植体都发生了骨丧失。第一组激光微螺纹种植体使用的是非平台转移的连接；第二组使用了具有喇叭状的颈部设计和平台转移的种植体。两种设计都证明了薄型软组织会导致种植体周的骨丧失。SD：代表标准差；*表示差别具有统计学意义。

体与具有平台转移的喇叭状颈部种植体进行比较。

在下颌骨后牙区一步法植入种植体，骨结合完成后采用螺丝固位烤瓷冠修复。放射检查的时间为：种植体植入即刻、植入2个月后、最终修复即刻和1年后随访，并记录每个测量时间点的平均嵴顶骨丧失。结果显示：如果植入时垂直向软组织厚度不大于2mm，那么无论是激光微螺纹的种植体，还是使用

平台转移的种植体-基台连接，都无法消除嵴顶骨丧失（图4-16）。但在种植体负荷前，激光微螺纹种植体所造成的邻面骨丧失可能比平台转移种植体更少（图4-17）。这两项研究清楚地表明，平台转移不仅不能减少薄型垂直向软组织中的嵴顶骨丧失，甚至当种植体同时使用了喇叭状颈部设计时，可能会增加嵴顶骨的吸收。因此，对于薄型垂直向软组织种植区域，应当使用设计更为理想的

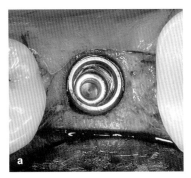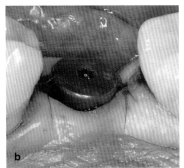

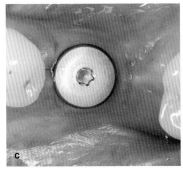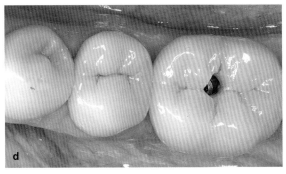

图4-18 （a）一项临床对照研究中，种植体分别植入于薄型、厚型软组织区域的骨平面。（b）一期手术同期放入愈合基台，这意味着生物学宽度立即开始形成。（c）愈合后的种植位点。（d）采用螺丝固位修复体完成修复。

带有平台转移的骨水平种植体。

## 薄型和厚型垂直向软组织的进一步研究

作者的研究团队在后续研究中选择了直径4.1mm、平台转移极差0.4mm的骨水平种植体（Straumann）。该种植体的体部和颈部直径相同，基台比种植体直径小0.4mm[31]。因此，该种植体在植入时不会对牙槽骨施加额外的压力。同时，该植体具备稳定的锥度连接，可以消除基台和种植体连接部位的微动及微间隙，这些可能造成嵴顶骨丧失的相关因素。此外，这种种植体的材料（即Roxolid，Straumann；钛锆合金）是最具生物相容性的材料之一，可以在极大程度上维持嵴顶骨的稳定[32-33]。

在这项研究中，80名患者共计植入80颗种植体。将患者按照缺牙区垂直向软组织厚度分为两组：第一组垂直向软组织厚度≤2mm；第二组垂直向软组织厚度＞2mm。测量垂直向软组织厚度的具体方法是于嵴顶切开并翻开颊侧瓣，将舌瓣留在原处，然后用牙周探针直接测量。一步法手术完成种植体植入，最终采用螺丝固位修复（图4-18）。X线片检查的时间为：种植体植入后、愈合2个月后、修复完成时以及1年随访时。

结果显示，第一组（薄型软组织组）种植体在植入2个月后平均骨丧失量为0.76mm；在1年随访时的平均骨丧失量为1.18mm。第二组（厚型软组织组）种植体在植入2个月后平均骨丧失量为0.17mm，1年

表4-1　各组牙槽嵴顶骨丧失量（mm）*

| 第1组 | 平均值 | 最大值 | 最小值 | 中位数 |
|---|---|---|---|---|
| 植入2月后 | 0.76 | 2.10 | 0 | 0.72 |
| 修复完成时 | 0.97 | 3.70 | 0.10 | 0.80 |
| 1年后 | 1.18 | 2.10 | 0.10 | 1.20 |
| 第2组 | | | | |
| 植入2月后 | 0.17 | 1.1 | 0 | 0 |
| 修复完成时 | 0.21 | 1.1 | 0 | 0.05 |
| 1年后 | 0.22 | 1.1 | 0 | 0 |

*经Linkevičius等许可使用[31]。

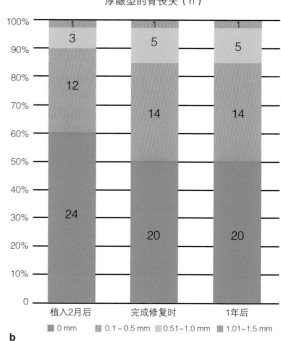

图4-19　（a和b）各组骨丧失的情况。数据来自Linkevičius等的研究。

随访时平均骨丧失量为0.22mm（表4-1和图4-19）[31]。在这两个时间点上，两组之间的差异均具有统计学意义（P＜0.001）。这项研究证明：如果软组织较薄，即便应用了平台转移的种植系统，也无法避免种植体周骨丧失（图4-20和图4-21）。

值得注意的是，在1年随访时位于厚型软组织中的种植体约85%骨丧失量不超过0.5mm，甚至达到了零骨丧失。相较而言，位于薄型软组织中的种植体有约70%在1年随访时存在超过1mm的骨丧失。该结果清楚地展示了垂直向软组织厚度对嵴顶骨改建的重要影响。

基于上述研究可以得出结论，将种植

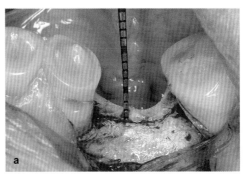

图4-20 薄型软组织的试验结果。（a）牙槽嵴顶部的初始软组织测量。（b）种植体植入时。（c）植入2个月后。由于牙槽嵴顶软组织厚度不足，骨吸收已经出现。（d）修复完成后。骨丧失随着修复程序的实施而增加，包括反复拆卸愈合基台。（e）1年后。

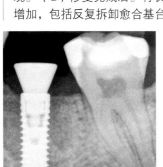
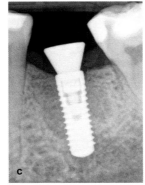
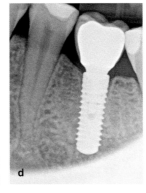
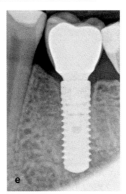

图4-21 厚型软组织组的临床试验发现自治疗开始就未发生骨丧失。（a）初始软组织厚度测量。（b）种植体植入时。（c）植入2个月后。（d）修复完成后。（e）1年。

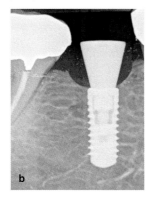
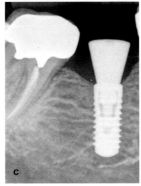
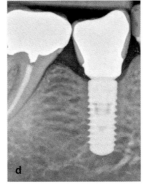
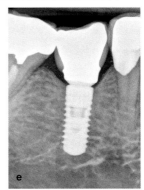

体植入薄型软组织区域时，应用平台转移设计并不能防止骨丧失。相反，在厚型软组织中应用平台转移不仅能维持牙槽嵴顶的骨水平，还能最大限度地减少骨改建。

研究中使用的所有种植体具备相同的直径（4.1mm），都采用非埋入式植入方式，采用了相同的修复方式和修复材料（螺丝固位的烤瓷冠），并且制定了严格的患者的纳

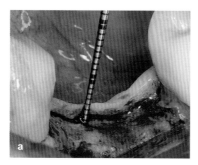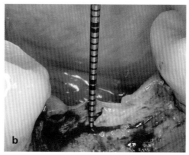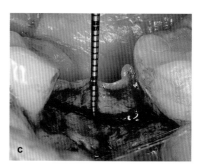

图4-22　用0.5mm刻度精度的牙周探针测量三组牙槽嵴顶软组织厚度。（a）薄型软组织为2mm或以下。（b）中厚型软组织厚度为2.5mm。（c）厚型软组织为3mm或以上。

入标准。两组之间唯一不同的参数仅为垂直向软组织厚度。

### 其他研究

尽管这是第一篇证明了垂直向软组织厚度影响种植体嵴顶骨丧失的研究，但其结果已被很多后续研究所证实。例如，Vervaeke等[34]的一项研究表明，当使用较长的Locator（Zest）基台时（即局部为厚型软组织），1年后种植体周骨丧失比较短的Locator基台少（即局部为薄型软组织）；其具体研究数据为4mm基台零骨丧失；3mm基台有0.38mm骨丧失；2mm基台有0.86mm骨丧失；1mm基台有1.2mm骨丧失。此外，来自其他研究中心的试验结果同样支持软组织厚度和嵴顶骨丧失之间的密切关系[34-36]。也有学者持相反的观点，认为薄、厚型软组织在种植体周骨吸收上在统计学上未见显著差异，但该研究设计不同，并且样本量较小[37]。综合所有相关文献，一项系统评估认为已有充足的证据证明：在薄型软组织中植入种植体后，短期随访影像学检查中可以发现更加显著的种植体边缘骨丧失[38]。

### 垂直向软组织厚度界定值

当前普遍接受的薄、厚型软组织之间的临界值是2mm，这个数值被用于第一次动物研究和随后的临床试验。但由于临床差异的存在，众多研究人员认为人群中还普遍存在一种中等厚度的牙龈组织。当垂直向软组织厚度为2.5mm这一中等厚度时，牙槽骨的吸收、改建有何不同仍不明确。因为先前的研究尚未对中等厚度做出区分，只是将2mm作为薄、厚型软组织的分型标准。所以，探明中等厚度软组织对边缘骨吸收的影响至关重要。

研究中厚型软组织的首要因素是提高测量精度。为提高测量精度，我们制作了一种精度为0.5mm刻度的特殊牙周探针（图4-22）。研究总共纳入了56名患者（22名男性和34名女性，年龄从20岁到67岁不等）。总共放置了60颗带有平台转移的骨水平种植体（V3，MIS种植系统）（图4-23）。

纳入标准如下（该标准也是作者研究团队在进行所有嵴顶骨稳定性研究时的标准）：

- 年龄不低于18岁。

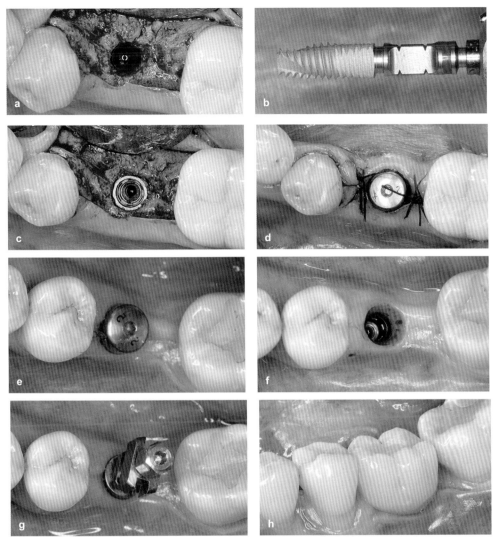

图4-23 对于中厚型软组织的研究。（a）预备种植窝洞，牙槽骨的颊、舌侧至少留有1mm宽度的骨。（b）选择具有平台转移和锥度连接的种植体（V3）。（c）植入到骨水平。（d）放置愈合基台后缝合。（e）2个月后，种植体周的软组织完全愈合。（f）取下愈合基台后，软组织健康、形态良好。（g）使用开窗式印模帽制取印模。（h）最终用螺丝固位的二硅酸锂全冠修复。

- 全身健康、无种植禁忌证。
- 后牙缺失的Kennedy Ⅰ、Ⅱ和Ⅲ类患者。
- 缺牙区牙槽骨水平向宽度≥7mm。
- 软组织健康（即探诊出血<15%，菌斑指数<15%，社区牙周治疗指数<2）。
- 颊侧角化龈宽度≥2mm，舌/腭侧角化龈宽度≥2mm。

- 种植体植入前或植入期间不进行骨增量手术。
- 足够的初级稳定性（≥20N·cm），采用一步法手术。
- 单冠种植体修复。

愈合2个月后，开窗式印模法制取印模，记录种植体的位置和周围软组织形态。选择穿龈高度为0.5mm的钛基台作为二硅酸

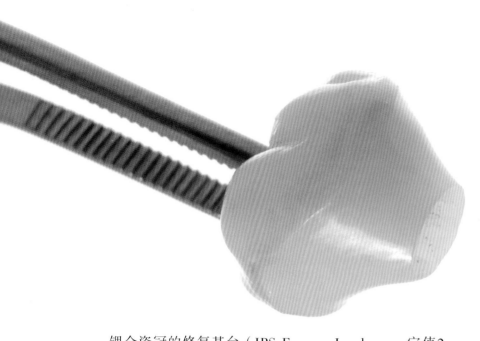

图4-24 二硅酸锂螺丝固位修复体。

锂全瓷冠的修复基台（IPS E.max，Ivoclar Vivadent）（图4-24）。研究结果表明，垂直向软组织厚度可能是维系牙槽骨稳定性的重要因素，因为当软组织厚度减小时，种植体周骨丧失随之增加（图4-25 ~ 图4-27）。

其中最小边缘骨丧失为0.43mm，并出现在厚型软组织中（即≥3mm）。与厚型软组织相较，中厚型软组织中骨丧失明显增加，并与薄型软组织间没有显著差异（图4-28）。

薄型软组织组发生了1.25mm的骨丧失，而中厚型则有0.98mm的嵴顶骨丧失，两者没有统计学差异。既然骨丧失并未有显著差异，那么界定"薄"与"厚"的临界值就应该适当调整。最初薄、厚型软组织的界

定值2mm，所以2.5mm被自然划分为厚型软组织[39]。但是2.5mm厚度的软组织发生了0.98mm骨丧失超过了厚型软组织组中骨丧失的程度。因此，一些临床研究已将薄、厚型软组织界定值调整为3mm，以避免垂直向软组织高度对边缘骨丧失造成影响[40]。

此外，因为讨论软组织厚度的第一篇文章是基于动物研究，因此我们希望从临床试验中找到更多的证据来佐证这个理论。Linkevičius等[31,41]先前关于薄、厚型垂直向软组织评估的研究中使用的是不同连接方式的种植体。要注意的是，厚型软组织厚度在常规平台对接种植体周平均为3.32mm，而在平台转移种植体周则为2.98mm，也就是说当软组织厚度≥3mm才能将其定义为厚型[31,41]。同

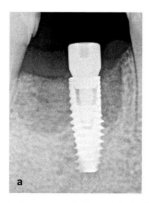
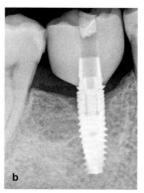
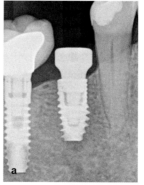
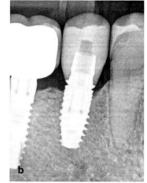

图4-25 在薄型软组织种植体植入位点，种植体植入即刻（a）和1年后随访时（b）骨丧失。

图4-26 在中厚型软组织植入位点，种植体植入即刻（a）和1年后随访时（b）骨丧失。

图4-27 在厚型软组织种植体植入位点，种植体植入即刻（a）和1年后随访时（b）骨丧失情况。

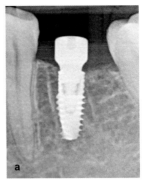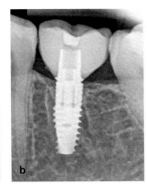

图4-28 不同软组织厚度下骨吸收水平的变化，结果发现相较于2mm，用3mm来区分薄型或厚型软组织更为准确。（a）垂直向软组织厚度为2mm。（b）垂直组织软厚度为2.5mm。（c）垂直向软组织厚度为3mm或以上。（d）用3mm来区分薄型或厚型软组织更为准确：对于不同组的骨吸收来说，"厚"型（≥3mm）的95%置信区间与"薄"型（≤2mm）和"中等"型（~2.5mm）的95%置信区间不重叠。CI表示置信区间。

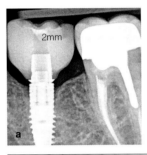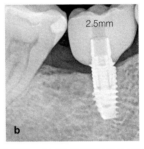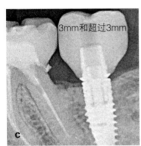

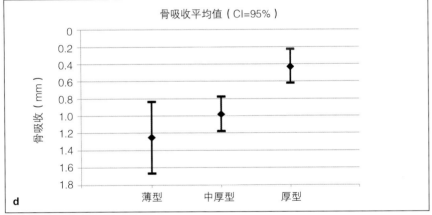

时，当软组织厚度略＞3mm时，带有平台转移的种植体周骨丧失减少至0.22mm[42]。综上所述，将3mm设定为厚、薄型软组织的临界值是合理的。

那么，在同时考虑到骨丧失、美学效果以及穿龈轮廓的情况下，最佳的嵴顶软组织厚度应该为多少？在Tomasi等[43]的一篇文章中，对功能及美学效果均十分理想的种植体进行了检查，结果发现：平均软组织厚度为3.6mm，由此可以推断4mm的软组织厚度或许是最佳的嵴顶软组织厚度（图4-29）。

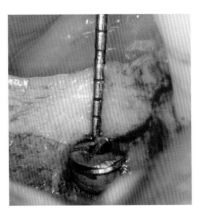

图4-29 随着更多的研究的加入，理想的牙槽嵴顶软组织厚度发生改变，从2mm到3mm，最后是4mm。

## 骨吸收的可能原因

尽管前文提到了不少学者的假说，但对于软组织厚度＜3mm时发生骨丧失的具体机理仍不明了。可能假说之一为"菌斑理论"，即口腔内细菌和菌斑必须与骨水平保持一定距离，如果口腔内的细菌和菌斑距离骨面过近，则机体为了获得足够的安全距离会发生保护性的骨吸收。薄型软组织在形成生物学宽度中，种植体周骨丧失的原因就是菌斑的存在。当种植体通过一期手术或二期手术暴露于口腔环境时，也就激活了该保护机制。此时，在薄型软组织的情况下，在安放愈合基台2个月后，X线片上可以看到明显的骨吸收影像。

这一理论源自Waerhaug和Steen[44]在1952年对因牙周病而拔除的牙齿的研究，他们发现，没有一个病例中出现了牙结石（意味着细菌）与牙槽骨的直接接触；牙槽骨和细菌之间总是有一定的距离，这个距离被称为上皮袖口（Epithelial Cuff），长度为1.45mm。因此，该理论或许也能被用于种植体中，即种植体周生物学宽度或者说基台上的菌斑与种植体周的骨水平之间的距离是相对恒定的

（图4-30）。

生物学宽度的形成始于种植体暴露于口腔环境。种植体的暴露可能发生在放置愈合基台或修复基台时，这具体取决于穿龈组件的类型。但是要记住的是，如果种植体是埋入式愈合，就谈不上生物学宽度；因此，埋入式种植体周的骨丧失可归因于种植体的过度挤压或是手术期间种植体因受到污染而继发了感染（图4-31和图4-32）。

在一项重要的动物研究中描述了种植体周组织的形态学变化，该实验涉及了20只拉布拉多犬和160颗种植体[45]。常规在颌骨上植入种植体，并采用非埋入式愈合。处死动物后，获取了种植体植入后2小时至8周的不同时间间隔的样本。在这项实验中，研究人员可以跟踪种植体周黏膜形成的整个过程。研究发现，种植体周软组织附着的形成需要长达8周的时间。植入立即会有血凝块充盈在黏膜和种植体之间的空间。在术后第1周，血凝块被大量中性粒细胞浸润，并通过致密的纤维蛋白网建立了最初的黏膜封闭，这个临时封闭在愈合1周后仍然存在。此时，黏膜界面的根方组织以胶原和成纤维细胞为主。术后2周，种植体周黏膜通过富含细胞和血管

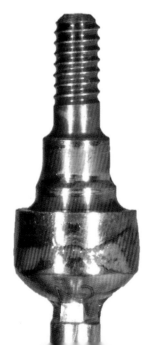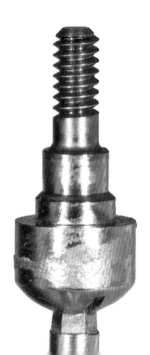

图4-30　有菌斑附着的愈合基台。菌斑与骨之间平均距离为1.4mm。

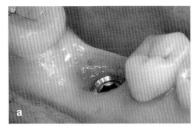
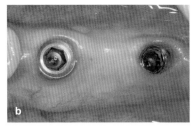
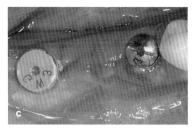

图4-31 （a）当软组织厚度较厚时，细菌定植在离嵴顶骨较远的地方。（b）当软组织较薄时，细菌更接近骨组织，导致骨吸收。（c）愈合基台上总是存在细菌附着。

图4-32 （a）埋入式植入的种植体没有生物学宽度的形成。（b）在二期手术中放置愈合基台后，生物学宽度开始形成，并在8周后完成。

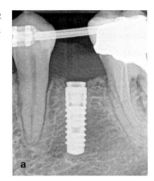
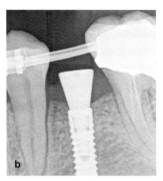

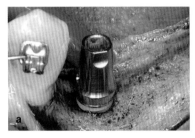
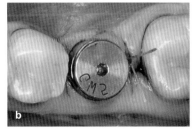
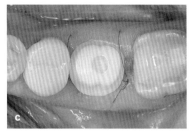

图4-33 生物学宽度产生于与骨结合种植体相连的不同材料和组件上。（a）钛修复基台。（b）钛愈合基台。（c）氧化锆基台。

结构的结缔组织黏附在种植体表面。在组织的表层，出现了上皮细胞的增殖和上皮屏障（Junctional）的最初征象。在这一时期，骨改建已非常活跃，骨组织与种植体接触的水平位置较上周更低。在愈合4周时，上皮屏障已形成并几乎占据了一半的钛黏膜接触界面。结缔组织的排列更加有序，富含大量胶原和成纤维细胞。

在愈合的第6周~第12周组织逐渐成熟，胶原纤维排列紧密而规则，同时发现上皮屏障在6~8周时形成完毕。研究发现，一层致密细长的成纤维细胞形成了与钛接触的结缔组织界面；此时，结缔组织中缺乏血管结构的存在。纤细的胶原纤维平行于种植体表面排列，其中分布着大量成纤维细胞。值得一提的是，骨改建确定了嵴顶骨的位置，位于软组织边缘下方3.2mm处。

要记住的是，生物学宽度的形成开始于种植体暴露于口腔环境。种植体生物学宽度基底取决于与种植体相连的部件是愈合基台、还是修复基台、抑或者是临时基台（图4-33）。也有人提出厚、薄型软组织的血供可能有所不同，这可能会影响愈合，并导致薄型软组织中的骨丧失。由此提出的假设是

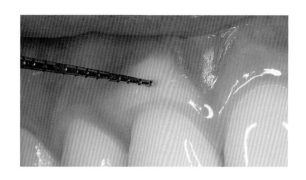

图4-34 并不能以患者牙槽嵴水平向软组织的厚薄推断其垂直向软组织厚度。

翻瓣后软组织的血供会受到损害，薄型软组织由于血供不充分，导致了后续的骨丧失；而厚型软组织中存在更充足的血供，所以不受影响。但是，这个说法需要更多研究来证实。

### 与其他解剖因素的相关性

临床医生更倾向于骨组织跟随软组织变化的观点，反之亦然；但是，垂直向软组织厚度与骨宽度之间似乎没有相关性。此外，也没有发现前牙区的薄厚生物型与垂直向软组织厚度之间的相关性[46]。例如，患者可能属于厚龈生物型（即牙周探诊时无法透过上颌前牙区牙龈看到探针），但这些牙齿的嵴顶软组织仍可以是薄型（图4-34）。同样也存在薄龈生物型的患者有厚型垂直向软组织。这些因素间无相关性，也证实了每个因素都具有各自独立影响因素的特点。

## 增加垂直向软组织厚度的方法

无论患者属于薄型垂直向软组织还是薄龈生物型，都应该妥善处理以维持嵴顶骨的稳定性；尤其当患者局部软组织极度菲薄时，究竟应当如何处理这类临床状况。我们分析了文献中对薄型垂直向软组织的所有解决方法，并不存在治疗开始时就能够指导临床操作的系统方法。因此，需要一种简易的办法来帮助临床医生更加便捷地预测垂直向软组织增量的效果。

### 方法的选择

自2009年以来，学术界一直在探索嵴顶软组织厚度增量的方法，正如作者第一篇临床论文中最后一句话所说，"……最后要记住的是，在种植体植入之前考虑薄型黏膜增厚是十分重要的[26]。"关于增量的方法，第一个尝试是进行两步法的手术：第一次手术进行垂直向软组织增量，待其愈合；第二次手术再植入种植体。选择这种保守的手术方式主要考虑到在种植体植入的同时，种植体周少有附着龈形成。但后来发现不需要为了单纯增加垂直向软组织厚度实施两次手术，因为，已经可以实现在植入种植体的同期增加软组织厚度。

#### Puišys & Linkevičius 方案

在选择垂直向软组织增量的方法之前，医生应该仔细判断患者颌骨的特征。具体而言，牙槽骨高度在垂直向软组织增量方法的选择上扮演很重要的角色。牙槽骨高度和垂直向软组织厚度之间没有必然联系，但医生

组织增量方式的Puišys & Linkevičius方案（2015）

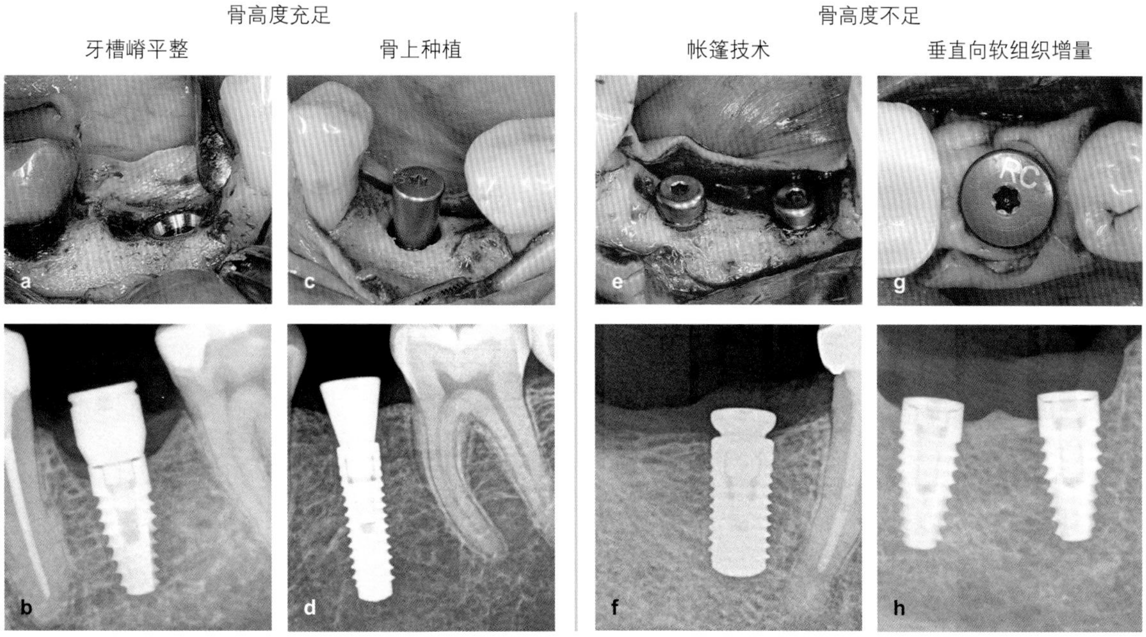

骨高度充足 | 骨高度不足

牙槽嵴平整 | 骨上种植 | 帐篷技术 | 垂直向软组织增量

**图4-35** 增加垂直向软组织厚度的不同方法。（a和b）牙槽嵴平整。（c和d）骨上植入种植体。（e和f）帐篷技术。（g和h）垂直向软组织增量。

必须在知道这两者的准确数值之后才能选择合适的种植体。

基于这种情况，提出了Puišys & Linkevičius方案。它的概念是：软组织厚度可以通过对颌骨或软组织进行修整来实现。大致分为以下四类（图4-35）：

（1）植入前牙槽嵴平整。

（2）骨下植入种植体。

（3）帐篷技术，使用2mm愈合基台形成额外的软组织厚度。

（4）使用各种移植物进行垂直向软组织增量。

这些方法中部分是全新的，部分是已经用于其他类型的手术；然而，从增加垂直向软组织厚度的角度来看，这些技术都具备了新的意义。后续的章节将对这些方法进行具体讲解。

**解剖限制**

在选择垂直向软组织增量的方法时，首先要确定的是缺牙区的可用骨高度，在下颌骨中具体指牙槽嵴顶与下牙槽神经的距离；在上颌骨中则指的是与上颌窦及其他重要解剖结构的距离，这些距离将决定垂直向软组织增量的方法。医生应当就颌骨条件以及种植体拟植入的三维位置对初始情况进行评估。

**关于下颌骨的考量**

在下颌骨中，如果牙槽嵴顶与下牙槽神经管的距离超过12mm，则可以将种植体植入得更深以适应骨改建，或者可以在植入前牙槽嵴平整。但是种植体与神经管之间至少应保留约1mm的安全距离。也就是说，这种情况下种植体能选择的最大长度是8mm。

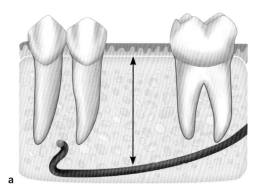

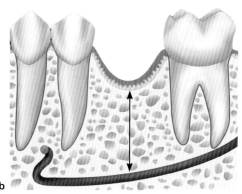

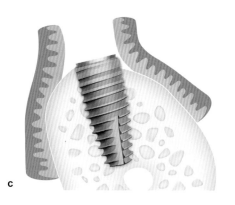

图4-36　（a和b）在下颌骨中，当牙槽嵴顶与下牙槽神经管距离不小于12mm时，才可选择与骨相关的增加垂直向软组织厚度的技术。（c）种植体底部与下牙槽神经管之间保留1mm的安全距离。

　　8mm的种植体可以认为是标准长度的种植体，但最好不要将短于8mm的种植体应用在单颗后牙的种植修复中。当然，在多颗牙缺失的情况下也能使用稍短的种植体，最后在修复阶段使用联冠或桥完成修复。但是，这样设计风险更大，并且要求达到更佳的嵴顶骨稳定。因此，还是应当谨慎地对待短种植体。

　　当然，也有人建议与下牙槽神经管的安全距离应为2mm，每个医生都有自己的见解，但应根据患者的需要和自身经验做出调整。尽管确定与神经管的最佳距离不在本章讨论的范围之内，但它是一个在选择垂直向软组织增量方法时要考虑的重要因素（图4-36）。如果牙槽嵴顶与下牙槽神经管之间距离小于12mm，则在下颌骨中应该选择软组织增量。这种情况，可以选择帐篷技术或进行移植材料的移植。

**上颌骨的考虑因素**

　　当上颌牙槽骨高度不低于12mm时，垂直向软组织增量的方法就可以选择骨下植入或牙槽嵴平整。上下颌骨在解剖结构限制上的区别在于，上颌骨面临上颌窦的风险而不是下牙槽神经管。所以上颌骨解剖结构限制带来的不同是，种植体与上颌窦之间不需要保留1~2mm的安全距离，甚至于只要上颌窦膜没有损伤，种植体可以穿通上颌窦骨组织。上颌的软组织通常比下颌厚，但过厚的软组织（>5mm）也不利于种植体的长期稳定性，需要减薄以预防种植体周炎。

## 本章小结

垂直向（牙槽嵴顶）软组织厚度是近年来新发现的影响嵴顶骨稳定的生物学因素，医生在种植手术前应当予以测量。

目前研究表明，为避免种植体周生物学宽度形成期间发生任何的嵴顶骨丧失，垂直向软组织厚度至少为3mm。

平台转移和锥度连接并不能避免薄型垂直向软组织植入位点植入种植体后的嵴顶骨丧失。

目前存在一种假说认为，通过骨吸收使牙槽骨远离细菌侵入带，这是一种生物学自我保护机制。

## 参考文献

[1] Nanci N. Ten Cate's Oral Histology, ed 9. St Louis: Elsevier, 2018.

[2] Lang NP, Karring T, Lindhe J. Implant Dentistry [Proceedings of the 3rd European Workshop on Periodontology, 1999, Berlin]. Berlin: Quintessence, 1999 (Consensus report of Session B):185.

[3] Listgarten MA, Lang NP, Schroeder HE, Schroeder A. Periodontal tissues and their counterparts around endosseous implants [corrected and republished with original paging, article orginally printed in Clin Oral Implants Res 1991 Jan-Mar;2(1):1–19]. Clin Oral Implants Res 1991;2:1–19.

[4] Berglundh T, Lindhe J, Ericsson I, et al. The soft tissue barrier at implants and teeth. Clin Oral Implants Res 1991;2:81–90.

[5] Weber HP, Cochran DL. The soft tissue response to osseointegrated dental implants. J Prosthet Dent 1998; 79:79–89.

[6] James RA, Schultz RL. Hemidesmosomes and the adhesion of junctional epithelial cells to metal implants: A preliminary report. Oral Implantol 1974;4:294–302.

[7] Abrahamsson I, Berglundh T, Wennström J, Lindhe J. The peri-implant hard and soft tissues at different implant systems. A comparative study in the dog. Clin Oral Implants Res 1996;7:212–219.

[8] Kawahara H, Kawahara D, Mimura Y, Takashima Y, Ong JL. Morphologic studies on the biologic seal of titanium dental implants. Report II. In vivo study on the defending mechanism of epithelial adhesions/attachment against invasive factors. Int J Oral Maxillofac Implants 1998;13: 465–473.

[9] Kawahara H, Kawahara D, Hashimoto K, Takashima Y, Ong JL. Morphologic studies on the biologic seal of titanium dental implants. Report I. In vitro study on the epithelialization mechanism around the dental implant. Int J Oral Maxillofac Implants 1998;13:457–464.

[10] Moon IS, Berglundh T, Abrahamsson I, Linder E, Lindhe J. The barrier between the keratinized mucosa and the dental implant. An experimental study in the dog. J Clin Periodontol 1999;26:658–663.

[11] Bullon P, Fioroni M, Goteri G, Rubini C, Battino M. Immunohistochemical analysis of soft tissues in implants with healthy and peri-implantitis condition, and aggressive periodontitis. Clin Oral Implants Res 2004;15:553–559.

[12] Sanz M, Alandez J, Lazaro P, Calvo JL, Quirynen M, van Steenberghe D. Histo-pathologic characteristics of peri-implant soft tissues in Brånemark implants with 2 distinct clinical and radiological patterns. Clin Oral Implants Res 1991;2:128–134.

[13] Schou S, Holmstrup P, Jørgensen T, Stoltze K, Hjørting-Hansen E, Wenzel A. Autogenous bone graft and ePTFE membrane in the treatment of peri-implantitis. I. Clinical and radiographic observations in cynomolgus monkeys. Clin Oral Implants Res 2003;14:391–403.

[14] Schou S, Holmstrup P, Skovgaard LT, Stoltze K, Hjørting-Hansen E, Gundersen HJ. Autogenous bone graft and ePTFE membrane in the treatment of peri-implantitis. II. Stereologic and histologic observations in cynomolgus monkeys. Clin Oral Implants Res 2003;14:404–411.

[15] Schou S, Holmstrup P, Jørgensen T, et al. Implant surface preparation in the surgical treatment of experimental peri-implantitis with autogenous bone graft and ePTFE membrane in cynomolgus monkeys. Clin Oral Implants Res 2003;14:412–422.

[16] Schou S, Holmstrup P, Jørgensen T, et al. Anorganic porous bovine-derived bone mineral (Bio-Oss) and ePTFE membrane in the treatment of peri-implantitis in cynomolgus monkeys. Clin Oral Implants Res 2003;14: 535–547.

[17] Schou S, Holmstrup P, Stoltze K, Hjørting-Hansen E, Kornman KS. Ligature-induced marginal inflammation around osseointegrated implants and ankylosed teeth. Clin Oral Implants Res 1993;4:12–22.

[18] Schou S, Holmstrup P, Reibel J, Juhl M, Hjørting-Hansen

E, Kornman KS. Ligature-induced marginal inflammation around osseointegrated implants and ankylosed teeth: Stereologic and histologic observations in cynomolgus monkeys (Macaca fascicularis). J Periodontol 1993;64:529–537.

[19] Shibli JA, Martins MC, Lotufo RF, Marcantonio E Jr. Microbiologic and radiographic analysis of ligature-induced peri-implantitis with different dental implant surfaces. Int J Oral Maxillofac Implants 2003;18:383–390.

[20] Zechner W, Kneissel M, Kim S, Ulm C, Watzek G, Plenk H Jr. Histomorphometrical and clinical comparison of submerged and nonsubmerged implants subjected to experimental peri-implantitis in dogs. Clin Oral Implants Res 2004;15:23–33.

[21] Shibli JA, Martins MC, Nociti FH Jr, Garcia VG, Marcantonio E Jr. Treatment of ligature-induced peri-implantitis by lethal photosensitization and guided bone regeneration: A preliminary histologic study in dogs. J Periodontol 2003;74:338–345.

[22] Abrahamsson I, Berglundh T, Lindhe J. The mucosal barrier following abutment dis/reconnection. An experimental study in dogs. J Clin Periodontol 1997;24:568–572.

[23] Small PN, Tarnow DP. Gingival recession around implants: A 1-year longitudinal prospective study. Int J Oral Maxillofac Implants 2000;15:527–532.

[24] Davarpanah M, Martinez H, Tecucianu JF. Apical-coronal implant position: Recent surgical proposals. Technical note. Int J Oral Maxillofac Implants 2000;15:865–872.

[25] Holt RL, Rosenberg MM, Zinser PJ, Ganeles J. A concept for a biologically derived, parabolic implant design. Int J Periodontics Restorative Dent 2002;22:473–481.

[26] Linkevičius T, Apse P, Grybauskas S, Puišys A. The influence of soft tissue thickness on crestal bone changes around implants: A 1-year prospective controlled clinical trial. Int J Oral Maxillofac Implants 2009;24:712–719.

[27] Ericsson I, Persson LG, Berglundh T, Marinello CP, Lindhe J, Klinge B. Different types of inflammatory reactions in peri-implant soft tissues. J Clin Periodontol 1995;22:255–261.

[28] Lazzara RJ, Porter SS. Platform switching: A new concept in implant dentistry for controlling postrestorative crestal bone levels. Int J Periodontics Restorative Dent 2006; 26:9–17.

[29] Linkevičius T, Apse P, Grybauskas S, Puišys A. Influence of thin mucosal tissues on crestal bone stability around implants with platform switching: A 1-year pilot study. J Oral Maxillofac Surg 2010;68:2272–2277.

[30] Linkevičius T, Puišys A, Svediene O, Linkevičius R, Linkevičienė L. Radiological comparison of lasermicrotextured and platform-switched implants in thin mucosal biotype. Clin Oral Implants Res 2015;26:599–605.

[31] Linkevičius T, Puišys A, Steigmann M, Vindašiūtė E, Linkevičienė L. Influence of vertical soft tissue thickness on crestal bone changes around implants with platform switching: A comparative clinical study. Clin Implant Dent Relat Res 2015;17:1228–1236.

[32] Müller F, Al-Nawas B, Storelli S, et al. Small-diameter titanium grade IV and titanium-zirconium implants in edentulous mandibles: Five-year results from a double-

blind, randomized controlled trial. BMC Oral Health 2015;15:123.

[33] Klein MO, Schiegnitz E, Al-Nawas B. Systematic review on success of narrow-diameter dental implants. Int J Oral Maxillofac Implants 2014;29(suppl):43–54.

[34] Vervaeke S, Dierens M, Besseler J, De Bruyn H. The influence of initial soft tissue thickness on peri-implant bone remodeling. Clin Implant Dent Relat Res 2014;16:238–247.

[35] van Eekeren P, van Elsas P, Tahmaseb A, Wismeijer D. The influence of initial mucosal thickness on crestal bone change in similar macrogeometrical implants: A prospective randomized clinical trial. Clin Oral Implants Res 2017;28:214–218.

[36] Vandeweghe S, De Bruyn H. A within-implant comparison to evaluate the concept of platform switching: A randomised controlled trial. Eur J Oral Implantol 2012;5:253–262.

[37] Canullo L, Camacho-Alonso F, Tallarico M, Meloni SM, Xhanari E, Penarrocha-Oltra D. Mucosa thickness and peri-implant crestal bone stability: A clinical and histologic prospective cohort trial. Int J Oral Maxillofac Implants 2017;32:675–681.

[38] Suárez-López Del Amo F, Lin GH, Monje A, Galindo-Moreno P, Wang HL. Influence of soft tissue thickness on peri-implant marginal bone loss: A systematic review and meta-analysis. J Periodontol 2016;87:690–699.

[39] Berglundh T, Lindhe J. Dimension of the periimplant mucosa. Biological width revisited. J Clin Periodontol 1996;23:971–973.

[40] Blanco J, Pico A, Caneiro L, Nóvoa L, Batalla P, Martín-Lancharro P. Effect of abutment height on interproximal implant bone level in the early healing: A randomized clinical trial. Clin Oral Implants Res 2018;29:108–117.

[41] Linkevičius T, Puišys A, Linkevičienė L, Pečiulienė V, Schlee M. Crestal bone stability around implants with horizontally matching connection after soft tissue thickening: A prospective clinical trial. Clin Implant Dent Relat Res 2015;17:497–508.

[42] Puišys A, Vindašiūtė E, Linkevičienė L, Linkevičius T. The use of acellular dermal matrix membrane for vertical soft tissue augmentation during submerged implant placement: A case series. Clin Oral Implants Res 2015;26:465–470.

[43] Tomasi C, Sanz M, Cecchinato D, et al. Bone dimensional variations at implants placed in fresh extraction sockets: A multilevel multivariate analysis. Clin Oral Implnats Res 2010;21:30–36.

[44] Waerhaug J, Steen E. The presence or absence of bacteria in gingival pockets and the reaction in healthy pockets to certain pure cultures; a bacteriological and histological investigation. Odontol Tidskr 1952;60(1–2):1–24.

[45] Berglundh T, Abrahamsson I, Welander M, Lang NP, Lindhe J. Morphogenesis of the peri-implant mucosa: An experimental study in dogs. Clin Oral Implants Res 2007;18:1–8.

[46] Shah R, Sowmya NK, Mehta DS. Prevalence of gingival biotype and its relationship to clinical parameters. Contemp Clin Dent 2015;6(suppl 1):S167–S171.

# 嵴顶骨下植入

## SUBCRESTAL IMPLANT PLACEMENT

当软组织较薄时，临床医生建议将种植体植入在骨下更深的位置（图5-1）。此方法弥补了软组织厚度的不足，也能简单而快捷地解决软组织量不足的问题。但部分医生对此持怀疑态度，因为尚不确定骨组织对骨下种植–基台界面的反应。种植体植入嵴顶骨下更深的位置可能会导致更多的骨丧失，因此制造商推荐种植体植入在骨水平。嵴顶骨下植入的另一个难点是如何精准地控制扩孔深度。扩孔钻是基于骨水平植入设计的，嵴顶骨下扩孔会导致预备后的窝洞形态与种植体形态不匹配。也有学者认为嵴顶骨下植入可能会导致过长的上皮接触区[1-2]。众所周知，过长的上皮接触不稳定；随着时间的推移，过长的上皮接触会变得脆弱从而易引起种植体周炎症。也必须考虑后续的修复治疗：因为嵴顶骨下种植在印模帽和修复体的连接过程中都存在困难，所以嵴顶骨下植入会增加修复难度。尽管反对将种植体植入在嵴顶骨以下的理由如此之多，但已证实其在嵴顶骨的稳定性和软组织的健康方面具有优势[3]（图5-2）。

部分种植体制造商建议将他们的种植体植入在嵴顶骨下2~3mm处[4]。并认为种植体在嵴顶骨下植入与平齐牙槽嵴顶植入有相似的骨丧失和骨稳定。这也就引出了一个疑问，到底种植体应该植入在什么位置？然

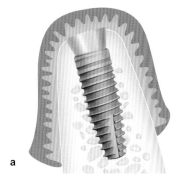
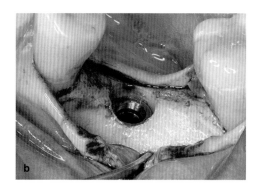

图5-1 （a和b）种植体嵴顶骨下植入的示意图和临床实例。

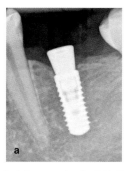
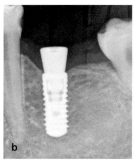
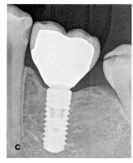
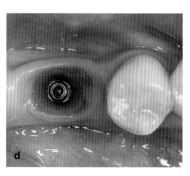

图5-2 （a）种植体植入在嵴顶骨下约1mm的位置，并安装好愈合基台。（b）经过2个月的愈合后，可见骨组织改建，但改建范围并未超过种植体颈部。（c）随访1年后的X线片提示无骨丧失和修复体穿龈轮廓良好。（d）嵴顶骨下植入的种植体未对种植体周软组织产生不利影响。可见穿龈轮廓完美以及垂直向软组织充足。在没有骨丧失的情况下形成了生物学宽度。

而并不好回答这个问题。首先要明确的是，在软组织厚度充足时则无须将种植体植入在嵴顶骨下。在任何情况下，作者都不建议将大锥度连接（例如15°）的种植体植入在嵴顶骨下3mm；在临床适宜的情况下，种植体植入嵴顶骨下的位置最多不超过2mm。但是，莫氏锥度连接的种植体可以植入在嵴顶骨下3mm的位置。在下列情况中，嵴顶骨下植入能增加垂直向软组织厚度：

- 软组织厚度＜3mm。
- 需要避让的解剖区域（例如下颌神经或上颌窦）冠方的骨高度超过12mm。
- 种植体植入后颊舌向至少有1mm厚的骨组织。

## 骨改建与骨丧失

在解释为什么种植体嵴顶骨下植入能增加垂直向软组织厚度之前，需要对描述骨行为的名词进行定义。长期以来，"骨丧失"和"骨改建"在指种植体周骨结构退缩时可以互换使用（图5-3）。然而，"嵴顶骨改建"是指种植体颈部冠方的骨吸收；种植体颈部几乎不与软组织接触。

随着嵴顶骨的骨丧失，骨改建继续进行到种植体颈部的根方，此时种植体颈部与软组织接触。种植体嵴顶骨下植入的理想状态是仅仅发生"骨改建"，而不发生"骨丧失"，骨改建可能发生在嵴顶骨下植入种

图5-3 （a）在垂直向软组织较薄的情况下，平齐嵴顶骨植入种植体，种植体周发生骨丧失。其原因是由于要形成生物学宽度而导致了骨丧失，从而使种植体颈部缺乏骨结合，与软组织接触多。（b）嵴顶骨下植入种植体，种植体周发生骨改建。可见软组织厚度增加，种植体颈部形成骨结合，与软组织接触少。

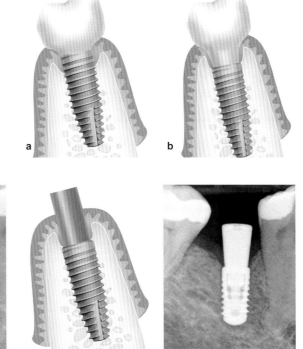

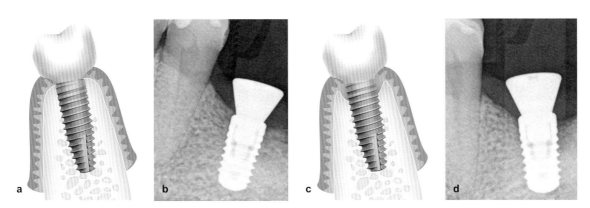

图5-4 （a和b）种植体植入时的情况。（c和d）经过2个月的愈合后，嵴顶骨完成了骨改建。种植体颈部形成骨结合，未暴露在软组织中。

图5-5 （a和b）种植体植入时的情况。（c和d）经过2个月的愈合后，出现了嵴顶骨丧失。种植体颈部无骨结合，暴露在软组织中。

植体，且垂直向软组织较薄的情况下（图5-4）。骨改建也可称为可控的骨丧失，因为可以预测骨改建后牙槽嵴顶下植入的种植体周骨的位置。如果在没有进行垂直向软组织增量的情况下，将种植体平齐嵴顶骨植入，骨丧失则是预料之中的事（图5-5）。

骨改建确实会伴随部分骨吸收。骨改建

的全过程不发生骨丧失，这个说法是不正确的，因为骨组织发生了变化，从技术上讲，确实存在一定程度的骨丧失。图5-6展示的是骨改建过程的经典临床资料，尽管在此过程中存在一定的骨丧失，但种植体颈部并未暴露在软组织中。X线片清楚地显示，尽管"骨水平"降低了，但是种植体的周围并没

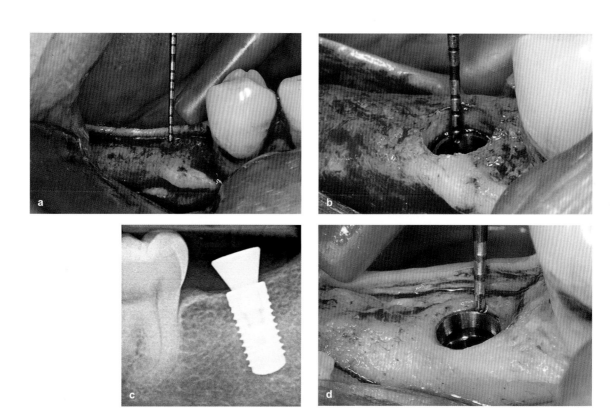

图5-6 （a）软组织厚度明显小于2mm，属薄型垂直向软组织。（b）种植体植入于嵴顶骨下约2mm的位置，可见明显的骨隧道。（c）此时，在种植体上安装愈合基台后骨改建随之开始。种植体上连接的愈合基台暴露在口腔环境中，愈合基台避免了种植体直接暴露在口腔环境中，同时促进了骨改建。经过2个月的愈合后，再次行牙龈翻瓣术并取下愈合基台，以测量种植体冠方骨组织的高度。（d）翻瓣暴露骨组织后，可见种植体周的骨组织高度接近种植体颈部。这也证实了以增加软组织高度为目的的骨改建需要在安装愈合基台的情况下进行。

有骨丧失。这一过程被称为"可控的嵴顶骨改建"。

## 嵴顶骨下植入与垂直向软组织厚度

软组织变厚的过程可以通过种植体周生物学宽度（BW）的改建加以解释。嵴顶骨下植入的方法可以有效解决垂直向软组织厚度的不足，因为垂直向软组织的量会随着骨改建而增加。例如，如果种植体颈部位于嵴顶骨下方1.5mm，垂直向软组织厚度为2mm，那么总共能获得3.5mm的生物学宽度。3.5mm的生物学宽度足以在种植体周形成良好的软组织封闭，从而避免骨吸收。因为种植体植入

在嵴顶骨下更深的位置，可导致骨组织与愈合基台（愈合基台与种植体植入同期放置）直接接触。种植体植入后其冠方的骨组织形成类似于隧道的垂直向骨壁，这一段骨壁的距离是形成更高的垂直向软组织的关键因素。嵴顶骨下植入后形成的骨壁空间会被血凝块充盈，随后改建成结缔组织。换言之，此时会有较薄的软组织向内生长，并且在垂直方向上由骨的顶部向种植体颈部延伸。这样就形成了软组织的延伸接触，即种植体周垂直方向上的封闭得到了增强，也就形成了种植体的生物学保护（图5-7）。

当种植体进行嵴顶骨下植入时，了解X线片的影像学表现和临床实际的对应关系

图5-7 （a和b）种植体植入在嵴顶骨水平以下1.5mm的位置。牙周探针所指骨组织区域将被软组织覆盖，从而实现垂直向软组织厚度的增加。

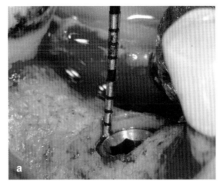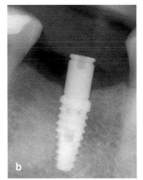

图5-8 （a）可见软组织向内长入到嵴顶骨下植入的种植体颈部。这部分增长的软组织参与了种植体周组织生物学宽度的形成，对种植体起保护作用。（b）X线片显示骨组织环绕在愈合基台周围，但实际上骨组织和愈合基台之间有薄层软组织，但该薄层软组织在X线片上不显影。

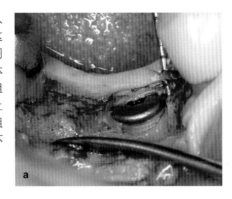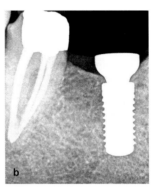

图5-9 （a和b）骨组织与基台之间明显接触的病例。但实际上基台和骨组织之间都存在一薄层的软组织，且均未发生骨丧失。

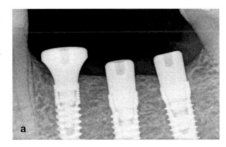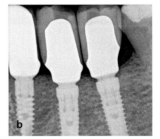

非常重要。一个常见的问题和争论点是骨组织是否真正与修复基台发生接触。深嵴顶骨下植入的支持者认为，骨组织能够在基台上方存活而不吸收，其为种植体周软组织的稳定性提供了基础，从而大大延长种植体的寿命。但是，即便在种植体植入即刻骨组织就与基台接触，但随着软组织的生长，这种接触不会维持很久，骨组织与愈合基台之间的间隙内会长入一薄层软组织。该薄层软组织因太薄而无法在X线片上显影，即使该薄层软组织延伸到了种植体颈部，X线片也无法显影（图5-8和图5-9）。即便如此，所示病

例仍然是一个成功的嵴顶骨下植入的病例。菲薄的软组织并未导致如前文所述的骨丧失，只是发生了可控的骨改建。

嵴顶骨下种植体的植入方案有两种：一是种植体植入后直接安放愈合基台的一次法手术；二是安放覆盖螺丝的完全埋入式愈合的两次法手术。当植入时的初始稳定性不足时，通常会选择第二种方法。如果植入后有足够的初始稳定性，常常选择一次法手术，此时要选择较高的愈合基台（例如4~5mm）以便愈合基台能够穿通软组织进入口腔环境中。两次法手术（不管是平嵴顶骨植入还是

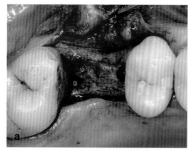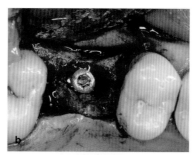

图5-10 （a）骨组织覆盖了封闭螺丝。（b）因骨组织的覆盖使得翻瓣后很难直接暴露种植体。

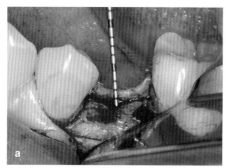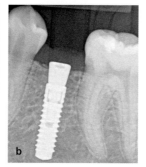

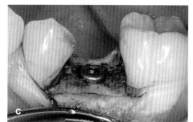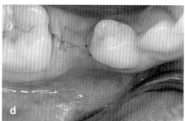

图5-11 （a）该患者垂直向软组织较薄，但垂直向骨高度充足，可将种植体植入在嵴顶骨下约2mm的位置。（b）嵴顶骨下植入可增加垂直向软组织厚度，该患者种植体植入后的初始稳定性不佳（25N·cm），所以不能同期安放穿龈较高的愈合基台以避免愈合基台直接暴露于口腔中，从而减少种植体骨结合期间的外力干扰。（c）医生选择使用2mm高的愈合基台来代替覆盖螺丝。在拧紧愈合基台前，在愈合基台上涂满氯己定凝胶，这样可以实现对种植体内部的消毒。因为如果血液、唾液或扩孔过程中的碎屑进入种植体内部，可能会导致早期的骨丧失。（d）将愈合基台严密缝合在软组织内。

嵴顶骨下植入）的传统做法是使用覆盖螺丝，骨结合后再行二期手术安放愈合基台。

用覆盖螺丝封闭后的种植体完全埋置在软组织下，并进行软组织的严密缝合。在二期手术时，用愈合基台替代覆盖螺丝。但是，如果嵴顶骨下植入的种植体也使用同样的方法，骨组织可能会增长并覆盖在覆盖螺丝上方，从而导致在翻瓣后看不到种植体。尽管这看起来是良好骨结合的好迹象，但这也意味着完全暴露种植体需要磨除部分骨组织，这会给种植体和患者会带来进一步创伤。当种植体植入在骨水平时，确实很容易找到安放覆盖螺丝的种植体，但是当种植体植入在嵴顶骨下较深的位置时，情况就不一样了（图5-10）。另外，临床医生必须对骨

内修复体进行轮廓成形，这个过程相当耗时并且可能会伴随其他问题。因此，我们并不建议在嵴顶骨下植入的种植体上安放覆盖螺丝，而应安放愈合基台。

当种植体植入在嵴顶骨下时，推荐使用一个较小的，约2mm高的愈合基台（图5-11）。这样不仅避免了骨组织生长到种植体上方，而且能在不需要额外减张的情况下实现软组织的严密缝合。并建议使用全新的愈合基台，因为已证实，重复使用的愈合基台在灭菌后也几乎不可能完全清除残留的碎屑[5-6]。这也可能会导致愈合期间愈合基台周围组织的感染。图5-12展示的是种植体嵴顶骨下植入后软组织在垂直向厚度和长度上增长的过程。

图5-11（续）（e）种植位点软组织完全愈合，透过软组织隐约可见愈合基台。（f）愈合2个月后，局麻下行二期手术，翻开全厚软组织瓣后可见愈合基台。（g）二期手术中，连接5mm高愈合基台以形成生物学宽度。（h）螺丝固位的氧化锆修复体戴入后，效果理想。（i）修复前的X线片。（j）修复体轮廓理想，种植体植入在嵴顶骨下的位置保证了骨组织的稳定性。（k）1年后，骨组织稳定性良好。（l）4年后，种植体颈部出现了骨板的再矿化和皮质化。这可能是种植体深骨下植入形成了更长的软组织接触的结果。

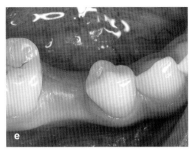
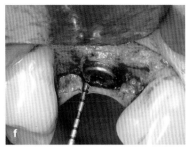
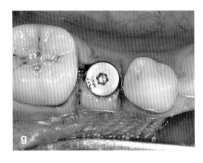
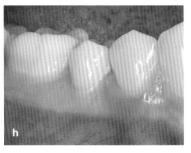

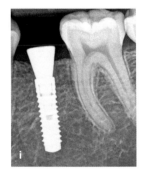
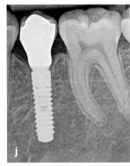
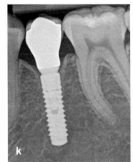
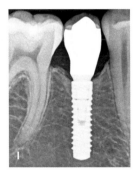

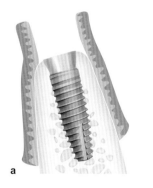
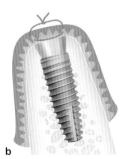
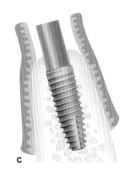
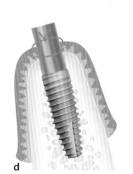

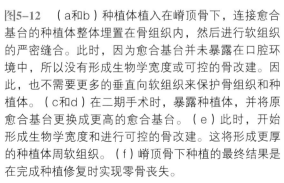
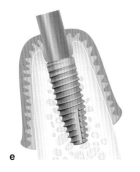
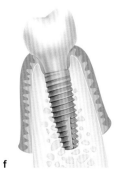

图5-12 （a和b）种植体植入在嵴顶骨下，连接愈合基台的种植体整体埋置在骨组织内，然后进行软组织的严密缝合。此时，因为愈合基台并未暴露在口腔环境中，所以没有形成生物学宽度或可控的骨改建。因此，也不需要更多的垂直向软组织来保护骨组织和种植体。（c和d）在二期手术时，暴露种植体，并将原愈合基台更换成更高的愈合基台。（e）此时，开始形成生物学宽度和进行可控的骨改建。这将形成更厚的种植体周软组织。（f）嵴顶骨下种植的最终结果是在完成种植修复时实现零骨丧失。

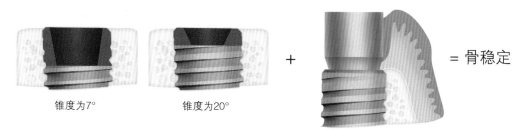

稳定的锥度连接　　　　　　　　平台转移

锥度为7°　　　锥度为20°　　　　+　　　　　　　= 骨稳定

图5-13　种植体只有具有锥度连接和平台转移，才能安全地用于嵴顶骨下植入。不具有锥度连接、平台转移的种植体如果采用嵴顶骨下植入，可能会发生骨丧失而不是骨改建。

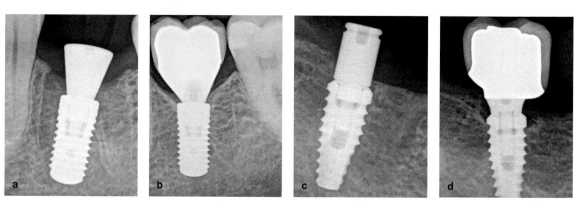

图5-14　（a和b）没有骨丧失的骨改建。（c和d）虽然使用的种植体具有平台转移，但种植体基台连接的稳定性不足，最终仍然发生了骨丧失。

## 种植体的设计

种植体是否能植入在嵴顶骨下？在回答此问题之前，我们先回顾一下种植体的设计原则和光滑颈及微间隙的影响（见第2章）。光滑颈或种植体-基台同期植入在嵴顶骨下时，不可避免地使微间隙处于骨水平以下，从而可能导致广泛的骨丧失。这在Hermann等[7-8]的一系列的动物实验中也得到了证实，种植体-基台界面放置在骨水平或骨水平以下的位置会导致显著的边缘骨丧失。因此，只

有具有平台转移和稳定的种植体-基台连接的种植体才能在嵴顶骨下植入（图5-13）。平台转移可以让细菌远离骨水平，而锥度连接能够减少基台的微动度。这对嵴顶骨下植入的种植体来说特别重要；一般来说，种植体植入位置越深，基台连接的稳定性越重要（图5-14）。微间隙及微动度对骨稳定性和骨丧失的影响见第2章。确保嵴顶骨下种植体骨稳定性的最佳方法是联合使用锥度连接和平台转移。

## 使用中间连接基台维持骨隧道

嵴顶骨下植入的种植体颈部冠方会形成特有的垂直向骨壁或骨隧道现象（图5-6a）。当嵴顶骨下植入的种植体设计合理时，骨壁一般会在可控的骨改建过程中被消除，从而引导生物学宽度的重建和垂直向软组织厚度的增加（图5-6b）。但是，这样的骨隧道或骨壁可能会妨碍修复基台及其他临床器械的准确就位，从而增加后续的修复治疗的难度。临床上可以通过外科方式来修整骨隧道，还有一种方案是利用骨隧道来辅助增强种植体的稳定性。

该方案就是使用一种特殊的中间基台，在种植体植入即刻与种植体相连，后期修复时和修复体连接，将修复程序转移到基台水平（图5-15）。这样做的原理是使种植体–中间基台连接处不受干扰，这反过来会促进嵴顶骨的稳定性。这类似于One Abutment-One Time理念（中间基台安放后不再拆卸），在种植体就位后立即安装最终修复基台，这避免了治疗过程中多次反复拆卸种植体水平的愈合基台。例如，为保存嵴顶骨下植入后种植体上方的骨组织，可以使用一种新研发出来的基台，例如MIS公司最近推出的连接基台（Connect abutment）。中间基台对种植体周骨的稳定性有何影响？是种植体水平还是基台水平可使骨稳定性获益？这就要求分别评估骨改建和骨丧失。

为了回答上述问题，有学者设计了一项随机对照的临床试验（Linkevičius等，未发表的数据，2019年）。该研究正在进行中，但其结果趋势已显现。根据常规的纳入/排除标准（例如足够的骨宽度和附着龈等）纳入研究对象，纳入的患者分别进行骨水平种植

体植入，种植体植入在嵴顶骨下方1.5~2mm处。然后，在进行随机分组后，两组患者分别安装3mm的中间连接基台（试验组）和常规愈合基台（对照组）。经过2个月的愈合后，进行临时修复体修复。临时修复后1个月，两组患者均以钛基台支持的螺丝固位氧化锆全瓷冠进行永久修复。在使用了中间连接基台的试验组中，种植体上方的骨隧道保存完整或骨保留的程度高于未使用中间连接基台的对照组（图5-16）。

试验组获得理想结果的可能原因：①种植体植入即刻安装中间连接基台能获得更紧密的封闭性；②种植体颈部以上的骨组织不受愈合基台反复拆卸的干扰；③中间连接基台表面未进行抛光处理，不会引起骨吸收。令人欣喜的是，研究者发现试验组在经过2个月的愈合后就形成了良好的骨稳定性。这可能是因为中间连接基台需用扭矩扳手拧紧到30N·cm，而愈合基台常直接用手拧紧，扭矩一般不超过10N·cm。在嵴顶骨下植入种植体时，细菌会不可避免的存留于种植体内，初期的封闭正好局限了细菌，阻止其进入种植体周的软组织，所以初期封闭对嵴顶骨下植入的种植体非常重要。显然，基台的反复拆卸和重新安装对嵴顶骨也有影响。这是中间连接基台在嵴顶骨下植种植体中起作用的第一个证据，中间连接基台还将后期的修复程序从种植体水平转移到基台水平。

有些人可能会将中间连接基台的作用类比成将骨水平种植体转换成软组织水平种植体，所以他们主张从一开始就使用软组织水平种植体。但对于嵴顶骨下植入而言，软组织水平种植体和中间连接基台完全不同，已经证实软组织水平的种植体不建议植入在骨水平以下的位置。

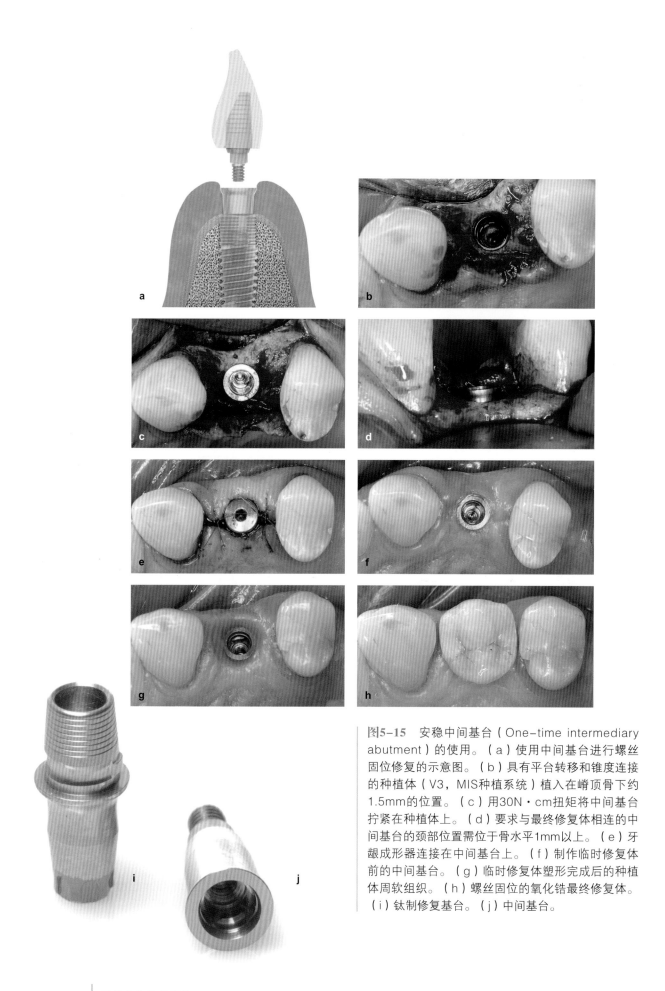

图5-15　安稳中间基台（One-time intermediary abutment）的使用。（a）使用中间基台进行螺丝固位修复的示意图。（b）具有平台转移和锥度连接的种植体（V3，MIS种植系统）植入在嵴顶骨下约1.5mm的位置。（c）用30N·cm扭矩将中间基台拧紧在种植体上。（d）要求与最终修复体相连的中间基台的颈部位置需位于骨水平1mm以上。（e）牙龈成形器连接在中间基台上。（f）制作临时修复体前的中间基台。（g）临时修复体塑形完成后的种植体周软组织。（h）螺丝固位的氧化锆最终修复体。（i）钛制修复基台。（j）中间基台。

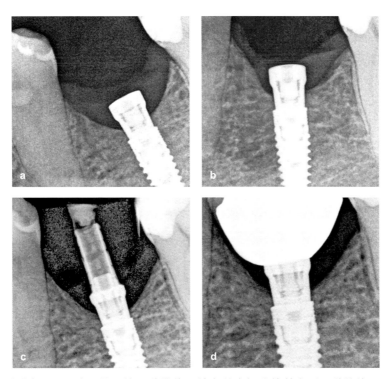

图5-16　嵴顶骨下植入种植体，并安装中间连接基台后，种植体颈部上方的骨组织变化情况。（a）种植体植入时。（b）经过2个月的愈合后。（c）临时修复时。（d）最终修复体戴入完成后的X线片显示，未见明显的骨改建或骨丧失。

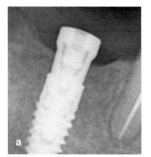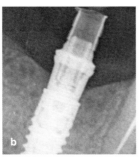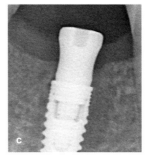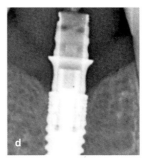

图5-17　嵴顶骨下植入种植体，种植体颈部上方骨壁的不同变化。（a）使用中间连接基台的种植体植入后。（b）临时修复体负载后的骨状态显示无骨丧失和无骨改建。（c）种植体植入在相同的骨下深度，使用常规愈合基台。（d）种植体颈部骨组织发生了骨改建，种植体颈部冠方的骨组织发生吸收。

与光滑颈相比，中间连接基台的非光滑表面对骨组织更有利。此外，中间连接基台的结构也有利于骨组织的稳定性。

这项研究的原始数据表明，中间连接基台的使用可以避免骨改建过程中种植体颈部上方的骨隧道的骨吸收（图5-17）。基于本研究的结论，在完善更多的后续研究之后，会获得更多的结论。

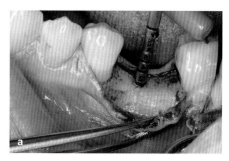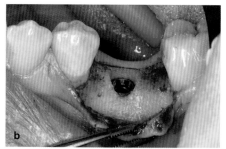

图5-18　（a和b）种植体植入在骨水平下2mm。按照植入12mm长种植体的步骤进行逐级扩孔，但实际植入的是10mm长的种植体。

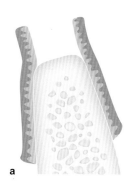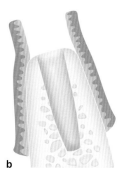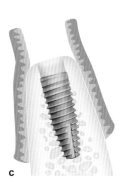

图5-19　（a~c）嵴顶骨下植入种植体的示意图。

## 种植体的植入

　　如何将种植体植入在嵴顶骨下的理想位置？嵴顶骨下是一个广义词，但是对于任何临床程序来说，都要求实现最大限度的精准性和可预测性。因为绝大部分种植体制造商仍推荐骨水平种植，因此目前为止对于如何进行嵴顶骨下种植尚无统一的标准。为了实现与预估一致的种植体嵴顶骨下植入，这也正是制定这个具体植入细则和操作规范的原因。首先建议使用比种植体略长的扩孔钻。例如，计划植入10mm长的种植体，可以使用12mm长的扩孔钻，并在种植体植入过程中控制植入深度。其他步骤与标准的种植体植入步骤相同（例如使用先锋钻和扩孔钻的顺序及方法）；唯一的区别就是选用的扩孔钻长度比计划植入的种植体略长（图5-18）。

　　嵴顶骨下植入的操作具有一定难度，下

颌和上颌的植入步骤也有所不同，详见下述。

### 下颌

　　以嵴顶骨下2mm植入10mm长的种植体为例，扩孔的步骤与常规植入12mm长的种植体相同。扩孔钻预备深度要比种植体长度长2mm，从而获得更深的种植窝洞深度。在12mm深的种植窝洞中植入一颗10mm长的种植体，在种植体和嵴顶骨之间有2mm高的骨组织（图5-19）。

　　在嵴顶骨下植入中种植窝洞的颈部成形格外重要。因为预备后的种植窝洞形态与种植体的不一致，所以颈部成形的深度要比常规颈部成形深1~2mm。这能够有效避免种植体颈部骨组织受到过大的应力，这种应力会损伤骨组织并导致骨吸收。如果不按照上述步骤制备种植窝，可能导致的另一个潜在的

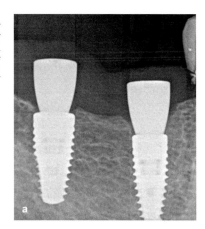
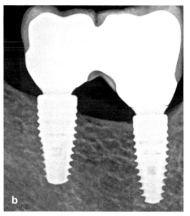

图5-20 （a和b）嵴顶骨下植入种植体周的骨隧道。骨隧道会妨碍后续的修复治疗，如果不谨慎处理，可能会导致不可控的骨吸收。

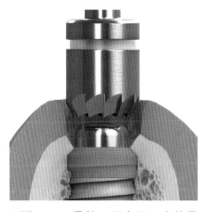

图5-21 骨铰刀示意图。在使用骨铰刀时，需要在种植体上固定一个配套的引导柱用来保护种植体颈部。然后就可以使用骨铰刀安全地去除种植体冠方的骨组织。

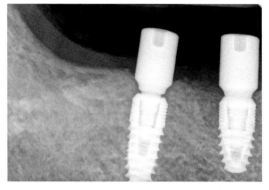

图5-22 嵴顶骨下植入的种植体颈部冠方骨组织未进行充分骨塑形。由于种植体冠方骨组织的阻碍，愈合基台未能完全就位。

并发症是种植体无法植入到预期的位置，甚至在植入过程中发生种植体折裂或局部牙槽骨的折裂。如果种植体不能植入到种植窝洞的骨底端，则种植体的位置不够深，就无法避免较薄的软组织导致的嵴顶骨丧失。

显然，只要种植体具有平台转移和稳定的锥度连接，就可用于嵴顶骨下植入，所以可用于嵴顶骨下植入的种植体较多（例如Straumann，MIS V3种植体）。嵴顶骨下植入可形成骨隧道，其可能影响后续的修复治疗。骨隧道可能会自行吸收，但这时的骨吸收是不可预测的（图5-20）。在第18章中将会详细讨论嵴顶骨下植入种植体的修复治疗，在种植体植入阶段进行一些操作可为后期的修复做准备。在口腔种植学中长期存在种植手术与修复治疗的脱节现象，但种植手术和修复治疗正逐渐融合成一个整体的趋势，其脱节现象正在减少。在种植体植入时，体现外科、修复整体理念的典型例子是骨铰刀的应用。骨铰刀最初是为了解决牙槽嵴骨的不平坦（即种植体部分位于骨水平，部分位于嵴顶骨下）而研发的。为了实现嵴顶骨下植入垂直向软组织的增厚，可使用骨铰刀对植入后种植体颈部冠方的骨组织进行成形。这也使临床医生能够更有效地控制骨改建过程，也就更有利于后续的修复治疗（图5-21~图5-23）。

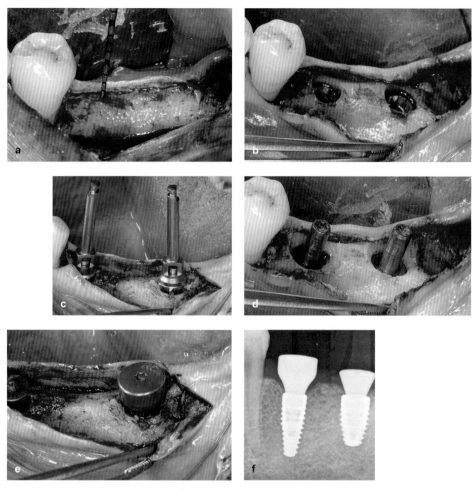

图5-23 （a）垂直向软组织较薄但垂直向骨高度充足，嵴顶骨下植入种植体。（b）按照前文所述的步骤完成种植体嵴顶骨下植入。（c）使用骨铰刀定向去除种植体冠方的部分骨组织。（d）骨铰刀塑形完成后，种植体冠方骨壁的穿龈轮廓与愈合基台的外形匹配，其为种植体周软组织向内生长创造了空间，这些增长的软组织能有效维护牙槽嵴骨组织的稳定。（e）骨铰刀的使用为软组织向内生长创造了空间。（f）X线片上显示发生了可控的骨改建。

## 上颌

上颌骨因情况不同，可以不进行种植窝洞颈部骨成形。由于上颌骨的骨质不如下颌骨骨质致密，所以不存在种植体植入过程的卡顿和不能植入到种植窝洞最底端的风险。

种植体不能准确到达设计位置的风险也更低。所以上颌区的嵴顶骨下种植体的植入步骤为略深逐级扩孔（例如使用12mm长的扩孔钻为10mm长种植体扩孔），其他同常规植入步骤，无须对种植窝洞颈部骨成形。

## 本章小结

嵴顶骨下种植是一种增加垂直向软组织厚度的有效的、有循证医学支持的方法。

当牙槽嵴顶与重要解剖结构（例如下牙槽神经或上颌窦）之间的距离不低于12mm时，可选择嵴顶骨下植入来增加垂直向软组织厚度。

因为不同的制造商所提供的种植体长度不同，所以应根据种植系统的具体情况来确定种植体植入的准确深度。

只有具有稳定的锥度连接且带平台转移的种植体，才能用于牙槽嵴顶骨下种植。

使用一种特殊设计的中间连接基台（如MIS公司的Connect abutment），可有效减少种植体颈部冠方的骨改建，并同时将修复程序从种植体水平转移到基台水平。

在某些情况下，建议在种植体嵴顶骨下植入后使用骨铰刀进行骨组织塑形，从而为软组织向内生长创造空间并实现可控的骨改建。

## 参考文献

[1] Huang B, Piao M, Zhang L, et al. Ligature-induced peri-implant infection in crestal and subcrestal implants: A clinical and radiographic study in dogs. PeerJ 2015;3: e1139.

[2] Huang B, Zhang L, Xu L, et al. Effect of implant placement depth on the peri-implant bone defect configurations in ligature-induced peri-implantitis: An experimental study in dogs. Med Oral Patol Oral Cir Bucal 2018;23:e30–e37.

[3] Valles C, Rodríguez-Ciurana X, Clementini M, Baglivo M, Paniagua B, Nart J. Influence of subcrestal implant placement compared with equicrestal position on the peri-implant hard and soft tissues around platform-switched implants: A systematic review and meta-analysis. Clin Oral Investig 2018;22:555–570.

[4] Fetner M, Fetner A, Koutouzis T, et al. The effects of subcrestal implant placement on crestal bone levels and bone-to-abutment contact: A microcomputed tomographic and histologic study in dogs. Int J Oral Maxillofac Implants 2015;30:1068–1075.

[5] Vezeau PJ, Keller JC, Wightman JP. Reuse of healing abutments: An in vitro model of plasma cleaning and common sterilization techniques. Implant Dent 2000;9:236–246.

[6] Cakan U, Delilbasi C, Er S, Kivanc M. Is it safe to reuse dental implant healing abutments sterilized and serviced by dealers of dental implant manufacturers? An in vitro sterility analysis. Implant Dent 2015;24:174–179.

[7] Hermann JS, Cochran DL, Nummikoski PV, Buser D. Crestal bone changes around titanium implants. A radiographic evaluation of unloaded nonsubmerged and submerged implants in the canine mandible. J Periodontol 1997;68:1117–1130.

[8] Hermann JS, Schoolfield JD, Nummikoski PV, et al. Crestal bone changes around titanium implants: A methodologic study comparing linear radiographic with histometric measurements. Int J Oral Maxillofac Implants 2001;16: 475–485.

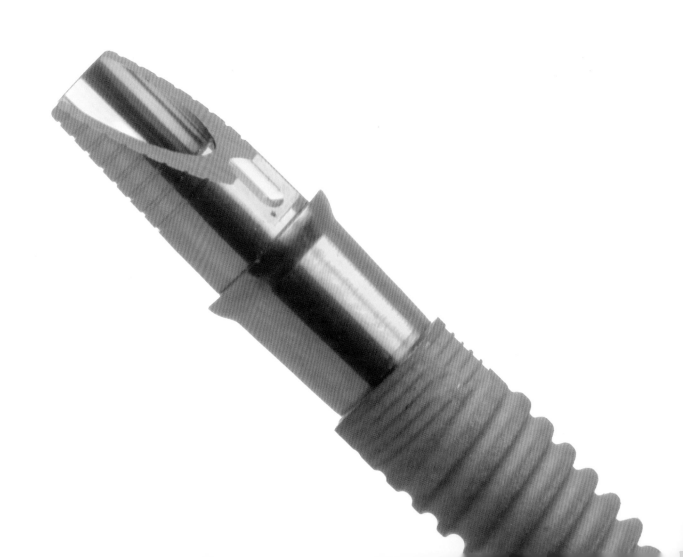

# 6

# 牙槽嵴的平整
## FLATTENING OF THE ALVEOLAR RIDGE

上一章讨论了增加垂直向软组织厚度的方法之一：嵴顶骨下种植。该方法仅适用于特定的情况下使用特定的种植体。基于基本的生物学原理，还有其他方法可用于增加软组织厚度。在种植位点进行标准化种植窝洞预备的过程中进行骨组织轮廓的重塑也是方法之一。将对狭窄的牙槽嵴进行仔细的平整，使之形成一个平坦的、适宜种植体植入且足够宽的骨面，最终可获得增厚的软组织（图6-1和图6-2）。需注意的是，这种方法仅适用于解剖结构冠方有足够骨高度的情况。骨重塑与骨改建相比，尽管骨重塑的骨组织量更少了，但能得到更厚的软组织，而且临床医生在种植体植入前去除部分骨组织，可以重新确定种植体周骨组织的位置。这似乎与我们维护种植体周骨组织的目标背道而驰，但并非如此，有时为了确保种植体颈部的骨稳定性必须磨除部分骨组织；去除部分骨组织有助于形成更厚的垂直向软组织。但是，磨除部分骨组织仅适用骨高度充足的病例，尤其适用于牙槽嵴较窄但基底骨较宽的情况。

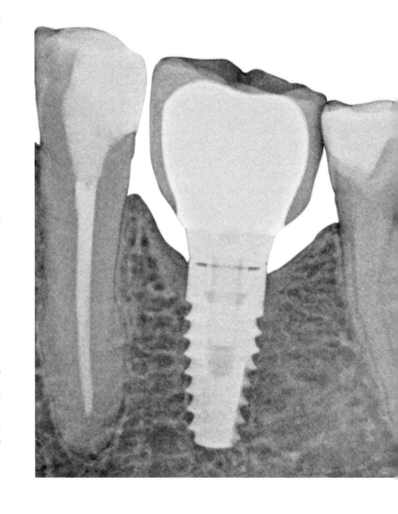

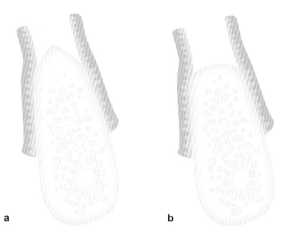

图6-1 （a）牙槽嵴顶狭窄，但基底部骨组织充足可以植入种植体。（b）牙槽嵴平整后，允许种植体植入在更宽的基底部牙槽嵴内，其后期可形成更厚的垂直向软组织。

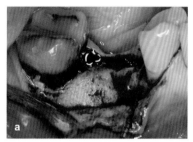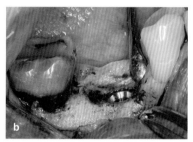

图6-2 （a）该患者牙槽嵴顶部过窄，无法植入种植体。（b）修整部分牙槽嵴顶部骨组织，使牙槽嵴顶圆缓平坦，然后植入种植体。

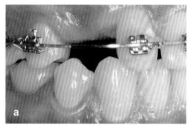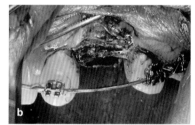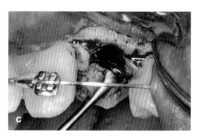

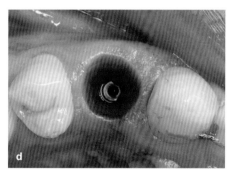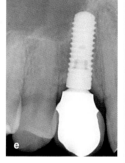

图6-3 （a~c）该患者必须去除部分骨组织才能安装常规尺寸的修复体。否则修复体会显得矮胖。（d）在种植体植入及修复完成后，种植体周软组织完全正常，且无任何损伤。（e）可惜的是，X线片上显示发生了一定程度的骨丧失，而骨丧失的原因与修复有关（例如钛基底的选择不当和修复体穿龈轮廓处理不当）。本书的修复部分将详细讨论如何避免此类情况。

## 基本原理

在过去，术者通常习惯通过磨除过多的骨组织来进行牙槽嵴平整，以获得良好的美学效果[1]。例如，在某些临床情况下，患者牙槽嵴骨组织充足，又需要临床医生干预来避免修复体过短，因为与修长的修复体相比，矮胖的修复体美学效果不佳。此时，医生会去除部分骨组织以获得理想的牙冠轮廓。必须注意的是，为了防止损伤邻牙和造成人为冠延长术后相关的不利影响，去骨时切记要保留邻间嵴顶骨的完整性（图6-3）。

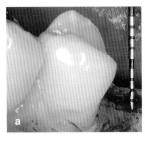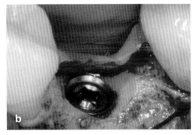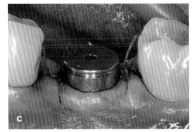

图6-4 （a~c）通过平整牙槽嵴顶增加垂直向软组织厚度。修整部分骨组织，修整后的牙槽嵴形态更好的与修复体相适应。需注意的是，因为本病例使用的是平台对接的种植体，所以种植体植入在嵴顶骨略偏冠方的位置，从而使微间隙远离骨面。

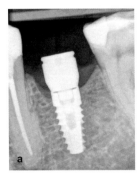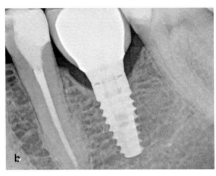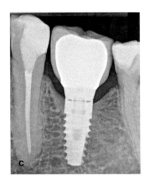

图6-5 （a和b）牙槽嵴部分骨组织的磨除增加了垂直向软组织的厚度，从而保证了良好的种植体周骨组织的稳定性。因为选用的种植体不具有平台转移和锥度连接，所以将种植体植入在嵴顶骨略偏冠方的位置。（c）种植体–基台界面位于骨面冠方，即使在使用数年后仍保持良好的临床效果和良好的骨稳定性。

如果在拔除多颗牙行即刻种植时，种植位点的牙槽嵴通常较为平坦。其有利于种植体的植入和增加软组织的厚度。此外，对于要在牙槽嵴较窄但基底部较宽的窄牙槽嵴进行种植体植入时，更适合使用牙槽嵴顶修整，而不适用骨劈开术[2]。越来越多的临床医生更倾向认为，最好的骨增量是不增量。当进行牙槽嵴平整后，整颗种植体均位于天然骨组织内，而非位于其他任何类型的移植物内。已有研究显示，移植物的抗感染能力会随时间的推移而逐渐下降[3-4]。

在零骨丧失的理念中，如果种植体植入在狭窄的牙槽嵴内，将会发生骨丧失。此外，翻瓣后磨除狭窄牙槽嵴顶端骨组织会增加垂直向软组织的厚度。因此，牙槽嵴顶的平整不仅可增加垂直向软组织厚度，还能防止骨吸收（图6-4和图6-5）。

## 安全性

为获得嵴顶骨组织更好的稳定性而磨除部分骨组织的理念本身似乎存在争议，但为了获得更稳定的种植治疗结果而牺牲部分过量的骨组织被证明是有益的。临床医生可能还会存在一些担心，例如在修整牙槽嵴顶部骨组织过程中，手术器械会损伤余留的骨组织，可能会导致严重的并发症（例如骨坏死）。此外，修整牙槽嵴顶部骨组织时会磨除部分皮质骨板，而皮质骨能为种植体提供良好的初始稳定性。所以修整牙槽嵴顶部骨

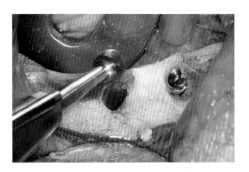

图6-6 对皮质骨进行平整，可增加种植体周的血供。

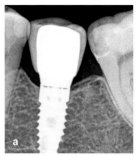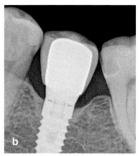

图6-7 （a和b）对非平台转移的种植体周骨组织进行平整后，可见骨板的皮质化。且皮质化范围更宽更明显。

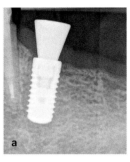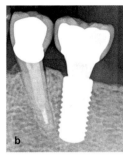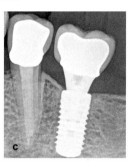

图6-8 具有平台转移的种植体周骨组织的皮质化。（a）种植体植入和皮质骨板修整后的牙槽嵴骨状态。（b）完成修复1年后骨组织的状态。（c）皮质骨板已完全矿化，并且变得越来越厚。

理论上会降低种植体的初期稳定性，临床医生要谨慎选择此方法[5]。另外，修整骨组织量过多、速度过快，也会产生不良后果。

从另一个方面来说，如果磨除了部分皮质骨，种植体将与血供更丰富的松质骨形成更多的接触，这更有利于种植体的骨结合（图6-6）。同时，当代设计的种植体在骨质较软的情况下也能获得足够的初期稳定性，甚至满足即刻负载的要求。在牙槽嵴平整过程中即便完全磨除皮质骨板，后期在X线片上也能观察到牙槽嵴边缘部分矿化的现象。这个骨矿化过程也称为皮质骨化（图6-7和图6-8）。很显然，尽管完全磨除了皮质骨板，皮质骨区的骨组织也会随着时间的推移变得更厚。这是因为垂直向软组织厚度的增加（牙槽嵴平整的结果）为骨的稳定提供了有利环境。软组织不仅能防止骨丧失，还能促进骨皮质化，因此骨组织也变得更加致密。可以在下述两种情况下观察到骨皮质化，一是牙槽嵴平坦情况下，二是天然的垂直向软组织较厚的情况下。

## 种植体的选择

接下来要解决问题是这种增加垂直向软组织厚度的方法可以选用哪些类型的种植体。概括地说，该方法可使用常规连接的种植体（即非平台转移和无锥度连接的种植体）和软组织水平的种植体（图6-9）。因为这些种植体无法用于嵴顶骨下种植，所以牙槽嵴平整是此类种植体增加软组织厚度的最佳方法。但必须注意的是，软组织水平种植体的光滑颈绝不能与骨组织接触。

图6-9 （a）非平台转移的骨水平种植体。（b）软组织水平的种植体。这两类种植体均可使用牙槽嵴平整技术。换言之，这种增加软组织厚度的方法适用于不能进行嵴顶骨下植入的种植体。

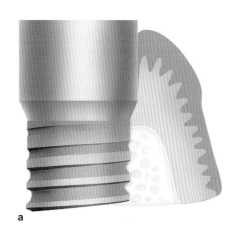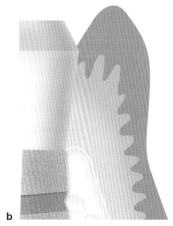

图6-10 （a）种植体植入前，牙槽嵴不平坦。拟植入长度为10mm的种植体，使用12mm长的扩孔钻预备种植窝洞。（b）然后磨除2mm高的骨组织，并用深度测量尺进行深度确认。（c和d）植入软组织水平的种植体，并使光滑颈位于骨水平以上。

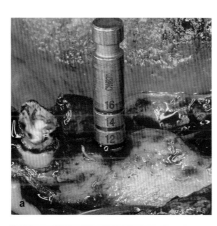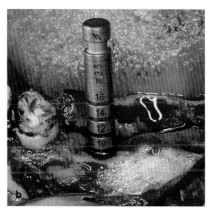

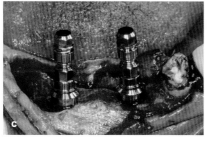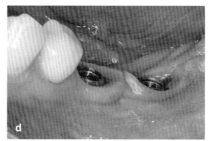

## 骨组织修整的建议

可遵循以下过程实现可控的骨组织修整。首先，对于单颗牙齿的缺损，不能平整靠近邻牙的邻间牙槽嵴（图6-2），避免人为地造成邻牙牙冠延长术，这一点非常重要。除非在这些病例中有冠延长的手术指征或要求冠延长，否则将认定为手术并发症。如果牙槽嵴不平整，医生就应该进行牙槽嵴平整使其形成一个平坦的表面。紧接着在准确控制骨磨除量的情况下进行骨组织的磨除。术中应精确测量避免磨除过量骨组织（图6-10）。

## 种植体的植入深度

在部分情况下，骨组织的磨除不仅对软组织厚度的增加很重要，而且对创建正常的修复体轮廓也很重要。我们很容易忽略种植体的植入深度也是种植体植入三维位置的组

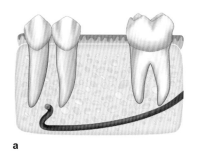
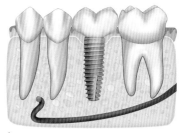

图6-11　（a）软组织较为菲薄，未进行任何骨成形或骨组织磨除，直接植入种植体。（b）由于种植体植入深度不足，导致穿龈轮廓陡而宽，修复体外形不美观，最终导致种植体颈部骨丧失。

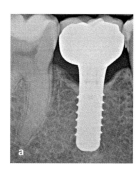
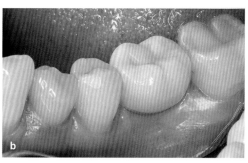

图6-12　（a和b）根据种植体制造商的建议，将软组织水平的种植体植入在骨水平。但是，由于软组织的厚度不足以阻止骨吸收，修复体的咬合面观显示了修复体较陡峭的穿龈轮廓。其导致了修复体出现悬突、对牙龈产生的压力不足和不可避免的骨丧失。

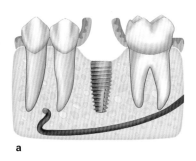
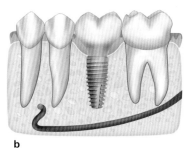
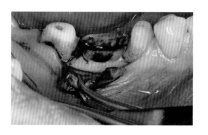

图6-13　（a）该病例在种植体植入前修整部分骨组织，以便种植体在更深的位置植入。（b）其有利于修复体获得渐进增宽的穿龈轮廓、更厚的垂直向软组织和修复体对牙龈也能产生理想的压力。

图6-14　种植体植入前进行牙槽嵴平整和塑形的另一个指征是邻牙的临床牙冠较短。需要特别注意的是，磨除骨组织必须精准，以确保邻间牙槽骨的完整性。

成部分。

如果种植体植入深度不足且软组织较薄时，最终种植修复效果可能不理想，因为此时的修复体只能做成一个陡而宽的轮廓，而不是一个穿龈处较窄但向冠方逐渐变宽的理想轮廓（图6-11）。由于修复体悬置于牙龈组织上，不能对软组织产生足够的压力，这样会导致口腔卫生状况不良，从而引起食物嵌塞，甚至可能导致软组织萎缩等不良后果。

为了避免图6-12所示情况，需要采取一些策略。首先，选择可用于嵴顶骨下植入的种植体系统（即具有平台转移和锥度连接的种植体）。其次，如果在种植体植入前已经完成了牙槽嵴的平整，则选用软组织水平的种植体。因为在进行牙槽嵴平整后，能为修复体创建一个渐进变宽的穿龈轮廓。这个穿龈轮廓对骨组织更有利，而且能对软组织产生理想的压力以防止食物嵌塞（图6-13）

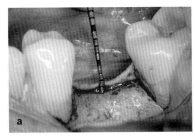
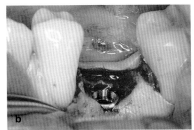
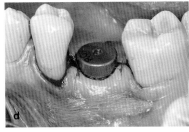
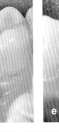
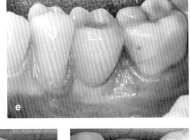

图6-15　（a）该患者牙槽嵴高度足够但垂直向软组织较薄。（b和c）在种植体植入和安装愈合基台之前，进行牙槽嵴的平整。（d）愈合完成后，可见垂直向软组织厚度明显增加。（e）最终修复体的穿龈轮廓及颈缘与邻牙协调一致。（f）种植体植入后的嵴顶骨稳定性良好。（g）永久修复后嵴顶骨稳定性良好。（h）3年后随访，嵴顶骨稳定性良好。可见骨组织情况良好，并发生了骨皮质化。

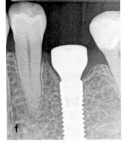
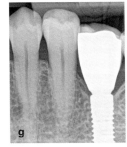
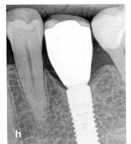

（该观点将在第16章进行详细讨论）。

　　在拟修复牙齿的临床牙冠较短或者殆龈向修复空间有限时，建议进行牙槽嵴塑形术（图6-14）。必须再次强调的重点是：牙槽嵴的平整和塑形不仅增加了垂直向软组织的厚度，而且还为修复体提供了更理想的穿龈轮廓。

## 牙龈压力

　　为了防止黏膜变薄和可能出现的牙龈萎缩或骨吸收，种植修复的主流观点是避免对种植体周软组织施加任何压力。但是，这种观点并不正确，因为软组织必须维持一定程度的压力，才能获得种植体周牙龈与修复体的充分接触。研究已表明，软组织在一定的

压力下才能在修复基台表面形成上皮附着[6]。此外，种植体周软组织本身就具有收缩或回缩的天然特性，因此对软组织不能产生足够压力的修复体很难保证清洁，同时还面临食物嵌塞或气体滞留等风险。冠修复体对牙龈产生的压力不足还会导致产生穿龈倒凹，随后穿龈倒凹定植菌斑，继而引起炎症反应。

　　另一种可能发生的临床情况是，牙槽嵴高度足够但软组织较薄（图6-15）。如果此时将种植体植入在骨水平或嵴顶骨以上，由于软组织菲薄、修复体穿龈轮廓不理想和冠修复体高度过短，这些都会导致骨吸收。为了避免发生骨吸收，需要去除部分骨组织，这有利于软组织厚度的增加，并达到稳定的治疗结果。

## 本章小结

牙槽嵴平整术可增加种植体周垂直向软组织厚度，适用于无法进行嵴顶骨下植入种植体的患者。

牙槽嵴塑形术建议用于种植位点临床牙冠较短或殆龈向修复空间不足的患者。

牙槽嵴平整术可为修复休创造更理想的穿龈轮廓。

## 参考文献

[1] Misch CE, Goodacre CJ, Finley JM, et al. Consensus conference panel report: Crown-height space guidelines for implant dentistry–Part 2. Implant Dent 2006;15:113–121.

[2] Misch CE. Available bone and dental implant treatment plans. In: Misch CE (ed). Contemporary Implant Dentistry. St Louis: Mosby Elsevier, 2008:178–194.

[3] Salvi GE, Monje A, Tomasi C. Long-term biological complications of dental implants placed either in pristine or in augmented sites: A systematic review and meta-analysis. Clin Oral Implants Res 2018;29(suppl 16):294–310.

[4] Huang HY, Ogata Y, Hanley J, Finkelman M, Hur Y. Crestal bone resorption in augmented bone using mineralized freeze-dried bone allograft or pristine bone during submerged implant healing: A prospective study in humans. Clin Oral Implants Res 2016;27:e25–e30.

[5] Hudieb M, Kasugai S. Biomechanical effect of crestal bone osteoplasty before implant placement: A three-dimensional finite element analysis. Int J Oral Maxillofac Surg 2011;40:200–206.

[6] Linkevičius T. The novel design of zirconium oxide-based screw-retained restorations, maximizing exposure of zirconia to soft peri-implant tissues: Clinical report after 3 years of follow-up. Int J Periodontics Restorative Dent 2017;37:41–47.

# 帐篷技术

## THE TENT-POLE TECHNIQUE

之前的两个章节讨论了，针对有12mm有效骨高度的病例，可避免进行垂直向软组织增量。然而，大部分患者的骨组织达不到这个量，但是他们同样需要较厚的垂直向软组织。在第4章中（图4-35）提及另两种针对骨量不足而又需进行垂直向软组织增量的方法：帐篷技术与垂直向软组织移植技术。帐篷技术在本章介绍，垂直向软组织移植技术将在第8章中进行探讨。

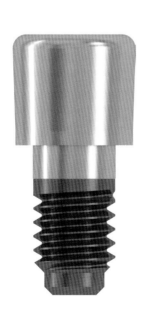
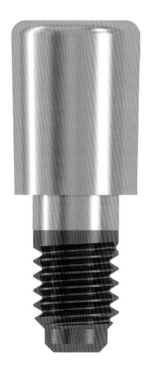

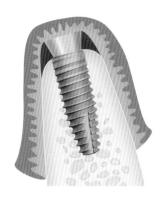

图7-1 帐篷技术示意图。穿龈高度为2mm愈合基台支撑起周围软组织，避免软组织对血凝块产生压力，从而有利于形成新的结缔组织。

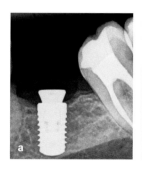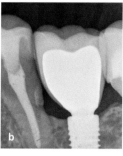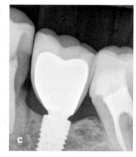

图7-2 （a）植入位点的影像学检查。使用穿龈高度为2mm的愈合基台避免了软组织塌陷。骨和软组织之间的空间被血凝块充满，随后改建成垂直向软组织。这样可以保证骨组织的稳定性，并避免骨丧失的发生。（b）植入后随访1年。（c）植入后随访5年。

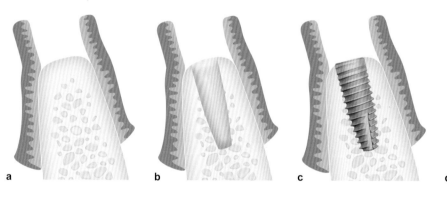

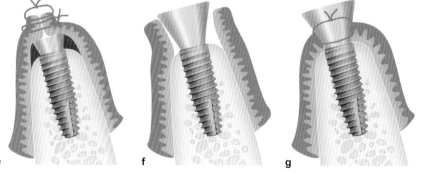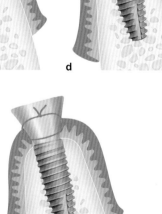

图7-3 （a）翻开全厚瓣并进行减张。（b）在牙槽骨内制备骨水平种植体的种植窝。（c）本病例中的种植体是平台转移的骨水平种植体，因此将其植入于平齐牙槽嵴顶的位置。（d）安装穿龈高度为2mm愈合基台。（e）缝合软组织，间隙内开始充满血液。（f和g）骨结合后，卸下2mm愈合基台，更换成穿龈高度为4mm的愈合基台。

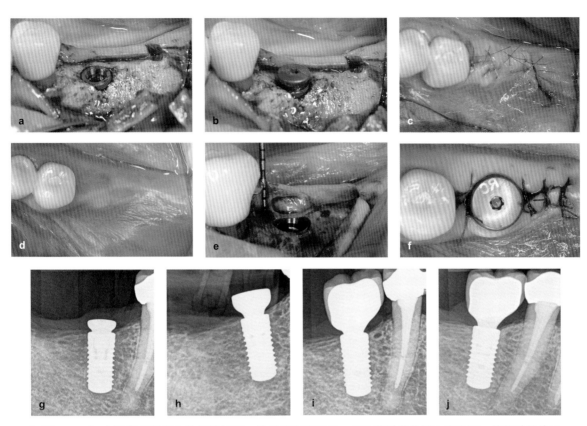

图7-4 （a）该患者垂直向软组织较薄，并且骨高度不足，无法将种植体植入在骨下，故将种植体平齐骨水平植入。（b）安装穿龈高度为2mm愈合基台。（c）将软组织覆盖2mm的愈合基台，并缝合软组织。（d）软组织愈合后，隐约可见2mm的愈合基台。（e）二期手术可见，与图a的初始情况相比，软组织在垂直方向上显得更厚。（f）在二期手术中，将2mm的愈合基台更换成穿龈高度更高的愈合基台。（g）安装2mm愈合基台后种植体的影像学检查。（h）安装5mm愈合基台后种植体的影像学检查。（i）影像学显示冠修复后牙槽骨稳定无吸收。（j）1年后随访，牙槽骨稳定无吸收。

## 手术方法

由于解剖结构上的限制，种植体无法植入到较深的位置或无法进行骨组织修整，此时对软组织的处理比骨组织的处理更重要。在这种情况下种植体只能平齐骨面植入，因为骨下植入有损伤重要解剖结构的风险。帐篷技术基于生物学原理来增加软组织高度。植入种植体，并安装穿龈高度为2mm愈合基台（不是覆盖螺丝）。注意，如果是平台转移的骨水平种植体，应该平齐牙槽嵴顶植入。如果是非平台转移的种植体，应该位于骨上0.5~1.0mm进行植入。如果是软组织水平的种植体，种植体植入后需要确保光滑颈与骨组织无接触。然后，以减张后的颊、舌侧软组织瓣覆盖种植体和愈合基台。愈合基台可以防止被撑开的软组织发生塌陷，其作用就像是一根支撑帐篷的杆子（图7-1）。骨和软组织之间的空间被血液充满，随后血液凝固并缓慢改建成结缔组织。通过这种方法，可以在不使用任何额外材料的情况下增加垂直向软组织厚度。两个月后进行二期手术，将原愈合基台卸下并更换一个穿龈高度更高的愈合基台（例如4~5mm）。这时愈合基台暴露在口腔环境中，并引导软组织形成生物学宽度来保护种植体。变厚的软组织防

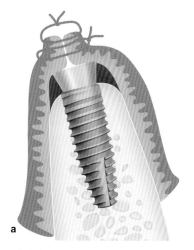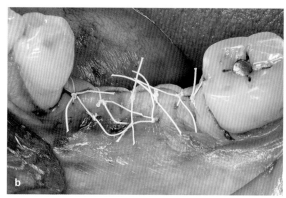

| 图7-5　（a和b）分层缝合示意图及临床实例。

止了骨组织的丧失（图7-2）。有关手术步骤的示意图和临床病例见图7-3和图7-4。

## 缝合

缝合是帐篷技术中最重要的部分。即使只在种植体上安装覆盖螺丝，软组织也可能裂开。所以，在十分菲薄的软组织（例如1mm或更薄）种植病例当中，安装一个高于骨面2mm的愈合基台后，其软组织裂开的风险将显著增加。因此，保证帐篷技术成功的关键是软组织瓣充分减张，使软组织具有足够的移动度。要像垂直向骨增量病例一样，对黏骨膜瓣进行减张。根据Urban等的观点[1-2]，可以选择舌侧软组织瓣进行减张，因为磨牙后区、磨牙区和前磨牙区的舌侧区域需有足够的伸展度，软组织可获得充足的可移动度。同样可以对颊侧软组织进行减张，使用Steigmann方法或Urban技术[1-3]。Steigmann方法需要在膜龈结合部切开黏骨膜瓣，这样软组织能够得到最大限度的减

张[3]。Urban的颊侧软组织减张技术，与一开始就完全翻开的全厚瓣不同，软组织瓣的移动度是通过切透骨膜来实现的[1-2]。无论采用哪种方法，颊侧、舌侧软组织瓣都必须有足够的移动度，这样就可以在没有张力的情况下进行缝合。与垂直向骨增量的缝合方法一样，需进行分层缝合。软组织瓣在无张力的情况下尽可能的进行对位分层缝合（图7-5）：

（1）组织瓣的基底部采用颊舌向的褥式缝合。

（2）组织瓣的游离缘采用间断缝合。

褥式缝合需要遵循5mm原则。即进针位置距软组织瓣边缘5mm，第二次进针位置距第一针为5mm，下一次缝合距离上一次为5mm。建议使用的缝合线为4-0可吸收的聚羟基乙酸（PGA）。基底部进行褥式缝合后，游离缘处进行间断缝合，间断缝合建议使用6-0不可吸收的聚丙烯缝合线。

愈合2个月后，进行二期手术，并安装穿龈高度更高的愈合基台。

**表7-1　使用2mm愈合基台前后的垂直向软组织厚度（mm）**

| | 均数（SD） | 标准误（SE） | 中位数 | 最小值 | 最大值 | $P$ |
|---|---|---|---|---|---|---|
| 干预前 | 2.30 (0.26) | 0.08 | 2.50 | 2.00 | 2.50 | 0.05 |
| 安装愈合基台后 | 3.65 (0.41) | 0.13 | 3.75 | 3.00 | 4.00 | |

SD：标准差；SE：标准误

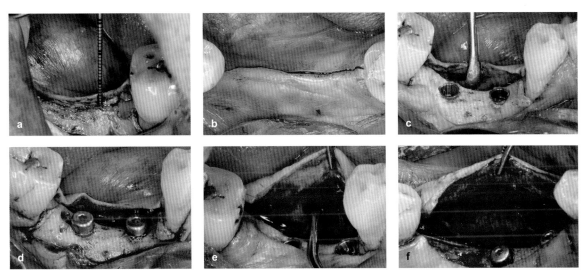

图7-6　（a和b）垂直向组织较薄患者的牙槽嵴顶切口。骨高度不足无法将种植体置于牙槽嵴顶以下。（c）种植体平牙槽嵴植入。（d）安装愈合基台。（e和f）对舌侧瓣进行松弛减张。　　———➤

## 临床证据

为了测试帐篷技术的有效性，作者设计了一个临床对照研究，目的是确定软组织较薄的患者在植入骨水平种植体的同时使用帐篷技术，其垂直向软组织是如何增厚的（厚度为2mm或者更薄；Inkevičius等未发表数据，2019）。在骨水平处植入平台转移的骨水平种植体（Conelog，Camlog，德国），同时安装一个穿龈高度为2mm的愈合基台。舌、颊侧组织瓣减张后，软组织瓣对位缝合并覆盖2mm的愈合基台。2个月的无干扰愈合后进行二期手术，测量所得软组织厚度并与一期手术时软组织厚度测量值进行比较。此时所有种植体上的愈合基台均更换成穿龈高度为4mm的愈合基台，以螺丝固位的氧化锆单冠进行永久修复。

结果显示，手术前垂直向软组织厚度为2.3mm（标准差0.26mm），使用2mm的愈合基台后垂直向软组织厚度为3.65mm（标准差0.41mm），差异有统计学意义（$P < 0.05$）（表7-1）。因此，使用2mm的愈合基台是一种能增加软组织厚度并减少骨丧失的方法（图7-6）。随访1年后，种植体骨丧失仅为0.11mm（标准差为0.14mm）。

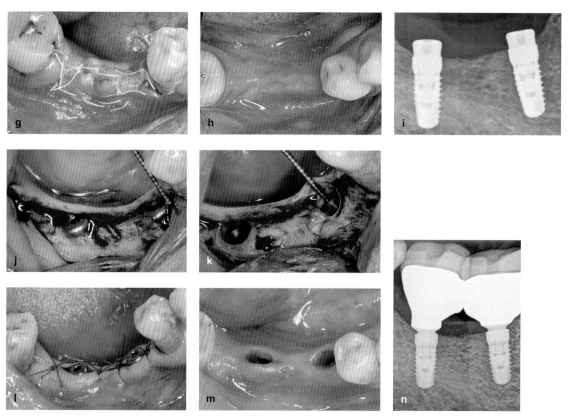

图7-6（续） （g和h）一期愈合良好；无肉眼可见的伤口裂开，软组织形态稳定。（i）影像学显示平齐牙槽嵴顶的种植体和2mm的愈合基台。（j～l）在二期手术中，暴露2mm的愈合基台，并更换为4mm的愈合基台。（m）垂直向软组织厚度明显增加。（n）帐篷技术使种植体周发生0.11mm的骨改建并保持稳定。

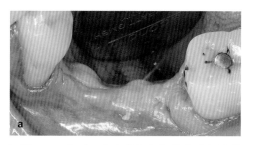
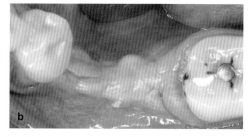

图7-7 （a和b）在软组织极薄的病例中使用穿龈高度为2mm的愈合基台。对该患者而言，使用游离软组织移植术可能获得更理想的垂直向软组织增量。

## 帐篷技术的使用时机

有些情况下不建议使用帐篷技术。例如，如果软组织非常菲薄（≤1mm），2mm高的愈合基台有可能部分或完全暴露在软组织外（图7-7）。因此，极薄的软组织是帐篷技术的禁忌证。

可能会有人问，安装2mm的愈合基台的种植体（即帐篷技术），应该位于骨下还是应该平齐骨面。答案是取决于愈合基台的用途。

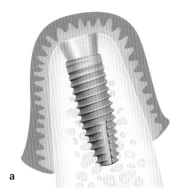
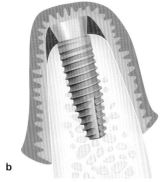

图7-8 （a）在骨下植入的种植体使用2mm的愈合基台，二期手术更容易定位种植体。（b）在帐篷技术中使用的2mm的愈合基台，有助于增加垂直向软组织厚度。

在骨下植入时，愈合基台作用是阻止种植体冠部骨组织长入种植体内部，并不会在垂直方向上增加软组织厚度。在帐篷技术中，愈合基台撑起软组织并防止软组织塌陷（图7-8）。此外，它使二期手术（即暴露种植体）变得很简单。二期手术仅需一个不触及骨组织的半月形小切口，组织受到最轻微的外科创伤，切口愈合迅速。

综上所述，当垂直向软组织厚度较薄（但不小于1mm）且没有足够的骨量进行牙槽嵴修整或进行骨下种植体植入时，可以使用帐篷技术。

## 本章小结

充分的软组织减张和无张力缝合是帐篷技术的重难点。

当其他方法（例如骨平整、牙槽嵴顶下植入、软组织移植）不能使用的时候，帐篷技术可用于增加垂直向软组织厚度。

当软组织厚度为1mm或更薄时，不建议使用帐篷技术。

## 参考文献

[1] Urban I. Principles of vertical and horizontal ridge augmentation in the posterior mandible. In: Vertical and Horizontal Ridge Augmentation: New Perspectives. London: Quintessence, 2017.

[2] Urban I, Traxler H, Romero-Bustillos M, et al. Effectiveness of two different lingual flap advancing techniques for vertical bone augmentation in the posterior mandible: A comparative, split-mouth cadaver study. Int J Periodontics Restorative Dent 2018;38:35–40.

[3] Steigmann M, Salama M, Wang HL. Periosteal pocket flap for horizontal bone regeneration: A case series. Int J Periodontics Restorative Dent 2012;32:311–320.

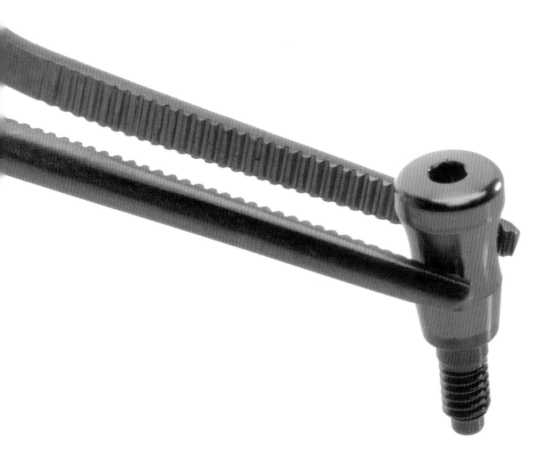

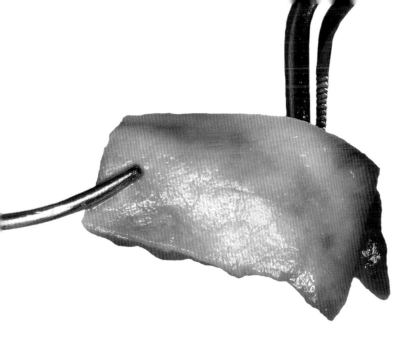

# 垂直向软组织增量

## VERTICAL SOFT TISSUE AUGMENTATION

如果诊断为垂直向软组织较薄并且骨高度不足，仍有增加软组织厚度的方法。帐篷技术是一种选择，但减张和缝合具有较高的技术敏感性，经验不足的临床医生可能会感觉到困难。在这种情况下，必须采用其他方法增加垂直向软组织厚度。以往许多临床研究都集中在种植体周水平向软组织增量上，因为水平向软组织对穿龈轮廓美学至关重要。我们已经成功实现了重现类似天然牙的水平轮廓的目标（图8-1）。解决新的问题需要新的方法，如果目的是在软组织较薄的患者中实现种植体周骨组织的稳定，则需要从水平向的软组织增量改为垂直向的软组织增量。作者的团队是首批建议使用多种来源的软组织移植来增加垂直向软组织高度的团队之一。这是软组织增量方法中一个相当新的方向，至今为止没有足够的相关研究。

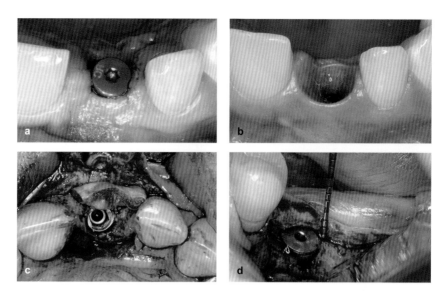

图8-1 （a和b）通过水平向软组织增量技术来实现水平向软组织增量的手术效果是可预期的和令人满意的。现在我们必须通过类似的方法来实现从水平向软组织增量（c）到垂直向软组织增量（d）的转变，这也可以通过类似的方法来实现。

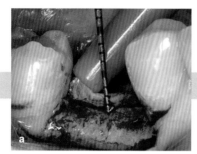 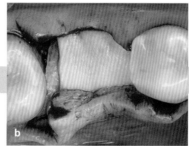 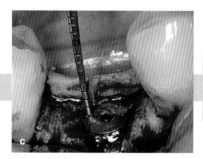

图8-2 使用同种异体膜进行垂直向软组织增量。（a）测量初始软组织厚度。（b）使用同种异体膜进行垂直向软组织增量。（c）软组织愈合后，同一位点显示软组织厚度增加。

该理念很简单：在植入的种植体上覆盖某种移植组织，希望这样可以增加垂直向软组织的厚度（图8-2）。种植体周形成的生物学宽度（BW）类似厚龈生物型一样，这将意味着长期无骨组织丧失。

## 软组织移植

软组织移植被广泛应用于多个二级口腔医学领域。在牙列缺损和牙列缺失的患者中，软组织移植可增加角化组织的面积，同时可增加软组织的体积。1996年，"牙周整形手术（Periodontal Plastic Surgery）"被定义为"为预防或矫正因牙槽骨解剖、发育、创伤或疾病所致的牙龈、牙槽黏膜缺陷而进行的手术[1]。"种植患者的牙周整形手术包括以下内容[2-5]：

- 种植修复体周围附着组织的增量。
- 种植体-修复基台的覆盖。
- 种植体周膜龈组织缺损的修复。

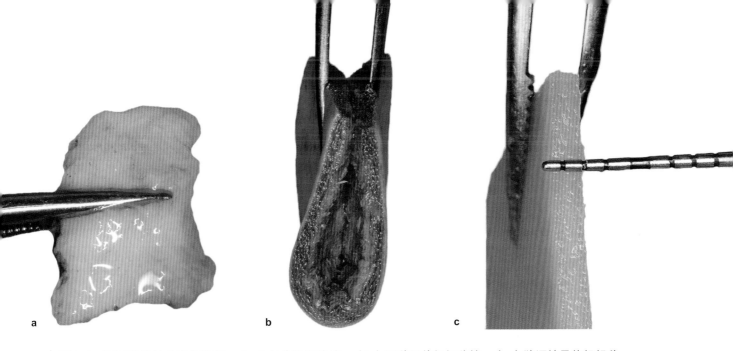

图8-3　不同类型的软组织移植。（a）自体组织移植。（b）同种异体组织移植。（c）猪源性异体组织移植。

- 牙列缺失患者修复前的软组织增量。
- 牙列缺失患者拔牙后缺牙区牙槽嵴的保存与修复。
- 种植体之间或种植体与天然牙之间牙龈乳头的保存或重建。
- 软组织的外科修整。

如您所知，垂直向软组织增量并不被认为是一种可以提高种植体存活率和成功率的方式。在进行垂直向软组织增量之前，临床医生应确定最佳的软组织移植类型（图8-3）。Weisner等[6]最早提出使用取自腭部的自体组织进行垂直向软组织增量（试验组）。与未进行软组织增量组（对照组）相比，试验组的软组织厚度增加了1.3mm，证明取自腭部的软组织，可成功增加垂直向软组织厚度[6]。

这项研究结果显示，垂直向软组织厚度增加了1.3mm，但这并没有带来更好的骨稳定性。事实上，试验组比对照组发生了更多的骨丧失。两组的骨丧失都可以归因于在骨水平植入的种植体没有平台转移。这意味着微间隙和修复基台的微动，与骨组织的稳定性有关，因此软组织厚度在骨丧失的过程中并非起主要作用。该研究恰好说明了为什么零骨丧失种植理念必须同时考虑多种因素。如果植入的种植体是按照他们的设计制作的（见第3章），或者是其他不同设计的种植体（例如那些平台转移和锥度连接的种植体），可能在试验组中会取得更好的骨稳定性。无论如何，研究结果认为游离龈移植不是在垂直向软组织增量过程中避免骨吸收的最佳材料。此外，自体组织移植还会增加患者的不适和导致持续疼痛[7-8]。这种情况需要一种软组织移植的替代方法，既能消除上述缺点，又不受解剖学的限制[9]。随之而来的问题是，以什么替代结缔组织移植？另外，软组织增量应该采用一步法还是两步法？手术时是采用全厚瓣还是半厚瓣？

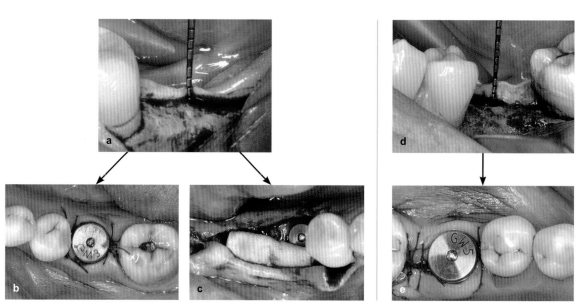

图8-4 垂直向软组织菲薄（a），不做特殊处理（b）或使用膜进行软组织增量（c）。垂直向软组织较厚（d），不做特殊处理（e）。

## 同种异体移植

### 埋置法

最常使用并被批准备案的一个同种异体脱细胞真皮基质（ADM）是商品名为"AlloDerm"的产品。AlloDerm是将捐赠遗体的软组织，经过加工去除真皮细胞，留下再生胶原基质。它给缺损组织提供了恢复健康所需的成分，具有快速愈合的作用和良好的美学效果[10]。

有学者研究了脱细胞真皮基质膜（ADM）的愈合过程。研究结果表明，当植入真皮基质膜后，从血管中渗出的血液含有宿主细胞，宿主细胞随之与基质中的蛋白黏附。宿主细胞对局部环境产生反应，基质被改建为患者自体组织。在根面覆盖手术中，ADM已被批准用于替代自体结缔组织[11]。此外，一项临床试验表明，同种异体脱细胞真皮移植材料在愈合3个月后，显示出与取自患者自体腭部软组织相似的临床和组织学特征[12]。愈

合6个月后，组织学结果显示结缔组织与ADM膜相似[13]。

过去，ADM被成功地用于根面覆盖手术中增加角化组织，加深前庭沟，并用于局部牙槽骨缺损的治疗[14-17]。在这些研究结果的基础上，并考虑到之前研究提示自体组织移植未能获得更理想的骨稳定性，作者的团队决定采用两步手术法对同种异体膜（特别是AlloDerm）进行临床试验[18]。出于以下几个原因选择埋置法：同种异体膜在以往的研究中并未用于软组织增量，埋置法相对来说更加安全，而且两步法手术可以更加精确地测量需要增加的组织量。

这项研究从垂直向软组织测量开始。如果垂直向软组织厚度小于或等于2mm，则认为软组织较薄（图8-5a）。如果黏膜厚度大于2mm，则认为软组织较厚。因此，本研究分为3组（图8-4）：

- A组：在较薄的软组织下进行种植。
- B组：在较薄的软组织下进行种植，种植体植入时同期置入同种异体膜。

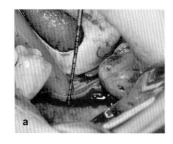
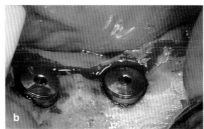
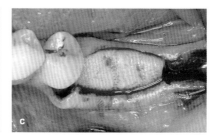

图8-5　B组病例的治疗顺序与随访（菲薄软组织的增量）。（a）初诊时垂直向软组织厚度为2mm。（b）在牙槽嵴上方0.5~1.0mm处植入1颗内连接且非平台转移的种植体。（c）在翻开全厚瓣后，将膜置于暴露的骨组织上，并完全覆盖种植体。（d）第一次进针，缝线穿过全层黏骨膜和移植膜的全层。第二次进针，缝线穿过自体组织，但不穿过膜。出针点应位于第一针缝线的对侧。将组织对位并将膜向骨组织压紧后打结（e）缝合后膜具有良好的稳定性。（f）二期手术切开时，垂直向软组织厚度已增厚到4~5mm。（g）二期手术中安装新的愈合基台。

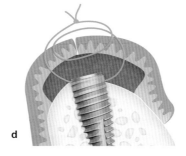
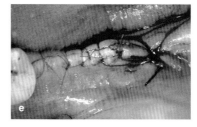
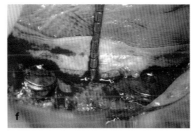
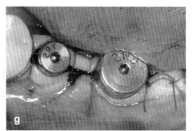

• C组：在较厚的软组织下进行种植。

选择的种植体直径4.6mm，种植体-基台为平台对接，表面激光蚀刻，内部为内六角结构（根形种植体，BioHorizons公司）。种植体植入后，位于牙槽嵴顶上方0.5~1.0mm，并安装覆盖螺丝（图8-5a和b）。B组以AlloDerm对软组织进行增量。用无菌生理盐水浸泡AlloDerm膜10分钟，膜的大小为20mm×40mm，厚度为0.89~1.65mm。然后将膜折叠一次，达到2~3mm的厚度，单独放入植入位点，并固定在种植体上方。膜的近远中覆盖至邻牙，种植体颊侧10mm覆盖膜，舌侧5mm覆盖膜，并完全覆盖种植体（图8-5c）。值得注意的是，需要将两侧全厚皮瓣翻开至黏膜边缘后，将膜直接固定在牙槽嵴上。做骨膜松解切口，软组织瓣进行无张力缝合（图8-5d）。伤口一期愈合良好（图8-5e）。

愈合2个月后，进行二期手术。局部浸润麻醉后，为保留黏膜附着，在牙槽嵴顶的中心切开牙龈。翻起颊侧全厚软组织瓣，用牙周探针测量种植体上方软组织的厚度（图8-5f）。然后，翻开舌侧瓣，将愈合基台安装到种植体上。使用5-0的缝线在无张力情况下将软组织瓣行间断缝合（图8-5g）。在安装愈合基台2个月后，进行种植体上部修复，修复体使用是螺丝固位的金属烤瓷冠。

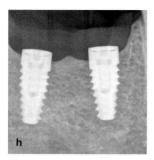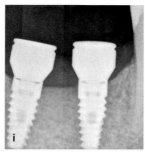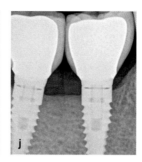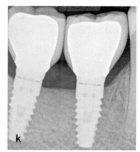

图8-5（续）　（h）种植体植入即刻的影像学检查。（i）愈合2个月后的影像学检查。种植体周没有发生骨丧失。（j）修复治疗后的影像学资料显示，尽管卸下了愈合基台骨组织仍然保持稳定。（k）随访3年的影像学检查。实现了零骨丧失。

**表8-1　随访1年后，各组牙槽骨丧失量[18]**

| 组别 | 近中骨丧失量（mm） | 远中骨丧失量（mm） |
| --- | --- | --- |
| A组：薄龈组（n=34） | 1.65 ± 0.08 | 1.81 ± 0.08 |
| B组：薄龈增量组（n=35） | 0.31 ± 0.04 | 0.34 ± 0.05 |
| C组：厚龈组（n=34） | 0.44 ± 0.05 | 0.47 ± 0.05 |

**表8-2　二步法各组统计学比较[18]***

| 各组对比 | 近中 | 远中 |
| --- | --- | --- |
| A组和B组 | $P < 0.001$ | $P < 0.001$ |
| B组和C组 | $P = 0.117$ | $P = 0.193$ |
| A组和C组 | $P < 0.001$ | $P < 0.001$ |

*粗体表示有统计学意义

放射学评估显示，在1年后的随访中，A组的牙槽骨丧失量为1.74mm，B组的牙槽骨丧失量为0.32mm，C组的牙槽骨丧失量为0.45mm（表8-1和表8-2；图8-5h～k和图8-6）[18]。1986年，Albrektsson等[19]的研究认为1.5mm（0.32～1.74mm）的骨吸收量是正常且不可避免的。

此外，同种异体移植物植入后，软组织厚度平均增加了2.21mm[20]（表8-3）。该研究表明，在种植体植入时，使用ADM材料可以弥补因垂直向软组织厚度不足而不能形成生物学宽度（BW）导致的骨丧失。该研究首次表明了同种异体膜运用于垂直向软组织增量的有效性，并可以显著减少骨丧失[18]。

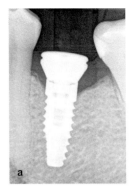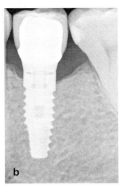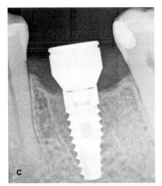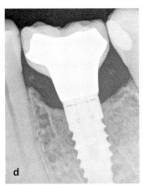

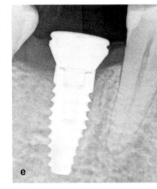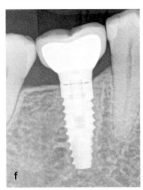

图8-6 种植体植入2月和1年后随访的影像学结果[18]。（a和b）A组，0.9mm和1.73mm的骨丧失量。（c和d）B组，0.2mm和0.32mm骨丧失量。（e和f）C组，0.23mm和0.45mm骨丧失量。

表8-3 使用40ADM膜行垂直向软组织增量术前后软组织厚度对比表[20]

| 软组织厚度（mm） | 均数 ± 标准误 | 标准差 | 中位数 | 最小值 | 最大值 |
|---|---|---|---|---|---|
| 术前厚度 | 1.54 ± 0.08 | 0.51 | 1.75 | 0.5 | 2.0 |
| 增量后厚度 | 3.75 ± 0.09 | 0.54 | 4.0 | 3.0 | 5.0 |
| 增加的厚度 | 2.21 ± 0.14* | 0.85 | 2.0 | 1.0 | 4.5 |

*差异有统计学意义（Mann-Whitney U 检验，$P<0.05$）

## 非埋置法

由于上述研究仅在特定情况下取得成功，尚不清楚是否可以通过不同的手术方法（例如使用带有平台转移的骨水平种植体进行一步法手术）获得类似的结果。因此，开展了一项与之前非常相似的研究，将膜通过非埋置愈合法置于种植体上方，一步法完成种植体植入，并在种植体上直接安装愈合基台[21]。非埋置法中，生物学宽度（BW）的形成在种植体和膜植入后立即开始，而在两

步法的埋置愈合过程中，膜被改建为自体组织，再经二期手术后，才开始有BW的形成（图8-7）。

与先前的研究一样，其中一组菲薄牙龈患者，种植时不进行牙龈增量手术（A组）；另一组菲薄牙龈患者种植时同期进行软组织增量手术（B组）；以及在厚的软组织患者进行种植体植入术（C组）[21]。

根据种植体生产厂家的建议，将直径为4.1mm的带有平台转移的骨水平种植体（Straumann）按一步法在牙槽嵴顶处

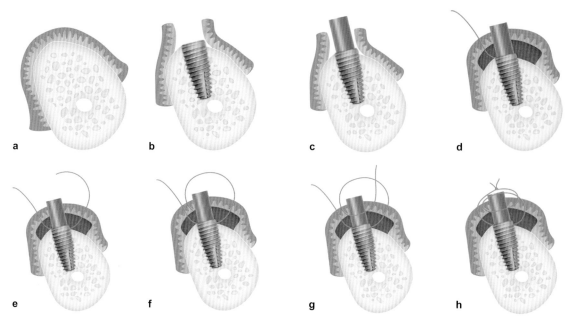

图8-7 （a~h）一步法垂直向软组织增量，种植体周软组织移植和种植体植入示意图。

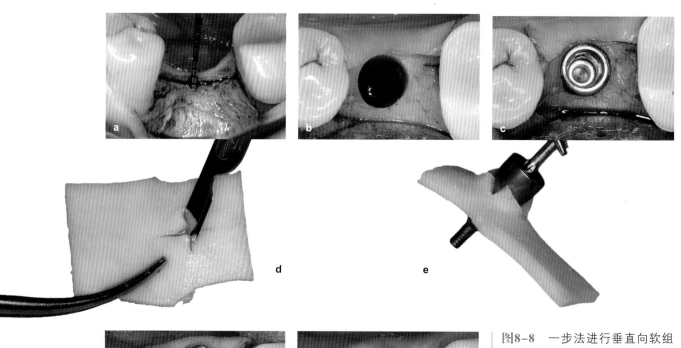

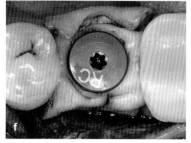

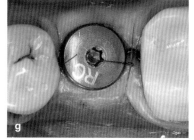

图8-8 一步法进行垂直向软组织增量。（a）测量菲薄的牙槽嵴顶软组织厚度。（b和c）常规制备种植窝，植入带有平台转移和锥度连接的骨水平种植体。（d）在膜上做十字切口。（e）愈合基台起着稳定膜的作用。（f和g）膜就位及缝合后。

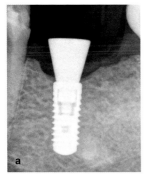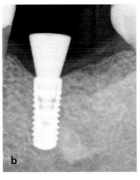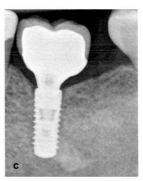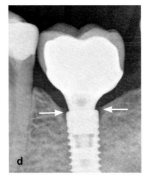

图8-9　A组患者（菲薄的软组织）的牙槽骨的稳定性[21]。种植体植入和修复后可观察到骨逐渐丧失（d图箭头所示）。（a）种植体植入。（b）愈合2个月后。（c）上部修复完成后。（d）随访1年。

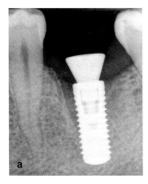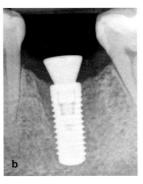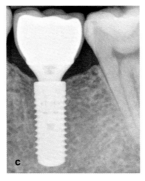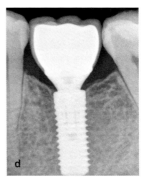

图8-10　B组患者（菲薄的软组织同期行同种异体膜增量）的牙槽骨稳定性[21]。在各个观察节点，种植体周的骨组织都很稳定。（a）种植体植入。（b）愈合2个月后。（c）上部修复完成后。（d）随访1年。

植入，并同期安装愈合基台。将直径为10mm×20mm，厚度为2mm的同种异体膜（Puros Dermis，Zimmer Biomet）用于垂直向软组织增量。为便于操作，用无菌生理盐水处理膜10分钟。膜上以15号手术刀片做一小的十字切口，使其能够安装在愈合基台上。由于膜富有弹性，且膜上的十字切口长度略小于愈合基台直径，这样有利于膜的稳定（图8-8）。

结果表明，初始的黏膜厚度可能是导致牙槽骨病理性丧失的主要因素。与置入了同种异体膜的试验组（B组）相比，初诊时具有较厚软组织的对照组（C组）种植体周骨丧失量最少，但两组种植体周骨丧失量在统计学上并没有显著差异。与置入同种异体膜组（B组）和厚软组织组（C组）相比，菲薄软

组织组（A组）骨丧失更多，且差异有统计学意义。因此可以得出以下的结论：先天较厚的软组织和后天使用同种异体膜增量的软组织，在保持种植体周的牙槽骨稳定性方面没有区别。同理，没有使用同种异体膜的菲薄软组织较难保持骨组织的稳定。将种植体植入于垂直向软组织厚度＜2mm的组织下时（图8-9，图8-10，表8-4和表8-5），预期会发生显著的骨改建[21]。

总结上述两项研究[18,21]，可以得出下述结论（图8-11）。无论种植体的设计如何，菲薄的软组织都会导致骨丧失的发生，而较厚的软组织有利于生物学宽度（BW）的形成，从而避免骨组织的吸收。两项垂直向软组织增量的研究结果均表明，如果以同种异体膜来增加术前菲薄软组织的高度，骨丧失量会

表8-4　随访1年后种植体周牙槽骨吸收量[21]

| 组别 | 近中牙槽骨吸收量（mm） | 远中牙槽骨吸收量（mm） |
|---|---|---|
| A组：薄龈组（n=33） | 1.22 ± 0.08 | 1.14 ± 0.07 |
| B组：薄龈增量组（n=32） | 0.24 ± 0.06 | 0.19 ± 0.06 |
| C组：厚龈组（n=32） | 0.22 ± 0.06 | 0.20 ± 0.06 |

表8-5　二步法各组统计学比较[21]*

| 各组对比 | 近中 | 远中 |
|---|---|---|
| A组和B组 | P < 0.001 | P < 0.001 |
| B组和C组 | P = 0.909 | P = 0.312 |
| A组和C组 | P < 0.001 | P < 0.001 |

*粗体表示有统计学意义

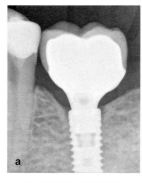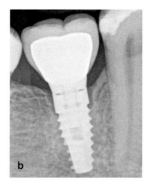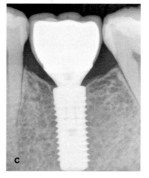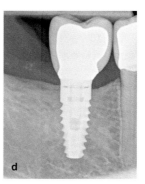
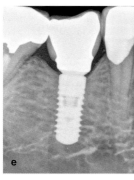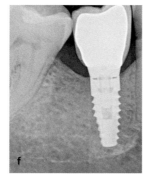

图8-11　对两项临床研究中关于垂直向软组织厚度和软组织增厚进行总结[18,21]。（a和b）两种类型的种植体（平台转移和锥度连接种植体，与平台对接种植体对比）植入在菲薄软组织组患者口内，出现了牙槽骨丧失（1.22mm和1.73mm）。（c和d）对菲薄软组织患者进行垂直向软组织增量后，牙槽骨丧失了0.22mm和0.32mm。（e和f）较厚软组织组发生了0.21mm和0.45mm的牙槽骨丧失。

减少1.5mm。

必须注意的是，三组试验中，具有平台转移和锥度连接的种植体（例如Straumann）比平台对接的种植体（例如BioHorizons）发生的骨丧失量更少。这表明，除了软组织厚度外，种植体的设计也很重要。

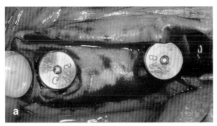
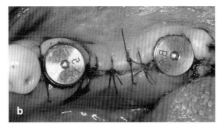
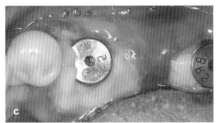
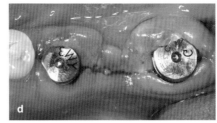
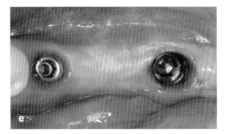

图8-12 同种异体膜（AlloDerm）的临床并发症。（a和b）使用一步法行同种异体膜垂直向软组织增量术。（c）术后10天同种异体移植物发生感染。剪去同种异体移植物的暴露部分，并以0.12%复方氯己定溶液冲洗该部位；延长服用抗生素一周。（d）补救措施促进了愈合。（e）该位点完全愈合。

## 缺点

与其他材料一样，同种异体移植物也有不可避免的缺点。同种异体移植物最明显的缺点是需通过他人捐赠获得，甚至很多国家都不允许使用同种异体材料。此外，有研究表明，同种异体移植物随着时间的推移会明显的缩小，这可能会限制其使用[22]。文献还报告了同种异体移植物愈合中的并发症[20]，包括同种异体移植材料的暴露和感染（图8-12）。

## 异种移植

猪源型异种移植物是解决同种异体移植材料缺点的一种可行的替代物。异种移植材料是来源于猪真皮下结缔组织的胶原基质。

纯化原始组织（即去除所有潜在的免疫原性成分）的过程复杂。纯化后的组织再经冻干法和伽马射线辐射灭菌。整个制备过程没有附加任何交联剂，也没有进行任何化学处理，最后获得平均厚度约为2mm、由胶原和弹性蛋白组成的三维结构稳定的基质。

目前还没有充足的临床数据说明，在垂直向软组织增量中，软组织对猪源性胶原基质反应如何。另外，相关的人体组织学研究十分必要，但相关人体组织学的研究报道甚少。因此，Puišys进行了一项相关研究，以达到下述3个目的（Puišys等，未发表数据，2019年）：

（1）评估猪源性胶原基质在垂直向软组织增量中的临床应用。

（2）测量软组织增量后垂直向软组织厚度的增加量。

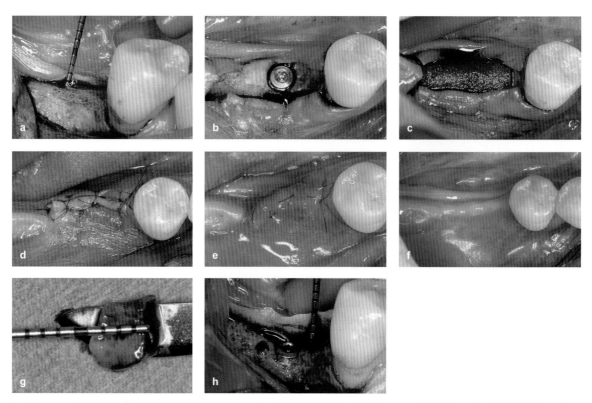

图8-13 以猪源型异种移植材料（Mucoderm）进行垂直向软组织增量。（a）术前。（b）种植体植入后。（c）猪源型胶原基质膜就位于牙槽嵴顶。（d）软组织减张，进行无张力缝合。（e）术后1周（准备拆线时）。（f）术后2月。（g）切取标本用于组织学分析。（h）垂直向软组织平均厚度约为3.45mm。与图（a）中1.65mm的平均厚度相比，厚度增加了1.8mm。

（3）提供异种移植材料的人体组织学分析。

在缺牙区牙槽嵴顶处做一切口，翻开颊侧全厚瓣，用刻度为1mm的牙周探针测量软组织的垂直向厚度。如果垂直向软组织厚度小于或等于2mm，则认为软组织菲薄，并将患者纳入研究。测量后，翻开舌侧全厚瓣，完全暴露种植位点。切透骨膜，为了下一步无张力缝合做好准备。于牙槽嵴顶植入带有平台转移与锥度连接的种植体（Straumann），并即刻安装覆盖螺丝。

以猪真皮下结缔组织制成的天然胶原基质膜（Mucoderm，Botiss Biomaterials），进行垂直向软组织增量（图8-13）。将标准尺寸的膜（即15mm×20mm，厚度2mm）浸

入甲硝唑溶液中20分钟，将其浸润，这使膜更具弹性、易于修整和缝合。然后对膜进行修改，使其与种植体位点相匹配，不与邻牙接触，并将其放置在种植体顶部，膜分别覆盖在种植体边缘外的颊侧和舌侧分别覆盖约10mm和5mm，将种植体完全覆盖，以期获得更好的稳定性。膜就位后，使用6-0缝线（Prolene，Ethicon公司）对软组织瓣进行对位缝合，缝合方法使用交叉褥式缝合法。创口一般能实现一期愈合。

与一期手术一样，翻开颊侧全厚瓣后，以牙周探针测量种植体上方增量后的软组织厚度。从种植体正上方直接切取一块大小为3mm×4mm×1mm的软组织标本行组织病理学检查。将活检标本立即置于4%福尔马林缓

**表8-6　手术前后软组织厚度及统计学分析**

| 组别 | 样本量（例） | 均数（mm）（SD） | 标准误 | 中位数 | 最小值~最大值 | P |
|---|---|---|---|---|---|---|
| 术前 | 20 | 1.65（0.366） | 0.082 | 1.5 | 1~2 | < 0.001 |
| 术后 | 20 | 3.45（0.510） | 0.114 | 3 | 3~4 | |

SD：标准差

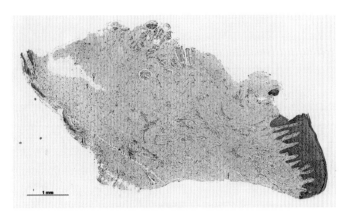

图8-14　组织学表现出理想的组织改建，无排异反应，无炎性细胞，并具有良好的血供。

冲液的密闭容器中进行固定，固定时间不低于24小时，并送至组织病理学实验室。

软组织厚度的平均增加量为1.8mm，增加量与异种胶原基质膜最初2.0mm的厚度非常接近（表8-6）。

组织学分析显示，在所有病例中，异种胶原基质膜在龈下组织中具有良好的生物相容性，无任何炎性反应（图8-14）。在大多病例当中，使用了异种胶原基质膜的区域和周围正常的结缔组织仅有细微差异。在富含细胞和血管的区域，可见成纤维细胞和巨噬细胞，未见重度炎症反应，表明异种胶原基质与患者自身的结缔组织进行了融合。而且，组织中未见多核巨细胞。将胶原基质膜区域的血管计数和患者自身软组织区域的血管计数进行比较分析，发现两者无统计学差异（P=0.48）。胶原基质膜区域的血管计数为（30.43±11.26）/mm²，自身结缔组织血管计数为（39.74±17.15）/mm²（图8-15a）。对胶原基质膜区域和自身结缔组织区域的平均血管化百分比也进行了类似的比较分析（图8-15b）。膜的区域血管化率为（1.87±0.54）%，自身结缔组织血管化率为（1.76±0.19）%，差异无统计学意义（P=0.76）。

研究结果表明，猪源型胶原基质膜可成功用于垂直向软组织增量。根据种植体周黏膜的术前厚度，可以预期垂直向软组织厚度可平均增加1.8mm。在术后2个月内，该材料有望获得良好的临床效果和组织学改建。

根据作者的研究结果，AlloDerm（商品化同种异体膜）可获得最大限度的软组织增量，增加厚度高达2.38mm，而Mucoderm（商品化异种膜）可增加1.8mm的软组织厚度。

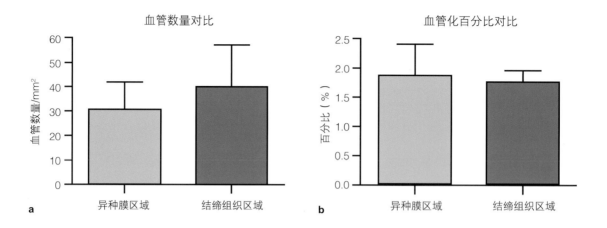

图8-15　组织形态学定量分析结果。（a）每平方毫米内血管计数对比。（b）血管形成百分比对比。

这一差异可以解释为，猪源型种材料比同种异体材料更标准化，其厚度为0.89～1.5mm，有时必须折叠。

作者及其同事认为，软组织厚度增加2mm足矣，无须增加过多。

总之，与其他软组织增量法相比，以非埋置法使用猪源性异种移植材料主要有4个优点：

（1）无须在患者口内开辟供区，可大量获得异种移植材料。

（2）膜是在翻开全厚瓣后放置的，因此无须在受植区对软组织瓣进行分层。

（3）可采用一步手术法。

（4）愈合和融合过程良好。

## 垂直向软组织增量的长期研究数据

与任何治疗一样，十分有必要研究使用软组织替代物进行垂直向软组织增量的长期效果。当然，了解其长期临床效果十分重要，但此法用于临床进行软组织增量的时间并不长。自2012年以来，作者的团队一直在使用成品软组织替代物，但为期5年的相关数据仍尚未公开发表[18]。这些数据足以证明其临床效果，同时出于其他目的使用这类膜，也获得了预期的成功。

这类治疗的成功通常需要面临两个问题：①随着时间的推移，增厚的软组织体积会发生什么变化？②从长远来看（负荷超过1年），增加的软组织是如何影响骨稳定性的？

撰写关于牙槽嵴顶骨组织稳定性的研究时，我们追踪到随访时间最长的患者为7年。虽然相关结果还未公开发表，但到目前为止可得出结论：随着时间的推移，牙槽嵴顶部骨组织的稳定性保持不变。此外，增量后的软组织不仅影响牙槽嵴顶骨组织的稳定性，还影响其之前已提及的某些骨反应，例如骨质的皮质化、骨生长和再矿化。

关于软组织体积又是另外一回事。种植体周软组织一般有收缩和减少的趋势。这一过程也可能也发生在本项研究的患者中；但是，由于在修复时没有软组织体积数据，因此无法确定是否存在软组织的收缩和减少。虽然预期会有一些收缩，但不会对种植体的美观或功能造成影响（图8-16和图8-17）。

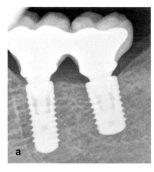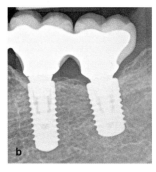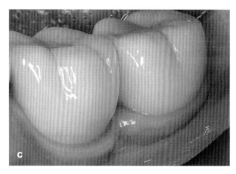

图8-16 软组织替代物应用于垂直向软组织增量的长期随访。（a）2012年植入种植体，同期行软组织增量术。（b）7年后种植体周的牙槽嵴顶骨组织稳定性良好，显示出明显的皮质化迹象。（c）种植体周软组织体积的情况。

图8-17 植入非平台转移和锥度连接的种植体，并同期行软组织增量术，术后随访7年，可见牙槽嵴顶骨组织稳定性良好。（a和b）上部修复完成后的骨组织水平。（c和d）随访7年，可见明显的骨增长和骨皮质化。

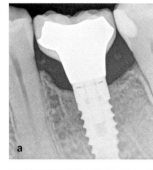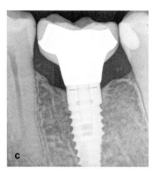
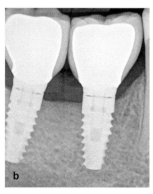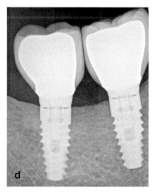

## 软组织增量和种植成功的标准

在讨论垂直向软组织增量时，一个非常常见的问题是垂直向增量的软组织是否会在种植体周形成牙周袋。这完全可以理解，因为几十年来，给临床医生的教导一直是牙周探诊深度（PPD）的增加会给种植体安全带来隐患，尤其当软组织较厚时，PPD更可能增加。因此，该问题需要更深入地探讨。正确而巧妙地运用垂直向软组织增量，不仅不会对种植体周组织的健康构成威胁，反而有利于种植体周组织的健康。

首先，软组织增量仅适用某些临床患者（即薄型垂直向软组织）。作者的临床研究显示，软组织增量后，软组织平均厚度为3.75mm，没有超过4mm的病例。

该数据与Tomasi等的研究结果接近，Tomasi等发现健康和功能良好的种植体周的软组织平均厚度为3.6mm[23]。垂直向软组织增量的作用是重建种植体周生物学宽度所需的软组织。但有一种情况除外，当软组织厚度＞5～6mm，且相邻种植体的骨轮廓较平坦

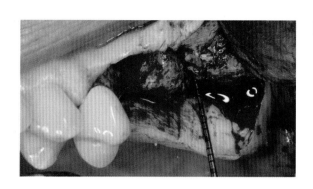

图8-18　牙龈组织太厚，必须降低其厚度。

时，此时需要对软组织量进行减量，以防止缺乏骨支撑的过高的软组织导致的种植体周炎（图8-18）。对患有种植体周炎且牙周探诊深度（PPD）为（5.15±0.68）mm的患者而言，龈下牙周致病菌的数量高于健康人群[24]。也有报道称，深度为6mm龈沟内的厌氧菌群显著高于深度为5mm龈沟内的。众所周知，厌氧菌往往会影响种植体周炎的发展[25]。因此，软组织厚度应不超过5mm。

目前，种植成功的定义有下述3个标准：①每年骨丧失量不超过0.2mm；②牙周探诊深度（PPD）应为5～7mm；③探诊无出血。之前种植成功的标准是基于较早的研究制定的，以前的种植体设计与现在的种植体有所不同，之前的冠修复材料也不具有生物相容性，这些均是需重新制定种植成功的标准的原因。与氧化锆修复体的生物相容性相比，金属烤瓷修复体生物相容性差，在氧化锆材料被广泛应用的今天，当代理念认为氧化锆修复材料可使种植体周的骨组织保持稳定，甚至骨组织随着时间的推移会发生增长。因此，之前的种植成功标准认为种植体功能负荷1年后，发生1.5mm的骨丧失，之后每年缓慢骨丧失，该标准是基于过去的研究所提出，现在应摒弃。

牙周探诊深度（PPD）是影响软组织增量的另一个重要因素。我们认为种植体周探诊深度应该为5～7mm，任何更深的牙周探诊深度都有可能诱发种植体周炎。测量天然牙牙周探诊深度十分明确，但测量种植体牙周探诊深度更为复杂。理想的情况下，可以将种植体周的垂直向软组织厚度描述为3～4mm。但是，如果修复体是近远中较大的磨牙牙冠，此时牙周探针需以45°角进行探诊才能触及近远中相对较小的种植体，此时牙周探诊深度可能>7mm，比软组织的垂直向厚度大（图8-19）。这明显与天然牙的牙周探诊不同，天然牙探诊时探针几乎可以垂直插入龈沟内。

另外，有时种植体龈缘到种植体颈部的距离要明显大于软组织厚度。生物学宽度一般需要3～4mm厚的垂直向软组织，但对于牙槽骨呈扇贝形的上前牙，其探诊深度有时可达11mm。一般而言，即刻种植时，为获得良好的初始稳定性，会将种植体植入相对较深的位置，但没有数据表明，即刻种植发生种植体周疾病概率更高。实际上，软组织厚度应为龈缘到最近的牙槽骨之间的距离，而不是龈缘到种植体颈部之间的距离（图8-20）。

炎症的最初症状之一是探诊出血，因此种植成功的标准之一是无探诊出血。此外，如果临床检查发现探诊出血、牙周溢脓，并且影像学检查提示牙槽骨吸收，此时必须高

图8-19 （a）天然牙的探诊和种植体的探诊之间的差异。（b）种植体周的软组织垂直向高度约为5mm；邻近天然牙的牙槽骨保证了局部状态的稳定性。（c）在游离端缺牙的情况下，远中种植体周的软组织厚度应＞5mm。

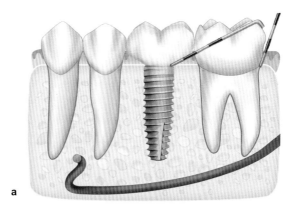

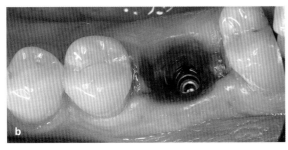

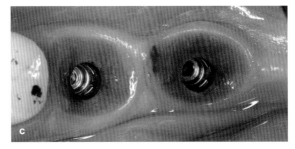

图8-20 （a）种植体龈缘到种植体颈部距离非常深；但是龈缘到最近的牙槽骨的距离远小于龈缘到种植体颈部的距离。（b）此类的较深的牙周探诊深度不会导致软组织问题。

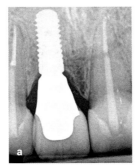

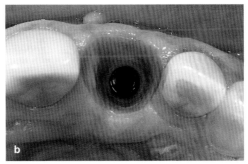

度重视。如果骨组织稳定，探诊出血并不一定有问题。探诊可能破坏修复体和结缔组织之间的上皮结合，也可能导致出血。相关情况将在氧化锆修复体的章节中进行详细讨论。

## 本章小结

可使用多种方法进行有效的垂直向软组织增量，增量后的软组织可最大限度减少骨丧失。

可依据种植体的初始稳定性、移植物的来源和临床医生的喜好，选择使用一步法或两步法进行垂直向软组织增量。

目前推荐使用猪源型异种移植材料。

多种移植材料均可达到2mm的预期垂直向增量。

垂直向软组织增量后，厚度达4mm的软组织不会导致种植体周炎的发生；不建议垂直向软组织增量后的软组织厚度超过5mm。

# 参考文献

[1] Wennström JL. Mucogingival therapy. Ann Periodontol 1996;1:671–701.

[2] Seibert JS. Reconstruction of deformed, partially edentulous ridges, using full thickness onlay grafts. Part I. Technique and wound healing. Compend Contin Educ Dent 1983;4:437–453.

[3] Studer SP, Lehner C, Bucher A, Schärer P. Soft tissue correction of a single-tooth pontic space: A comparative quantitative volume assessment. J Prosthet Dent 2000;83:402–411.

[4] Jung RE, Siegenthaler DW, Hämmerle CH. Postextraction tissue management: A soft tissue punch technique. Int J Periodontics Restorative Dent 2004;24:545–553.

[5] Prato GP, Cairo F, Tinti C, Cortellini P, Muzzi L, Mancini EA. Prevention of alveolar ridge deformities and reconstruction of lost anatomy: A review of surgical approaches. Int J Periodontics Restorative Dent 2004;24:434–445.

[6] Wiesner G, Esposito M, Worthington H, Schlee M. Connective tissue grafts for thickening peri-implant tissues at implant placement. One-year results from an explanatory split-mouth randomised controlled clinical trial. Eur J Oral Implantol 2010;3:27–35.

[7] Griffin TJ, Cheung WS, Zavras AI, Damoulis PD. Postoperative complications following gingival augmentation procedures. J Periodontol 2006;77:2070–2079.

[8] Del Pizzo M, Modica F, Bethaz N, Priotto P, Romagnoli R. The connective tissue graft: A comparative clinical evaluation of wound healing at the palatal donor site. A preliminary study. J Clin Periodontol 2002;29:848–854.

[9] Soileau KM, Brannon RB. A histologic evaluation of various stages of palatal healing following subepithelial connective tissue grafting procedures: A comparison of eight cases. J Periodontol 2006;77:1267–1273.

[10] Jayavel K, Swaminathan M, Kumar S. Ridge augmentation and root coverage using acellular dermal matrix: A case report. Dent Res J (Isfahan) 2010;7:88–91.

[11] Gapski R, Parks CA, Wang HL. Acellulsar dermal matrix for mucogingival surgery: A meta-analysis. J Periodontol 2005;76:1814–1822.

[12] Silverstein LH, Gornstein RA, Callan DP. The similarities between an acellular dermal allograft and a palatal graft for tissue augmentation: A clinical case. Dent Today 1999;18:76–79.

[13] Cummings LC, Kaldahl WB, Allen EP. Histologic evaluation of autogenous connective tissue and acellular dermal matrix grafts in humans. J Periodontol 2005;76:178–186.

[14] Wei PC, Laurell L, Geivelis M, Lingen MW, Maddalozzo D. Acellular dermal matrix allografts to achieve increased attached gingiva. Part 1. A clinical study. J Periodontol 2000;71:1297–1305.

[15] Aichelmann-Reidy ME, Ykna RA, Evans GH, Nasr HF, Mayer ET. Clinical evaluation of acellular allograft dermis for the treatment of human gingival recession. J Periodontol 2001;72:998–1005.

[16] Batista EL Jr, Batista FC. Managing soft tissue fenestrations in bone grafting surgery with an acellular dermal matrix: A case report. Int J Oral Maxillofac Implants 2001;16:875–879.

[17] Harris RJ. Soft tissue ridge augmentation with an acellular dermal matrix. Int J Periodontics Restorative Dent 2003;23:87–92.

[18] Linkevičius T, Puišys A, Linkevičienė L, Pečiulienė V, Schlee M. Crestal bone stability around implants with horizontally matching connection after soft tissue thickening: A prospective clinical trial. Clin Implant Dent Relat Res 2015;17:497–508.

[19] Albrektsson T, Zarb G, Worthington P, Eriksson AR. The long-term efficacy of currently used dental implants: A review and proposed criteria of success. Int J Oral Maxillofac Implants 1986;1:11–25.

[20] Puišys A, Vindašiūtė E, Linkevičienė L, Linkevičius T. The use of acellular dermal matrix membrane for vertical soft tissue augmentation during submerged implant placement: A case series. Clin Oral Implants Res 2015;26:465–470.

[21] Puišys A, Linkevičius T. The influence of mucosal tissue thickening on crestal bone stability around bone-level implants. A prospective controlled clinical trial. Clin Oral Implants Res 2015;26:123–129.

[22] Schmitt CM, Moest T, Lutz R, Wehrhan F, Neukam FW, Schlegel KA. Long-term outcomes after vestibuloplasty with a porcine collagen matrix (Mucograft®) versus the free gingival graft: A comparative prospective clinical trial. Clin Oral Implants Res 2016;27:e125–e133.

[23] Tomasi C, Sanz M, Cecchinato D, et al. Bone dimensional variations at implants placed in fresh extraction sockets: A multilevel multivariate analysis. Clin Oral Implants Res 2010;21:30–36.

[24] Mombelli A, Marzer M, Gaberthüel T, Grunder U, Lang NP. The microbiota of osseointegrated implants in patients with a history of periodontal disease. J Clin Periodontol 1995;22:124–130.

[25] Misch CE. An implant is not a tooth: A comparison of periodontal indices. In: Dental Implant Prosthetics. St Louis: Elsevier, 2015:46–65.

# 种植体周附着组织

## ATTACHED TISSUES AROUND DENTAL IMPLANTS

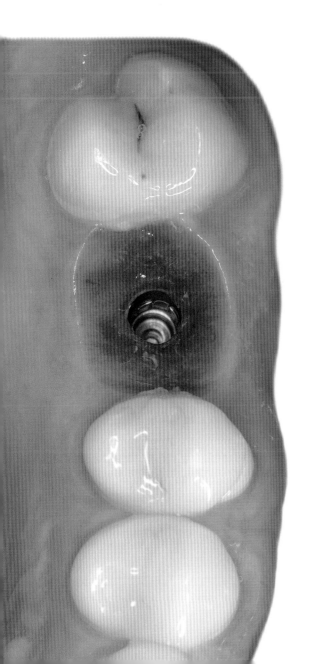

### 附着组织的必要性

与垂直向（即牙槽嵴上方）软组织厚度一样，附着角化组织是维持种植体周骨稳定的一个非常重要的生物学因素。众所周知，由骨吸收导致的牙槽嵴高度降低可能会对植入后的种植体造成不利的影响，这与垂直向软组织厚度相关，最新的观念认为附着角化组织也会影响牙槽骨的稳定性。因为当膜龈交界处到牙槽嵴顶的距离缩短时，角化龈也会减少[1]。当种植修复完成后，软组织应理想地黏附在种植部件上，防止细菌和菌斑进入种植体周的间隙中，从而保护种植体和修复体。

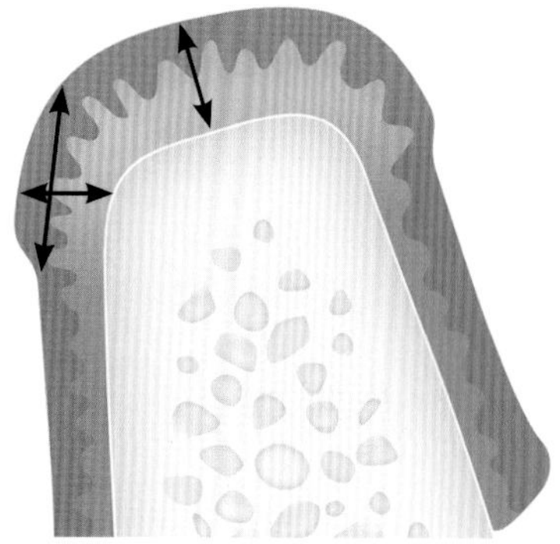

垂直向软组织厚度

附着组织

水平向软组织
厚度

图9-1 附着组织的测量，附着组织与垂直向软组织厚度的关系。

多项研究表明，具有足够宽度和高度的角化组织时，种植体的存活率更高，种植体周黏膜更健康，美学效果也更理想[2-4]。然而，最近的两篇综述认为，无足够的证据证明角化组织宽度对种植体存活率和黏膜退缩有影响[5-6]。至少这个问题在文献中没有得到确定的回答。尽管缺乏强有力的科学证据，但临床医生们倾向于认为，附着组织不足迟早会导致软组织并发症，甚至是骨组织并发症的发生。

图9-1为附着组织测量示意图。由于牙槽骨从顶部到基底部是一个延续性的形态，牙槽嵴顶往往表现为一个斜坡面，所以测量垂直向软组织厚度时，其底部是一个斜面。此斜面上方的软组织应该是理想的角化龈附着区，至少该处的软组织是不能移动的。不能移动的特点为组织黏附到种植体部件上提供了保障，并在种植体周组织和修复体之间起到良好的封闭作用（图9-2和图9-3）。无软组织附着处的牙槽骨发生骨丧失的机制还不明确，但有一种理论认为，如果种植体周附着的黏膜不足，患者在进行咀嚼、交谈和其他会使软组织发生移动的动作时，种植体周会发生"泵效应"。如果发生了泵效应，细菌、菌斑，以及小的食物残渣均可能被泵

入种植体周间隙中。种植体周的封闭性进一步下降，从而造成感染和封闭性下降的恶性循环，最终导致牙槽骨丧失。由此可见，因垂直向软组织菲薄而导致的骨丧失和缺少附着组织而导致的骨丧失是两种不同的病理过程。也有人认为，如果患者能保持良好的口腔卫生，便能将附着组织对种植体的影响降到最小。然而，如果种植牙周围角化组织不足，患者会因敏感而很难做好口腔卫生工作。随之而来的是发生炎症和上述的不良结果。

事实上，并非所有的研究都认为附着角化黏膜是维持种植体周骨稳定性的必要条件。Wennström和Derks的研究则认为，未发现角化组织不足与骨丧失或种植体存活率及成功率存在关联[7]。

## 足量的附着组织是多少？

尽管缺乏一致性意见，从种植体周黏膜质量角度考量，还不清楚被覆黏膜（即未角化或未附着的黏膜）是否具有作为适当屏障组织的功能[8-9]。但人们普遍认为，在种植体周需要有一个"适当"的角化黏膜区，以防止软组织退缩以及有利于口腔卫生的清洁[10-14]。

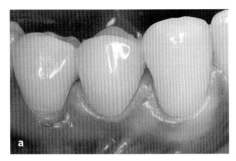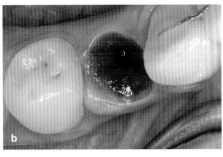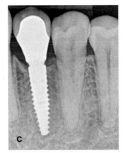

图9-2 （a~c）单颗种植修复体周围角化黏膜充足的临床实例。颊舌向具有足量的不可移动的软组织，其与氧化锆基的修复体形成紧密接触。同时本病例垂直向软组织高度十分理想，角化黏膜充足和垂直向软组织理想是牙槽骨长期稳定性的生物学因素。

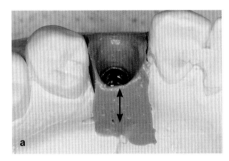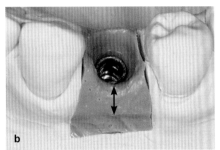

图9-3 从模型上展示附着角化组织的区域，该区域组织在口腔行使功能时是不能移动的。（a）舌侧观。（b）颊侧观。

此外，Block和Kent认为，角化组织可阻止因牙菌斑所致的炎症性骨吸收[15]。因此，有人主张"如果没有足量的角化组织，在种植手术前应行膜龈手术以获取足量的角化组织[13]。"下一个问题是多少量的角化龈可以维持牙槽骨的稳定性。最少组织量是多少？最佳组织量是多少？其中一个观点认为颊舌向至少有4mm的附着组织才能保持牙槽骨的稳定。而一项关于角化黏膜宽度与软组织健康关系的研究表明，一般认为"适当"的角化黏膜量为2mm[16]。由于所有文献均未能量化角化组织，因此决定种植体周角化龈的增加量，仍取决于临床医生的判断以及手术和修复治疗计划。

## 重建充足的软组织

假设附着龈是必要的，或者至少可以维持骨的稳定，那么临床医生应对于没有足够角化组织的患者该如何治疗呢？为了解决这个问题，图9-4展示了一个临床病例，该患者角化组织明显不足。牙龈萎缩导致灰色的钛基底肉眼可见，影像学上可见明显的牙槽骨丧失。为解决安全隐患，拟行游离龈移植术。为了获得最佳的治疗效果，临床医生必须了解骨丧失的病因和过程。具体而言，有必要区分骨组织的吸收和脱矿。脱矿是指矿物质从有机基质中丢失，在影像学上表现为骨丧失，实际上骨组织未丧失，只是矿化程度降低。在骨组织脱矿时，如果条件发生改善，有可能看到骨的再矿化，在影像学上又可再现骨组织。

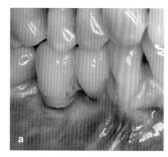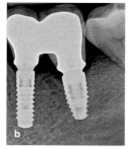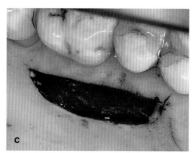

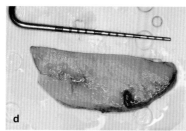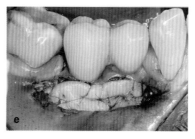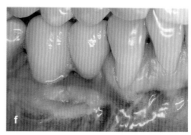

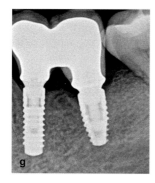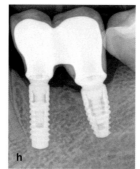

**图9-4** （a和b）种植体周的缺乏附着龈，并且软组织可移动。（c~f）用游离的角化组织进行移植以形成不可移动的附着组织，理想情况下可促进骨组织再矿化。（g和h）手术后，不可移动的软组织增多，同时牙槽骨的再矿化证明牙槽骨获得了更好的稳定性。

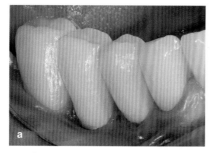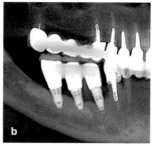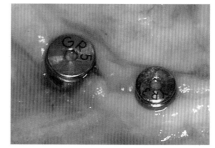

**图9-5** （a）该患者种植体周无附着组织。（b）在这种情况下，种植失败与种植体的脱落只是时间问题。

**图9-6** 该患者近中种植体具有足量的附着组织，但远中种植体附着组织不足，周围黏膜可移动。远中种植体应进行软组织增量。

　　注意，切忌翻开全厚软组织瓣，否则会暴露种植体与基台的连接部分。应该采用半厚瓣的方法，因为骨组织的暴露可能会影响种植体周骨组织，并妨碍骨的再矿化。为了保证手术效果，应从腭部或上颌结节处获取结缔组织移植，且种植体周也不能翻瓣。

　　修复体应保留在原位不动以利于瓣的精准就位。如果进行了角化龈移植后情况还得不到控制，不管其他因素是否有利于牙槽骨的稳定，种植都可能失败（图9-5和图

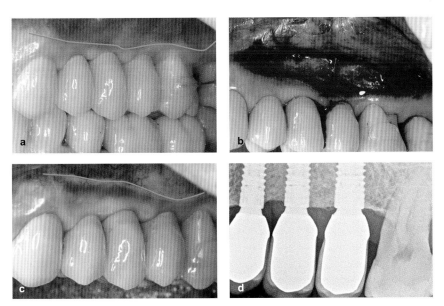

图9-7　通过根向复位瓣重建附着角化组织。（a）种植体周不可移动的软组织不足，膜龈联合（蓝线）距离种植体龈缘太近。（b）切开后，翻开黏骨膜瓣，在距切口根尖约7mm处缝合。创面在愈合过程中保持开放状态。（c）形成了新的膜龈联合（蓝线），可见形成了新的角化组织。（d）7年后牙槽骨稳定性良好。

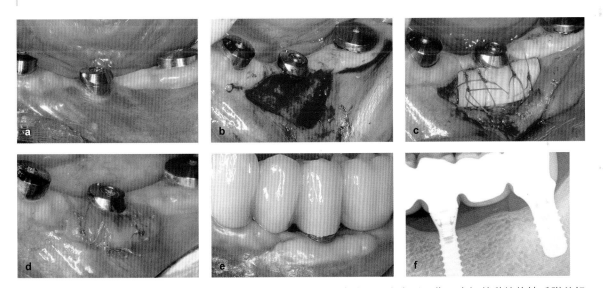

图9-8　使用游离龈移植重建不可移动的软组织。（a）种植体植入和愈合后，位于中间的种植体缺乏附着组织。（b）切开牙龈，翻开半厚瓣，切口的位置根据预期的膜龈联合来确定。（c）从上腭切取游离龈，修形后缝合至新的膜龈联合处。（d）术后2周。（e和f）术后5年。足量的不可移动的软组织保证了长期的骨稳定性。

9-6）。

　　当然，最好的方法是在种植体植入同期重建附着组织，从而预防骨丧失的发生。传统增加角化组织的方法包括：①根向复位瓣（Apically Positioned Flap，APF）（图9-7）；②根向复位瓣与自体组织移植相结合；③根向复位瓣与同种异体或异种组织移植材料相结合[17-19]（图9-8）。

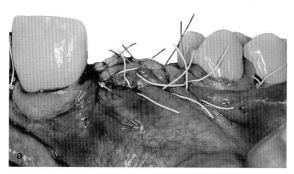

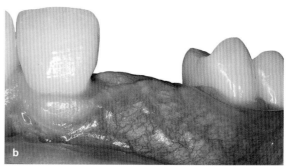

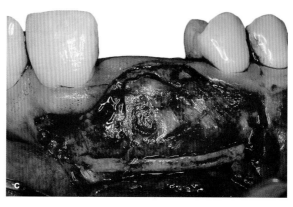

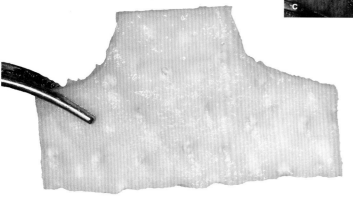

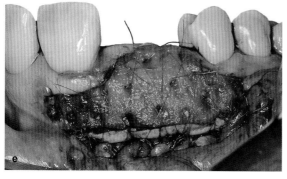

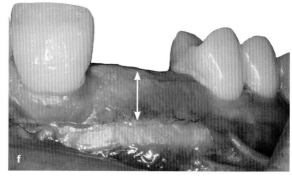

**图9-9** 垂直向骨增量后附着龈不足，采用Urban Strip技术进行猪源型异种软组织移植[20]。（a）垂直向骨增量后，软组织瓣充分减张后，拉向冠方覆盖骨增量材料。（b）创面良好的封闭，有利于新骨形成，但术区的附着组织变得更少。（c）术后4月，再行二次软组织手术，切开骨膜后，翻开半厚瓣。（d）将猪源型异种软组织移植材料（Mucoderm, Botiss Biomaterials）就位于术区。（e）将移植材料缝合于骨膜上，待自体黏膜对移植材料进行改建。（f）愈合2个月后，新的附着龈组织已经形成［箭头，与图（b）相比）］。

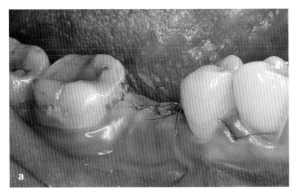
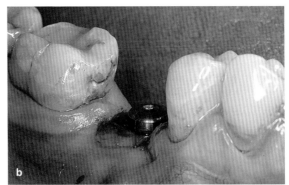
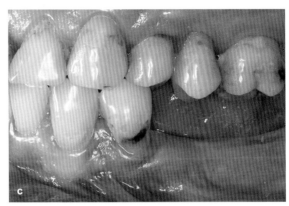

图9-10 充足的垂直向软组织厚度或单独的附着龈组织增量不能保证不出现与生物因素相关的骨丧失。（a）垂直向软组织增量后可观察到较厚的牙槽嵴顶软组织。（b）二期手术显示没有附着龈组织。（c）无论附着龈有多少，较薄的牙槽嵴顶软组织都会导致骨丧失。

用于重建附着组织的材料很重要，能否获得结缔组织是手术成功的金标准。结缔组织非常重要，因为它形成的组织既能形成附着又能角化，获得角化组织和形成附着也是该手术的目的。联合使用自体组织移植与猪源型异种移植材料也能达到同样的手术目的。通过使用异种移植材料可获得不可移动的附着黏膜，但获得的附着黏膜不能角化。目前尚不清楚角化组织不足是否会带来不利影响，但异种移植材料在伦理上具有明显优势（图9-9）。

## 附着软组织和垂直向软组织的厚度

如第4章所述，垂直向软组织厚度是影响牙槽骨稳定性的因素之一。想要获得关于垂直向软组织厚度的可靠研究结果，必须排除牙龈附着组织不足的干扰，才能单独证明垂直向软组织厚度对骨稳定性的重要性。这并不意味着两者无关联性，两者是位于不同解剖区域的独立的生物学因素（图9-1）。垂直向软组织厚度和附着龈都很重要，如果其中一个足量，而另一个缺乏，骨组织仍然可能会丧失（图9-10）。

过去，在垂直向软组织厚度被确定为一个单独的因素之前，学者们并没有区分垂直向软组织厚度和附着组织，甚至有的学者混淆了两者。虽然临床上如果仅由单一的因素来控制以保证最好的结果肯定会更容易，但这却不现实，确保成功的最好方法是要有全局观，整体考虑所有相关因素以及它们之间的关系。

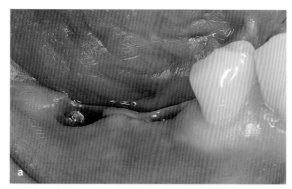

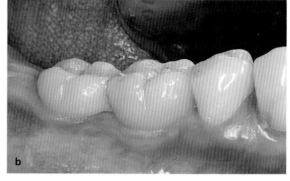

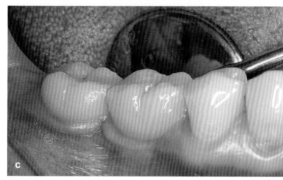

图9-11　螺丝固位的氧化锆修复体有利于角化组织的进一步形成。（a）附着组织缺乏，尤其是远中种植体缺乏附着组织。（b）氧化锆修复体就位时，与周围软组织密贴。（c）1年后随访，种植体周有足量不可移动的软组织，无须行软组织手术。

## 修复体对角化黏膜的有利影响

临床经验表明，在部分患者中，种植体周的附着组织或不可移动的组织，可以通过最终的氧化锆修复体来诱导或改善，从而避免复杂的软组织手术（图9-11）。修复材料的性能可能会影响效果，其确切机制尚不清楚。第17章～第20章会更详细地探讨这个话题。

## 本章小结

附着龈和垂直向软组织是维持嵴顶骨稳定的重要又不同的两个因素。

种植体的颊侧和舌侧至少应存在2mm的附着组织。这个标准被作为作者所有研究的纳入因素。

结缔组织移植材料和猪源型异种移植材料均可用于重建附着组织。

# 参考文献

[1] Mericske-Stern R, Steinlin Schaffner T, Marti P, Geering AH. Peri-implant mucosal aspects of ITI implants supporting overdentures. A five-year longitudinal study. Clin Oral Implants Res 1994;5:9–18.

[2] Adell R, Lekholm U, Rockler B, et al. Marginal tissue reactions at osseointegrated titanium fixtures (I). A 3-year longitudinal prospective study. Int J Oral Maxillofac Surg 1986;15:39–52.

[3] Artzi Z, Tal H, Moses O, Kozlovsky A. Mucosal considerations for osseointegrated implants. J Prosthet Dent 1993;70:427–432.

[4] Langer B. The regeneration of soft tissue and bone around implants with and without membranes. Compend Contin Educ Dent 1996;17:268–270.

[5] Esposito M, Grusovin MG, Maghaireh H, Coulthard P, Worthington HV. Interventions for replacing missing teeth: Management of soft tissues for dental implants. Cochrane Database Syst Rev 2007;(3):CD006697.

[6] Cairo F, Pagliaro U, Nieri M. Soft tissue management at implant sites. J Clin Periodontol 2008;35(8 suppl):163–167.

[7] Wennström JL, Derks J. Is there a need for keratinized mucosa around implants to maintain health and tissue stability? Clin Oral Implants Res 2012;23(suppl 6):136–146.

[8] Zarb GA, Schmitt A. The longitudinal clinical effectiveness of osseointegrated dental implants: The Toronto study. Part III: Problems and complications encountered. J Prosthet Dent 1990;64:185–194.

[9] Warrer K, Buser D, Lang NP, Karring T. Plaque-induced peri-implantitis in the presence or absence of keratinized mucosa. An experimental study in monkeys. Clin Oral Implants Res 1995;6:131–138.

[10] Schroeder A, van der Zypen E, Stich H, Sutter F. The reactions of bone, connective tissue, and epithelium to endosteal implants with titanium-sprayed surfaces. J Maxillofac Surg 1981;9:15–25.

[11] Buser D, Weber HP, Lang NP. Tissue integration of non-submerged implants. 1-year results of a prospective study with 100 ITI hollow-cylinder and hollow-screw implants. Clin Oral Implants Res 1990;1:33–40.

[12] ten Bruggenkate CM, Krekeler G, van der Kwast WA, Oosterbeek HS. Palatal mucosa grafts for oral implant devices. Oral Surg Oral Med Oral Pathol 1991;72:154–158.

[13] Meffert RM, Langer B, Fritz ME. Dental implants: A review. J Periodontol 1992;63:859–870.

[14] Rapley JW, Mills MP, Wylam J. Soft tissue management during implant maintenance. Int J Periodontics Restorative Dent 1992;12:373–381.

[15] Block MS, Kent JN. Factors associated with soft- and hard-tissue compromise of endosseous implants. J Oral Maxillofac Surg 1990;48:1153–1160.

[16] Lang NP, Löe H. The relationship between the width of keratinized gingiva and gingival health. J Periodontol 1972;43:623–627.

[17] Friedman N. Mucogingival surgery. The apically repositioned flap. J Periodontol 1962;33:328–340.

[18] Edel A. Clinical evaluation of free connective tissue grafts used to increase the width of keratinised gingiva. J Clin Periodontol 1974;1:185–196.

[19] Yukna RA, Sullivan WM. Evaluation of resultant tissue type following the intraoral transplantation of various lyophilized soft tissues. J Periodontal Res 1978;13:177–184.

[20] Urban I. Mucogingival surgery after bone augmentation. In: Urban I. Vertical and Horizontal Ridge Augmentation: New Perspectives. London: Quintessence, 2017:211–240.

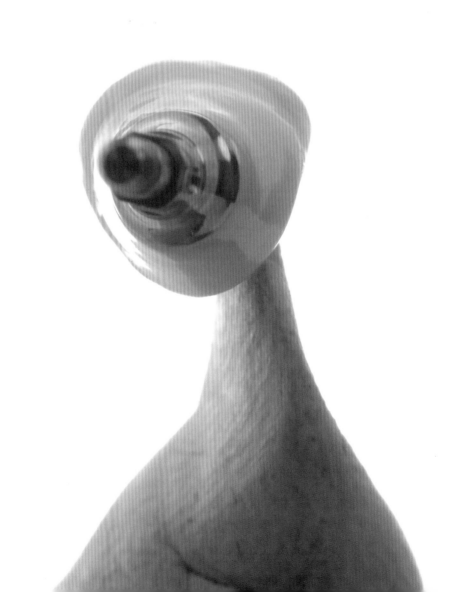

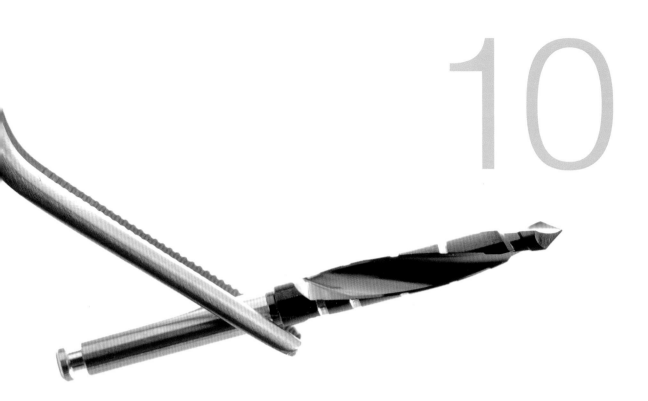

# 种植体植入的实用建议

## PRACTICAL RECOMMENDATIONS FOR IMPLANT PLACEMENT

第4章~第8章阐明了垂直向软组织厚度对于种植成功的重要性，以及在必要时增加软组织厚度的方法。部分方法已被科学研究所证实，而另一些方法虽然还有待进一步的研究，但已在临床实践中显示出巨大的前景。随着市场上新材料的出现和更多长期研究的完成，相应的治疗建议也随之不断革新。作者目前推荐的种植体是具有平台转移和锥度连接的骨水平种植体。当然，这并不意味着不应该使用其他类型的种植体，而是说这类种植体可适用于大多数临床情况。此外，我们还总结并优化了软组织增量的临床方案（即Puišys & Linkevičius方案），该方案几乎囊括了所有需要增加软组织厚度的情况，可以为超过90%的

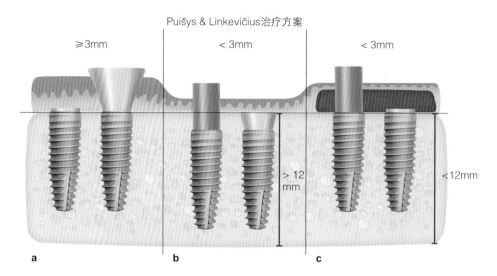

图10-1　不同临床情况的3种推荐方案的总结。（a）有足够的垂直向软组织厚度（即3mm或以上）。（b）垂直向软组织厚度＜3mm，可用骨高度＞12mm。（c）垂直向软组织厚度＜3mm，可用骨高度＜12mm。

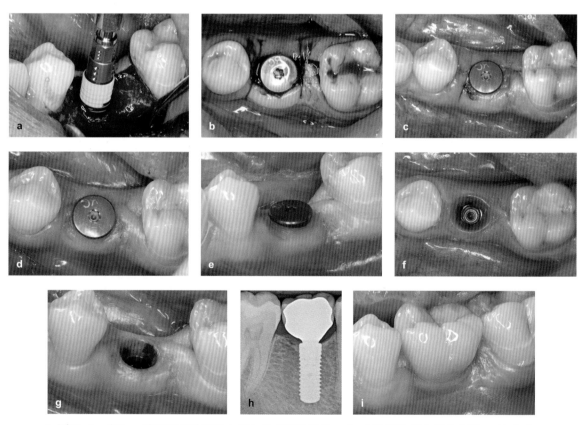

图10-2　在3mm或更厚的软组织中植入骨水平种植体。（a）种植体植入于骨水平。（b）在手术结束即刻安装愈合基台。（c）术后7天拆除缝线后的临床图像。（d和e）植入2个月后软组织愈合情况。（f和g）软组织愈合良好，生物学宽度已形成。（h）5年后，不仅没有骨丧失，反而发现了局部的皮质骨化，这是厚型软组织生物型的特征。（i）螺丝固位氧化锆冠在实现软组织附着方面起着非常重要的作用，这将在本书的第二部分进行讨论。

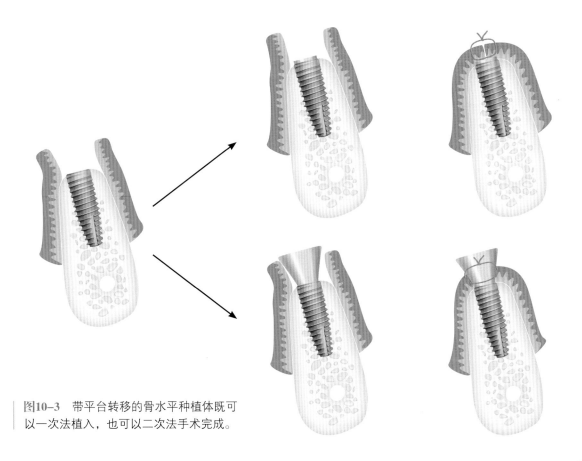

图10-3 带平台转移的骨水平种植体既可以一次法植入，也可以二次法手术完成。

临床病例提供理想的解决方案。临床上患者最可能出现的3种基本情况，针对每种情况都有不同的推荐解决方案（图10-1）。

## 垂直向软组织充足

最简单的治疗场景就是当缺牙区垂直向软组织厚度达到3mm时，我们仅需要根据厂商建议，常规植入种植体（图10-2）。推荐选择具有平台转移的种植体，并将其植入到骨水平。

如果种植体的初始稳定性能达到25N·cm，就可以选择一次法手术，即种植即刻同期安放愈合基台并暴露于口腔；否则，则需要选择埋入式愈合（图10-3）。当选择埋入式愈合时，需要在种植体完成骨结合后，进行二期手术来暴露种植体。

当软组织高度充足时，植入深度取决于种植体设计（图10-4）。带有平台转移的种植体可植于牙槽嵴顶或略低骨平面。植入软组织水平种植体（带有1.8mm甚至更高的光滑颈）时，要注意不能让抛光部位与骨组织接触。非平台转移的种植体应植到骨水平上方，以保证光滑颈（如果有的话）和种植体-基台连接处位于骨水平之上。

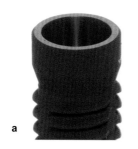 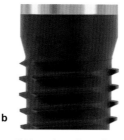 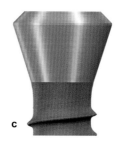

a     b     c

图10-4　在厚型垂直向软组织中，种植深度取决于种植体设计。（a）将具有平台转移和锥度连接的骨水平种植体植入骨水平或略低于骨平面。（b）非平台转移、无锥度连接的种植体应在略高于牙槽嵴顶的位置植入，确保光滑颈与种植体–基台连接处位于骨水平之上。（c）软组织水平种植体的光滑颈较长，应在牙槽嵴顶上植入以确保颈圈高于骨水平。

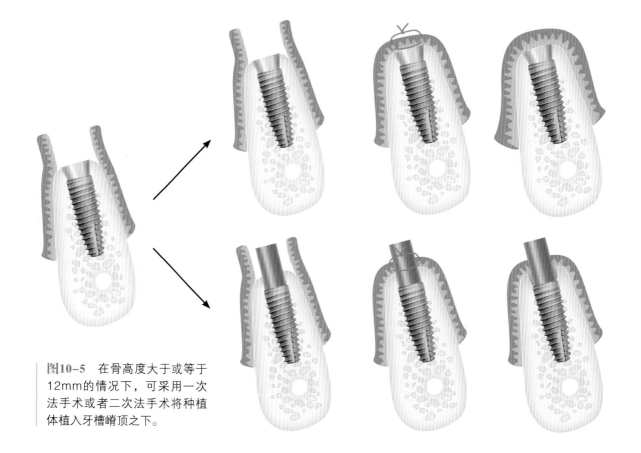

图10-5　在骨高度大于或等于12mm的情况下，可采用一次法手术或者二次法手术将种植体植入牙槽嵴顶之下。

## 垂直向软组织厚度不足而骨高度充足时的嵴顶下植入

当牙槽骨高度充足时，可以选择将种植体植入到骨下（图10-1b）。足够深的种植窝洞可以保证种植体的初始稳定性，因此最常用的是一步法手术（图10-5）。图10-6展示了当垂直向软组织厚度为2mm、牙槽骨高度为13mm时行骨下植入的临床病例。当骨下植入时，需使用带有平台转移和锥度连接的种植体。软组织水平种植体或非平台转移的种植体不能用于骨下植入。

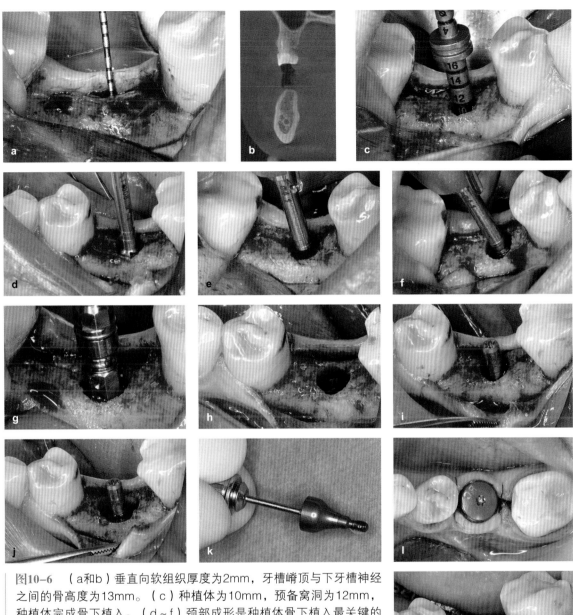

图10-6 （a和b）垂直向软组织厚度为2mm，牙槽嵴顶与下牙槽神经之间的骨高度为13mm。（c）种植体为10mm，预备窝洞为12mm，种植体完成骨下植入。（d~f）颈部成形是种植体骨下植入最关键的步骤之一。因为在12mm种植窝洞植入的是10mm的种植体，所以颈部成形必不可少，并且颈部成形的位置是在骨水平下2mm处。这样做可以使种植体达到预备位置的同时不会对骨组织造成过大的压力。（g）将10mm种植体植入于12mm预备窝洞中，位于骨水平下2mm。（h）种植体位于骨平面下2mm处。骨改建后，这将提供约4mm总生物宽度，其中包括2mm的预处理软组织厚度。（i）骨铰刀用于拓宽种植体上方的通道，利于修复治疗。（j）骨铰刀在就位的种植体上方骨壁处形成愈合基台的形状。如果连接了复合基台，则不需要使用骨铰刀。（k~m）对于该患者，选择了5mm愈合基台。基台的形状与修整后的骨通道形状相匹配。

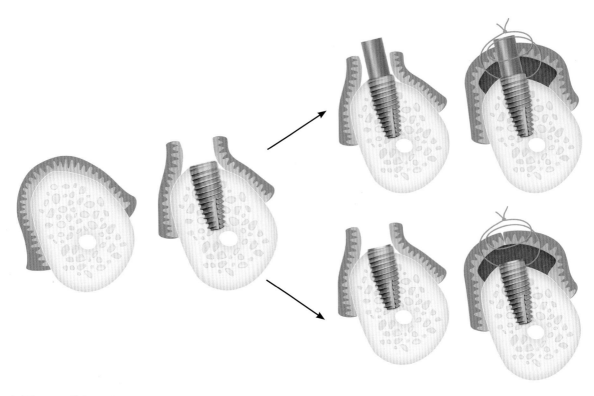

| 图10-7　软组织移植覆盖于种植体上，一次手术完成或者分两次完成均可。

## 垂直向软组织厚度和骨高度都不足时的嵴顶下植入

当垂直向软组织厚度＜3mm、骨高度也不足以实现骨下植入的条件时（图10-1c），建议使用软组织移植技术，可以根据具体情况选择一步法或两步法完成（图10-7）。软组织移植物的来源则由医生决定，既可以选取上腭来源的自体组织，也可以选择商品化的同种异体移植物或异种移植物。但是，作者的建议是使用猪源型的异种软组织移植物（Porcine-derived Xenograft）。用猪源型的移植物进行垂直向软组织增量的另一个好处是，移植组织的量不受限制，在垂直向和水平向都能获得充足的软组织厚度增加（图10-8和图10-9）。正因如此，医生可以通过一次手术完成两个目标：减少嵴顶骨改建并改善局部外形轮廓。当选择进行软组织增量时，根据种植体的设计特点，参照软组织厚度充足时的方案完成种植体的植入（图10-10）。

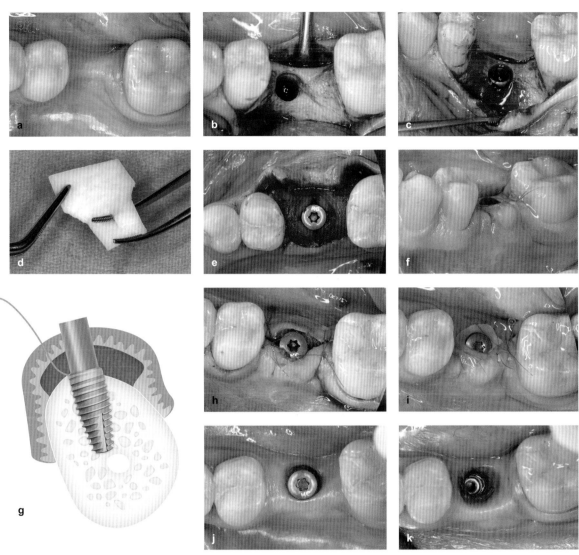

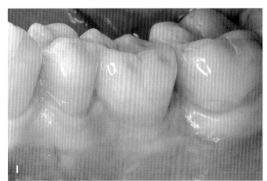

图10-8 最常用的方法是一次法手术的同时采用猪源型的软组织移植物进行垂直向软组织增量。（a）垂直向和水平向软组织厚度不足。（b）种植窝洞预备。（c）种植体骨水平植入。虽然种植体颊侧颈部暴露，但软组织移植物移植完成后将消除相应并发症的风险。（d）在软组织移植物上做十字形切口以便愈合基台的放置。（e）利用愈合基台稳定软组织移植物。（f）缝合后可观察到软组织的垂直向和水平向轮廓都增加了。（g）软组织增量示意图。（h）缝合龈瓣，部分移植物暴露。（i）暴露部分的移植物也出现了良好的愈合。（j）完全愈合后，垂直向和水平向的软组织厚度得到了明显改善。（k）临时修复后种植体周的组织，临时修复进一步改善了软组织穿龈轮廓。（l）最终螺丝固位氧化锆修复体具有与相邻天然牙齿相似的穿龈轮廓。

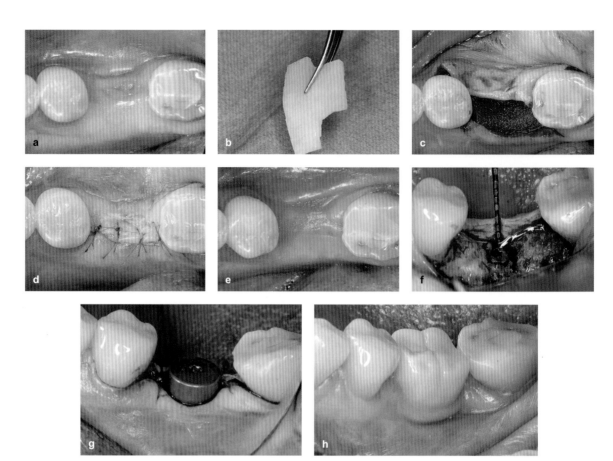

图10-9 当种植体的初始稳定性较差时，垂直向软组织增量通常以两步法的方式进行。（a）垂直向和水平向上均为薄型软组织。（b）将2mm厚的猪源型移植物修剪成适宜的形状。要记住的是，在移植物上不需要做十字切口，因为此时不需要用到愈合基台。（c）种植体骨水平植入并在其上覆盖软组织移植物，必须盖住种植体的顶部、颊侧和舌侧。（d）移植物上方的软组织严密缝合。（e）术后2个月，软组织愈合良好。（f）在二期手术时，暴露种植体以评估软组织增加的量。（g）安放愈合基台。（h）最终修复。

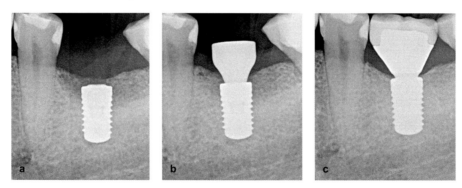

图10-10 在薄型软组织生物型中种植体的植入需要二次法手术。（a）植入种植体后安装覆盖螺丝。（b）愈合基台安装前种植体的覆盖螺丝上方有骨生长。（c）最终修复完成，种植体上方骨改建良好，达到了零骨丧失的效果。

# 第二部分
# 修复理念
## PROSTHETIC
## CONCEPTS

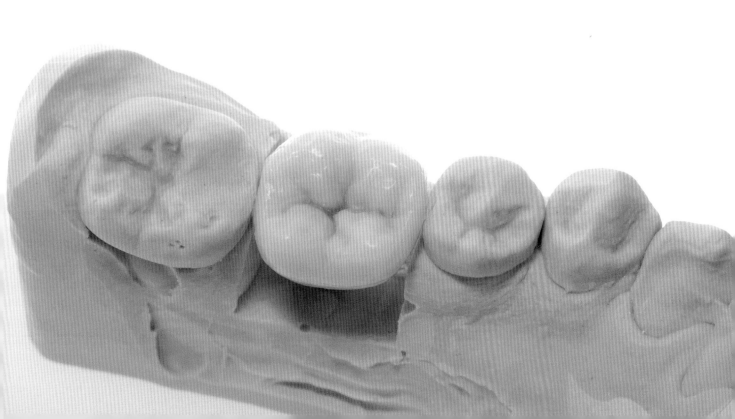

# 维持嵴顶骨稳定的修复因素

## PROSTHETIC FACTORS FOR MAINTAINING CRESTAL BONE STABILITY

种植外科操作的重要性不言而喻，但这仅仅是获得零骨丧失种植治疗结果的第一步。在保证种植体成功和长期骨稳定性上，修复因素与外科因素有着同等重要的作用，因此零骨丧失种植理念也包括修复因素。

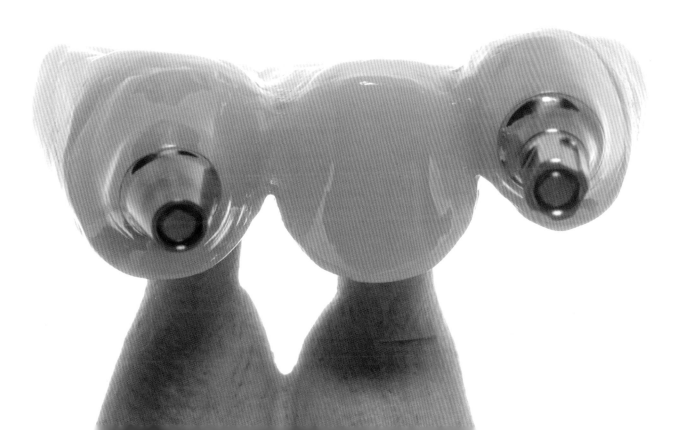

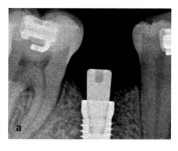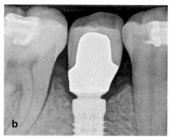
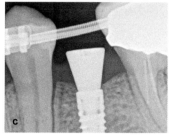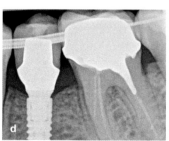

图11-1 （a和b）修复部件选择不当包括修复体的穿龈轮廓过凸（宽而短）导致的骨丧失。对于这个骨下种植体而言，应该选择其他的方式进行修复。（c和d）当遵循修复原则时，就可获得长期的骨稳定性。

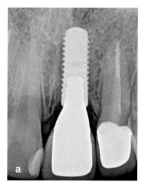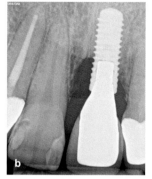
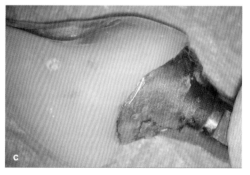

图11-2 （a）2009年，粘接固位种植修复体初戴完成时，显示种植体的嵴顶骨稳定。（b）2018年，复查时显示了明显的骨丧失，但导致骨吸收的原发因素不明，因为X线片上未见粘接剂残留影像。（c）拆除的修复体。在基台上发现X线片上未显影的残留粘接剂。随着时间的推移，我们也可以观察到金基台表面被氧化和表面变粗糙。

　　作为一个种植外科医生，最害怕的事情恐怕就是遇到一个蹩脚的修复医生。事实上，当一个医生同时完成种植体植入和修复治疗时，其往往能获得一个较为理想的治疗结果。在这种情况下，医生往往可以遵循以修复为导向的原则进行手术设计，而非以单纯的外科视角来考虑问题（即患者需要的是义齿，并非种植体，种植体仅仅用于支持义齿）。只有同时考量外科和修复因素，才能实现牙槽骨的稳定。例如，钛基台的形状和高度对维持牙槽骨的稳定性很重要；过凸（宽而短）的穿龈轮廓设计可能会造成局部骨组织的过度受压，从而导致骨吸收（图11-1）。

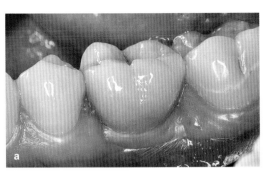

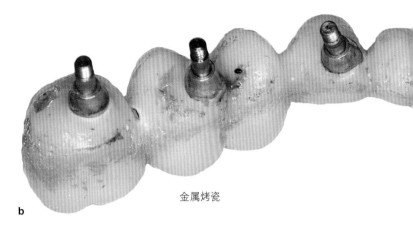

金属烤瓷

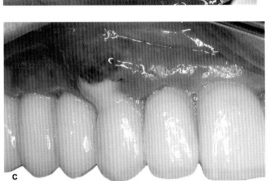

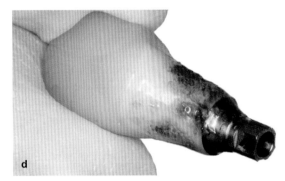

图11-3 种植体周软组织对不同修复材料的适应性。（a）软组织对氧化锆修复体的良好附着维持了理想的软组织状态。（b和c）软组织对长石质陶瓷的附着不良可能会导致局部食物嵌塞、食物残渣堆积及炎症反应。（d）在拆除的氧化锆修复体表面仍可看到残留的软组织，表明软组织紧密附着在氧化锆材料表面。

　　粘接剂的残留是另一个导致种植外科失败的修复因素。多年来，粘固修复体的粘接剂残留并未列入影响牙槽骨稳定性的危险因素。然而，最近的研究和临床实践表明，粘接剂残留的问题应该受到高度重视[1-2]。即使在种植体行使功能多年后，粘接剂的残留仍可能会导致迟发性种植体周炎（图11-2）。

　　此外，修复基台材料的选择也会影响软组织的适应性。临床研究表明，氧化锆基台表面的软组织附着要优于钛和其他陶瓷类材料[3]。氧化锆基台能获得更好的软组织封闭，从而减少食物嵌塞和软组织移动的可能性，以及由此导致的无法预期的局部炎症甚至化脓感染（图11-3）。

　　事实上，影响牙槽骨长期稳定的修复因素有很多，包括修复基台材料、饰面瓷材料

以及固位方式（粘接固位或螺丝固位）的选择等（图11-4）。与外科因素相比，影响骨稳定的修复因素种类更多。例如，种植修复的材料有金属、长石质瓷、氧化锆、二硅酸锂及其他等五大类。修复材料种类的不同，对牙槽骨稳定的影响也不同。粘接剂种类的不同对牙槽骨稳定的影响也不同。

　　为维持修复后骨的长期稳定性，需考虑以下4个因素：

　　（1）固位方式的选择（粘接固位或螺丝固位）。

　　（2）穿龈轮廓的设计。

　　（3）龈下修复材料的选择。

　　（4）龈上修复材料的选择。

　　需要特别强调的一个观点是，与外科因素一样，对种植成功来说没有某个单独的修

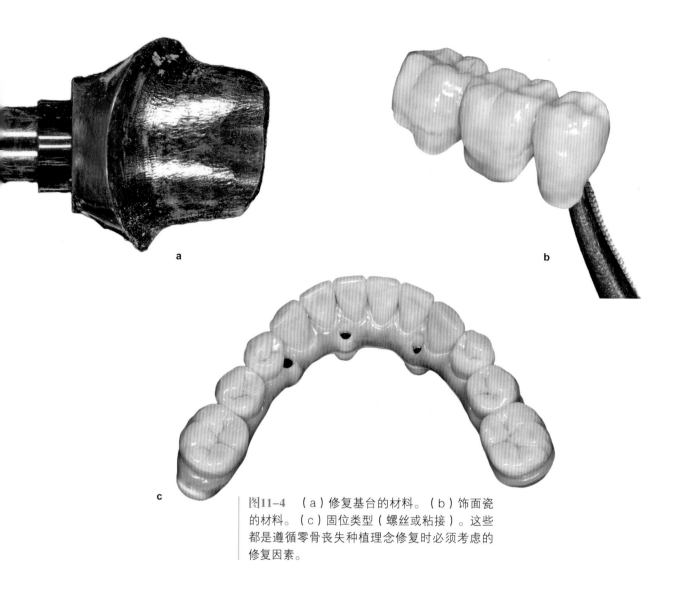

图11-4 （a）修复基台的材料。（b）饰面瓷的材料。（c）固位类型（螺丝或粘接）。这些都是遵循零骨丧失种植理念修复时必须考虑的修复因素。

复因素是最重要的，所有的因素都是同等重要。

例如，当你选择的是生物相容性良好的二氧化锆（$ZrO_2$）粘接固位修复体时，尽管修复体具有理想的穿龈轮廓，一旦有粘接剂残留，就可能会导致种植修复的失败。另外，螺丝固位金属烤瓷修复体虽然可以避免粘接剂残留，但软组织无法获得类似氧化锆的良好附着，这也可能会造成软组织封闭不良，继而导致更多的骨丧失。正如前面描述的外科因素一样，考虑修复因素时要有整体全局观。

## 参考文献

[1] Quaranta A, Lim ZW, Tang J, Perrotti V, Leichter J. The impact of residual subgingival cement on biological complications around dental implants: A systematic review. Implant Dent 2017;26:465–474.

[2] Staubli N, Walter C, Schmidt JC, Weiger R, Zitzmann NU. Excess cement and the risk of peri-implant disease: A systematic review. Clin Oral Implants Res 2017;28:1278–1290.

[3] van Brakel R, Cune MS, van Winkelhoff AJ, de Putter C, Verhoeven JW, van der Reijden W. Early bacterial colonization and soft tissue health around zirconia and titanium abutments: An in vivo study in man. Clin Oral Implants Res 2011;22:571–577.

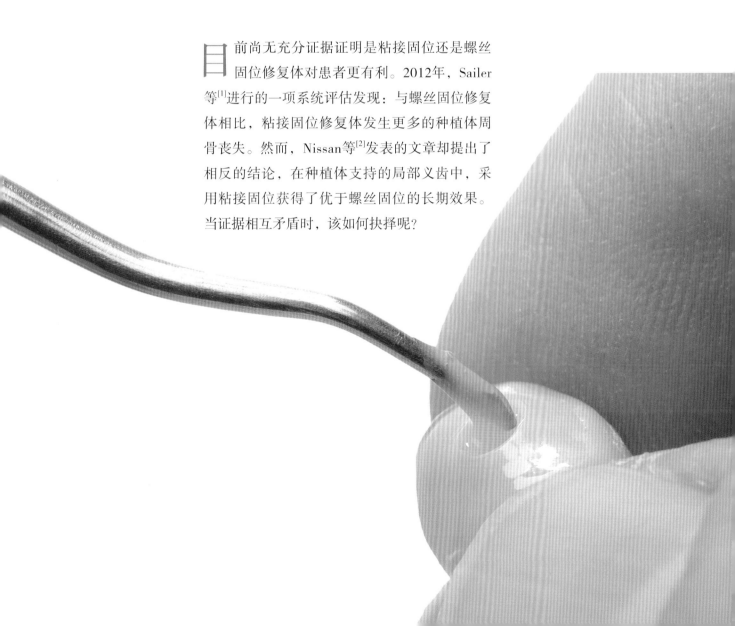

# 粘接固位修复体的考量因素

## CONSIDERATIONS FOR CEMENT-RETAINED RESTORATIONS

目前尚无充分证据证明是粘接固位还是螺丝固位修复体对患者更有利。2012年，Sailer等[1]进行的一项系统评估发现：与螺丝固位修复体相比，粘接固位修复体发生更多的种植体周骨丧失。然而，Nissan等[2]发表的文章却提出了相反的结论，在种植体支持的局部义齿中，采用粘接固位获得了优于螺丝固位的长期效果。当证据相互矛盾时，该如何抉择呢？

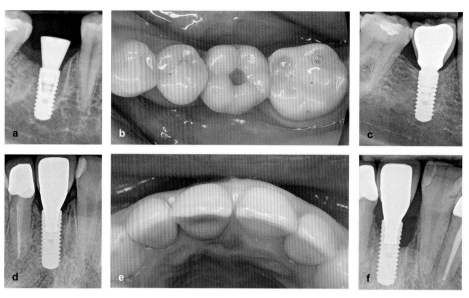

图12-1 （a~c）使用9年后，螺丝固位修复体具有良好的效果。（d~f）同一患者同样使用9年后，上前牙的粘接固位修复却发生了种植体周炎。

作者曾对一名患者进行了自体对照修复研究，很好地回答了这个问题。图12-1中的患者植入了两颗种植体，在下颌后牙区使用螺丝固位修复体，上颌前牙区使用粘接固位修复体；随访9年后，发现螺丝固位修复体更成功。在2011年的一项研究为这一发现提供了强有力的证据，该研究表明，目前尚无理想手段能彻底清除基台龈缘下的残留粘接剂[3]。在这项研究发表之前，修复体粘接边缘的位置一直未被认为是影响粘接修复体成败的因素。这为该领域的深入研究开拓了新的思路：在2011年之前，只有几项研究探讨了修复体的粘接边缘位置对粘接剂残留的影响[4-5]；而2011—2018年，已有不同学者发表了30多篇相关论文。这意味着，最近8年内关于粘接剂的研究是过去几十年的10倍。很显然，学者对这个问题越来越感兴趣。

## 粘接固位的优缺点

可以从辩证的角度来考虑是选择粘接固位还是螺丝固位。如果选择了粘接固位修复体，临床医生就应该清除所有残留粘接剂。粘接剂残留导致的种植体周炎是一种纯医源性疾病，临床医生具有不可推卸的责任。如果种植体或修复部件出现了问题，我们或许还能归咎到种植体制造商。曾经也确实出现过因种植体设计问题，而从市场召回种植体的情况。然而，一旦修复体戴入，临床医生就应对其负责。

粘接固位修复体已在临床使用多年，它没有螺丝固位修复体中的螺丝通道，为美学修复提供了解决方案[6]。许多牙科医生选择粘接固位修复体，还因为其制作相对简单、成本较低，而且在许多方面类似于天然牙支持的修复体[7]。

粘接固位修复体可以在殆面避免螺丝开孔，从而实现更好的美学和功能[8]。然而，临床经验证明，粘接固位修复体并不总是最佳选择（图12-2）。

## 病例分析

作者和他的同事们从最初完成的一些临床病例里受到了启发，从而开始了对粘接固位修复体的研究，并最终改变了他们的临床策略。本章会对部分病例进行展示。

图12-3中的患者主诉是已经使用多年的修复体周围出现肿胀和出血。临床检查发现探诊出血，影像学检查见残留的粘接剂。临床诊断为种植体周黏膜炎。当拆下修复体和基台时，在基台和修复体上以及种植体周软组织中都发现了大量残留的粘接剂，且肉眼可见的粘接剂残留量远多于X线片显示的。去净残留的粘接剂，重新戴入修复体。随访1周后，患者的症状完全消失。

在另一个病例中，患者在修复体使用3年后出现种植体周炎的症状。表现为软组织出现瘘管，咀嚼和触诊时伴有疼痛（图12-4）。影像学检查发现，种植体周的牙槽骨已经吸收至种植体的第三个螺纹处。这种骨丧失是种植体周炎的典型表现。但X线片未显示残留粘接剂影像，邻牙的骨水平位置也提示患者无牙周病。在修复体的殆面通向中央螺丝的位置钻孔，旋松螺丝并拆下修复体，发现在修复体的颊侧有一大块X线片未显影的残留粘接剂。粘接剂残留在修复体粘接边缘及穿龈轮廓之间的倒凹处，和与之相对应的种植体周黏膜上。

虽然粘接剂残留并不一定导致种植失败，但在部分病例中，粘接剂残留会导致严重的骨丧失。在最后一个病例报告中（图12-5），种植体支持的联冠修复体粘接完成时并无炎症表现。然而，在功能负荷4年后，患者因种植体周炎症复诊。全景片显示种植体周发生了严重的骨丧失，种植体需要拔除。

翻瓣后，发现了残留的粘接剂，这也证

图12-2 粘接剂残留可能使种植体发生如图所示的不良后果。修复体在基台上未完全就位，这导致了粘接剂无序地流向种植体周软组织内。

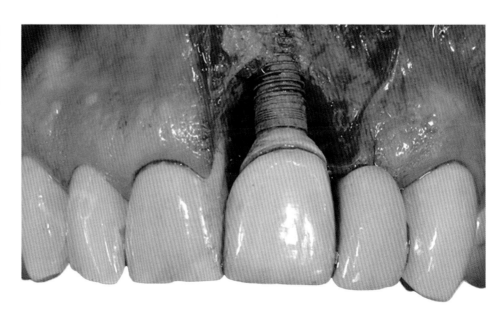

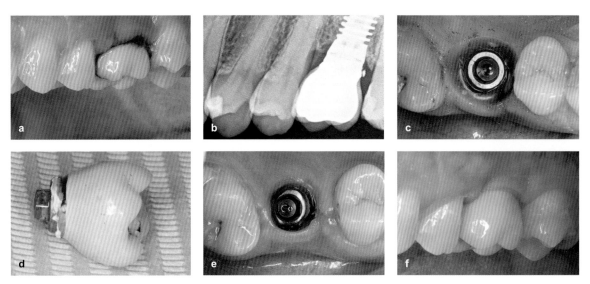

图12-3 （a）患者表现为牙龈肿胀和探诊出血。（b）X线片显示粘接剂残留。（c和d）整体拆除的修复体和基台。（e）去净修复体所有表面上及软组内残留的粘接剂，重新戴入修复体。（f）1周后，患者症状完全消失。

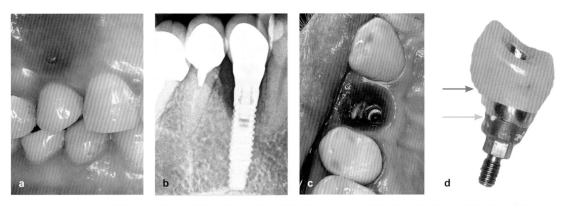

图12-4 （a）由隐匿性的粘接剂残留导致的种植体周炎。（b）X线片显示种植体周炎严重的嵴顶骨丧失的典型影像。（c）颊侧软组织内有一大块粘接剂残留。（d）在标准基台的粘接线（浅绿色箭头）和修复体颊侧穿龈轮廓处（深绿色箭头）存在广泛的穿龈倒凹。

实了粘接处理不当可能带来危害。

## 粘接边缘

对上述三个病例进行分析，我们发现了一些共同的规律。所有病例使用的都是标准基台且边缘都位于龈下较深的位置，而众所周知，种植体周软组织的防御能力弱于天然牙软组织。已经证实，由于种植体周软组织缺乏垂直于种植体表面的纤维，种植体难以抵抗探诊压力（图12-6）。而常将种植修复体边缘设计在龈下，这也是软组织中粘接剂残留的原因之一。Belser等[9]推荐将边缘放在龈下1~2mm，这也是许多临床医生设计边缘位置的参照标准。

Andersson等[10]也建议，为了获得更好

图12-5 （a）X线片显示粘接完成的远中磨牙种植修复体有粘接剂残留。（b）使用5年后的情况。残留的粘接剂诱发种植体周软组织迟发性反应，并造成了严重的后果。（c和d）远中位点的种植体脱落，近中位点种植体发生严重的骨丧失，并导致种植体螺纹暴露在口内环境中。

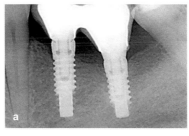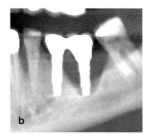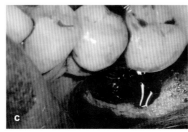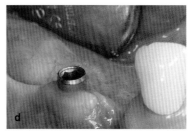

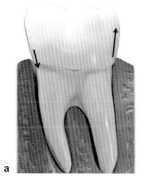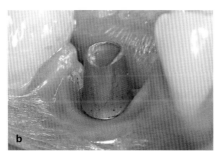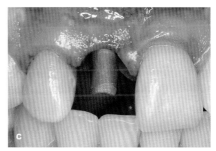

图12-6 （a）天然牙的牙周组织为牙齿提供了天然的保护。牙冠粘接时，多余的粘接剂由于压力作用流入龈沟，但由于牙周组织形成紧密的封闭，从而将粘接剂推向冠方。（b）当标准基台的粘接边缘位于龈下时，无法去净其周围的多余粘接剂。（c）上颌前牙的扇贝形龈缘形态，使粘接边缘可达龈缘下5mm。

的穿龈轮廓，冠边缘位置应位于龈下2mm以内。出于美学考量，目前公认的做法是将基台边缘放在软组织内[11-12]，这样做可以隐藏修复基台和冠之间的交界线，也考虑到将来可能出现的种植体周软组织退缩所造成的影响。美国骨结合学会（Academy of Osseointegration）的一项共识指出，当粘接边缘位于龈下超过1.5mm时，粘接剂残留会造成更大的危害[12]。然而，粘接边缘不够深又可能影响美观。如果遵循美学原则采用龈下

冠边缘，这又面临着无法彻底清除多余的粘接剂和发生医源性种植体周疾病的风险。导致种植体周粘接剂残留的因素有很多，包括带有倒凹的标准基台、较深的龈下边缘和X线片上低显影或不显影的粘接剂。

最近美国牙周病学会也将粘接剂残留列为种植体周黏膜炎和种植体周炎的危险因素[13]。这给修复医生提供了新视角，也意味着需要肩负更大的责任，因为粘接剂残留是一个会导致严重后果的医源性问题。

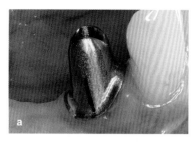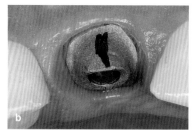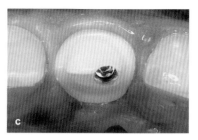

图12-7 （a~c）不同的粘接边缘的位置：分别是齐龈边缘、龈下边缘及龈上边缘。

目前尚不能确定修复体边缘在何深度才能使未被发现的残留粘接剂不会带来危害。究竟多深的龈下边缘是安全的?这还需要更多的研究才能给出更科学全面的答案。但Agar等[4]在1997年完成的一项相关研究中首次提出，粘接修复体边缘位于龈下1.5～3.0mm，可能会导致粘接剂难以彻底清除。同时，这项研究本身更值得关注的是，去除粘接剂过程中可能给修复基台造成的划痕，而不是粘接剂残留带来的危害。为了确定能有效去除粘接剂的龈下边缘深度，作者进行了一系列体外和临床研究以解答下述问题：

- 为了能够彻底清除粘接剂，基台边缘应设计到什么位置？
- 多余的粘接剂是如何进入种植体周软组织的？又为何难以清除？
- 粘接剂残留与种植体周疾病的相关性是什么？
- 可以使用哪些策略预防粘接剂残留？

从文献中可得出的结论是，边缘位置"不仅要深到足以隐藏边缘线，又要浅到足以去净多余的粘接剂"，很显然这种笼统的说法没有任何指导意义。因为有无数个边缘深度都能满足标准，然而却无法明确一个最佳深度（图12-7）。为此，有学者进行了几项实验室与临床研究来明确安全的粘接边缘位置、影响粘接的其他因素和X线片检出残留粘接剂的精度。

## 体外研究

关于安全的修复基台粘接边缘位置的研究未见报道，作者设计了此项研究[3]。研究中使用了25个带人工牙龈的前牙种植模型，模型中埋入直径为3.5mm的种植体替代体（图12-8）。制作个性化修复基台和金属冠。在金属冠腭侧开孔预留出基台螺丝的通道，以便在粘接后拧紧或旋松螺丝，可实现修复台和牙冠的整体可拆卸性。修复基台的粘接边缘位于不同的深度（分成5组，每组5个样本；见图12-8a）：

- 第1组（对照组）：龈上1mm。
- 第2组：平齐龈缘。
- 第3组：龈下1mm。
- 第4组：龈下2mm。
- 第5组：龈下3mm。

本研究选择树脂加强型玻璃离子（Fuji Plus，GC）作为粘接剂。在粘接前，每个修复基台的螺丝孔用牙科蜡封闭以保护中央螺丝。在粘接过程中为了封闭螺丝孔的通道和防止粘接剂溢出，牙冠的腭侧开孔处用复合材料填充。修复体就位后，实验者用不锈钢探针和超级牙线（Oral-B）去除多余的粘接剂，直到认为粘接剂已完全清除（图12-8e）。然后，去除复合材料和牙科蜡，旋松基台螺丝，取下上部修复结构并进行评估（图12-8g和h）。

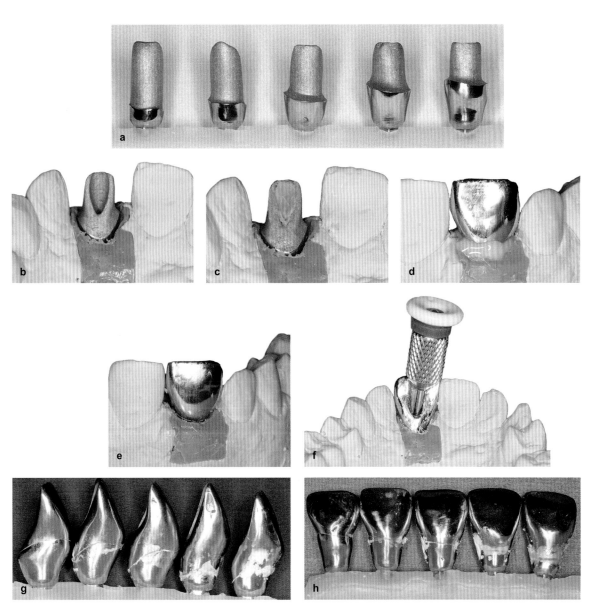

图12-8　（a）个性化基台的粘接边缘处于不同的位置，从龈下3mm到龈上1mm。（b）检查基台与种植体连接质量。（c）封闭基台螺丝通道。（d）粘接完成后多余的粘接剂。（e）去除多余的粘接剂后。（f）去除牙冠腭侧开孔处的复合材料，用螺丝刀旋松基台螺丝，整体取出修复体–基台复合体。（g和h）对修复体–基台上残留的粘接剂进行分析可以看到，粘接边缘越深，残留的粘接剂越多。

研究结果明确显示，如果粘接边缘位于龈下，粘接后很难去净所有多余的粘接剂。而且边缘位置越深，难以发现的粘接剂残留越多，只有粘接边缘在肉眼下可见时，才能去净所有的粘接剂。当粘接边缘位于龈下2mm和3mm时，残留的粘接剂最多。

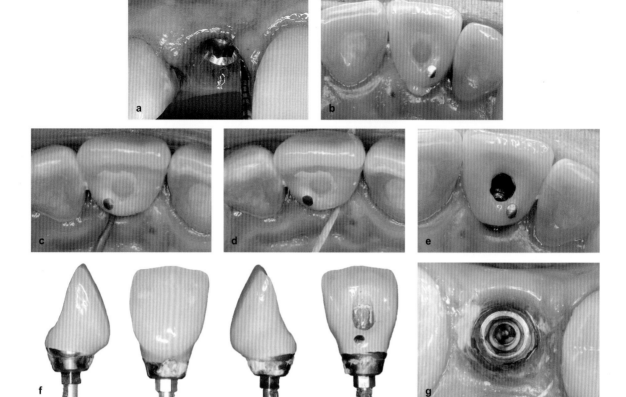

图12-9 （a和b）试戴基台确定粘接边缘位于合适的深度后，封闭牙冠腭侧开孔并完成粘接。腭侧的复合树脂栓能阻止粘接剂的排溢，这模拟了粘接修复体的真实临床粘接过程。（c～e）用锋利的探针、牙线和超级牙线清除多余的粘接剂。去除腭侧开孔处的充填复合材料，敞开基台螺丝通道以便整体取下基台-冠复合体。（f和g）取下牙冠后，评估修复体上和种植体周龈沟内残留的粘接剂。

表12-1 不同深度粘接边缘的粘接剂残留比例

| 粘接边缘（龈下mm） | 牙冠上残留的粘接剂 | 软组织内残留的粘接剂 |
| --- | --- | --- |
| 0 | 0.0018 ± 0.0005 | 0.0437 ± 0.0215 |
| 1 | 0.0165 ± 0.0039 | 0.1075 ± 0.0179 |
| 2 | 0.0336 ± 0.0049 | 0.1241 ± 0.0149 |
| 3 | 0.0441 ± 0.0054 | 0.1832 ± 0.0244 |

## 临床研究

因为体外的实验无法模拟基本的口内环境（例如唾液和牙龈张力等），实验室的研究结果不能直接用于临床。必须进行临床试验来验证体外实验结果的临床有效性。在这项临床研究中[3]，65名患者颌骨内植入了65颗内六角的种植体（BioHorizons），其中上颌30颗，下颌35颗。

在种植体完成骨结合后，制作65个𬌗面或腭侧开孔的金属烤瓷冠。所有病例均选用标准基台进行修复，因为，标准基台具有相同

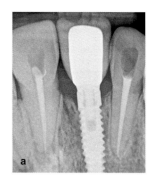
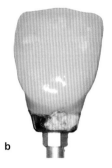
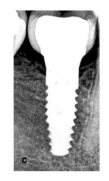
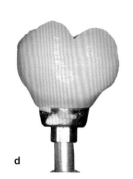

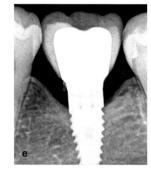
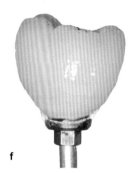

图12-10 不同部位残留粘接剂的影像学和临床表现对比：种植体颊侧（a和b）、舌侧（c和d）和近远中（e和f）。

的肩台宽度，这对粘接很重要。因为基台位点（近中、远中、颊侧、舌侧）不同，粘接边缘深度也不同，对每个标准基台的这4个位点进行测量。根据不同的测量数据分成以下4组：

- 第1组，14个位点：平齐龈缘。
- 第2组，58个位点：位于龈下1mm。
- 第3组，82个位点：位于龈下2mm。
- 第4组，86个位点：位于龈下3mm。

图12-9展示了本研究的试验步骤。用粘接剂残留面积和修复体穿龈面积（例如近中面、远中面、颊侧面、舌侧面）的比值作为研究指标，结果显示粘接边缘位置越深，粘接剂残留越多（表12-1）。这项研究最主要的发现是，尽管已经十分仔细地进行了粘接剂清除，但在基台/牙冠表面上和种植体周龈沟内都存在有粘接剂残留。同时，在所有病例中，试验者都自认为已经彻底清除了所有的粘接剂。

如前所述（图12-6），天然牙和种植体周软组织在生物学行为上的差异可能是造成粘接剂残留的原因之一。在天然牙上进行粘接时，修复体就位时产生的压力，使粘接剂顺着阻力最小的方向流动，即从粘接边缘流向龈沟[14]。而且天然牙周围的垂直纤维附着提供了充分的屏障。这样多余的粘接剂无法向根方渗透，而是流向更容易被发现的龈沟表面。然而，种植体周软组织不具备这样的保护机制[15]；因为种植体表面缺乏垂直种植体表面的纤维附着，导致其对压力的抵抗能力更弱[16]。结缔组织纤维不能附着在种植体上，只能沿着种植体表面平行排列。因此，多余的粘接剂能很容易地被推入龈下更深的区域内，而只有一小部分向表面溢出。有多项研究证实，在牙冠粘接过程中会用到20～130N·cm的力[17-18]。这意味着，粘接剂可能被推向种植体龈沟的更深处，因此无论多么仔细地清理粘接剂，也无法彻底清理干净。

另一个发现是，使用X线片来检测粘接剂残留的方法并不可靠（图12-10）。

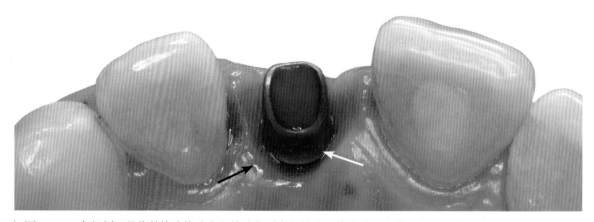

图|12-11　穿龈倒凹是指粘接边缘（白色箭头）到穿龈轮廓龈缘线（黑色箭头）之间的距离。

显然，由于种植体-基台复合体的阻挡，X线片不可能发现唇舌侧或颊腭侧的残留粘接剂。一般来说，X线片最容易发现邻面的残留粘接剂，虽然此处存在较厚的龈乳头。但是，这项临床研究表明，情况并非总是如此。该研究只在近中面发现了2例粘接剂残留（5.7%），在远中面也只发现5例粘接剂残留（14.3%）。Wadhwani等[19]的研究对这一现象作出了部分解释，种植修复使用的粘接剂X线片显影性较差，而且显影性在很大程度上取决于粘接剂的厚度。例如，本研究所使用的树脂加强型玻璃离子只能在厚度超过2mm时才能在X线片上显影。这意味着，即使在不存在阻挡的邻面也无法发现少量残留的粘接剂。此外，X线片也很难发现经常残留在种植体颈部的薄层粘接剂。这是因为种植体在横截面上是圆形的，而当粘接剂顺着种植体表面溢出时，就形成了环形的薄层粘接剂。

## 穿龈倒凹

除了粘接边缘深度，还有其他的因素会影响粘接剂的残留量。最重要的因素是穿龈倒凹，也称为负角。穿龈倒凹是指粘接边缘到穿龈轮廓龈缘线之间的距离（图12-11）。研究表明，牙冠穿龈倒凹越大，残留的粘接剂就越多[20]。因此，我们应该尽量避免使用标准基台来进行粘接固位修复，因为标准基台的肩台与龈缘位置不一致，基台形态和修复体的穿龈轮廓也不一致（图12-12）。即使粘接边缘位置不深，只要存在大面积的穿龈倒凹，就仍会有大量粘接剂残留（图12-12，图12-13和表12-4）。因此，减少由于穿龈倒凹导致的粘接剂残留的唯一方法是使用个性化基台，这是由于个性化基台的粘接边缘与穿龈轮廓的龈缘线一致，而且个性化基台无穿龈倒凹，可以在直视下去除多余的粘接剂（图12-14）。

### 粘接剂完全清除率的研究

作者进行了这样一项研究，在使用标准成品基台进行种植修复时，在临床上观察是否能完全清除所有的粘接剂[20]。结果表明几乎所有修复体的上部结构上和种植体周软组织内都有不同量的粘接剂残留。表12-2～表12-4中的研究结果显示的是基台和软组织无粘接剂残留情况。

值得注意的是，虽然只在基台上或软组

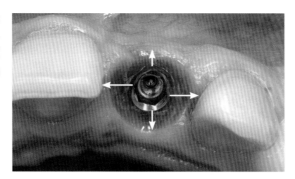

图12-12 如果选择标准基台修复,此位点存在一个非常大的穿龈倒凹。这也存在粘接剂残留。

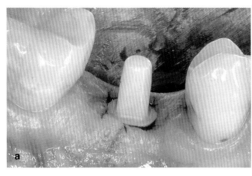
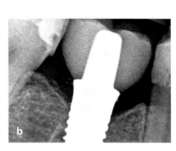

图12-13 (a)一段式种植体周存在较大的穿龈倒凹,这将导致无法彻底清除粘接剂残留。即使粘接边缘平齐龈缘,甚至远中部分位于龈上,但是由于存在较大的穿龈倒凹,还是很难去净残留的粘接剂。(b)粘接剂残留导致了嵴顶骨丧失。

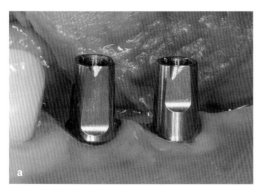
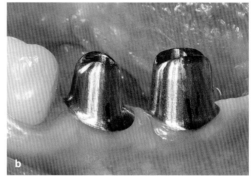

图12-14 (a)标准基台周围存在固有的穿龈倒凹。(b)个性化修复基台可消除穿龈倒凹,减少粘接剂残留。

织内没有粘接剂残留的发生概率较高,但是如果把软组织内和基台上都没有粘接剂残留定义为无粘接剂残留,那么无粘接剂残留出现的概率就会显著下降:虽然单个部位完全没有粘接剂残留较常见,但两个部位同时无粘接剂残留就非常少见。结果显示,粘接剂要么残留在基台-冠复合体上,要么滞留在软组织内。

当关注粘接剂完全清除率(即软组织内和基台上均无粘接剂残留)时,可得出以下结论:当粘接边缘位于龈下3mm时,粘接剂不可能被彻底清除(完全清除率为0)。粘接边缘越靠近龈方,可以去净多余粘接剂的概率越大,但都达不到100%的去除。因此,可以得出以下结论:当使用标准基台时,不可能完全去净所有多余的粘接剂。

**表12–2 临床研究[20]中不同因素对粘接剂残留的影响**

| 组别 | 修复体表面无粘接剂残留（个） | 软组织内无粘接剂残留（个） | 完全无粘接剂残留（个） |
|---|---|---|---|
| **深度（mm）** | | | |
| 0（n = 16） | 5（31.2%） | 15（93.8%） | 4（25%） |
| 1（n = 58） | 3（5.2%） | 22（37.9%） | 3（5.2%） |
| 2（n = 90） | 6（6.7%） | 28（31%） | 3（3.3%） |
| 3（n = 96） | 1（1%） | 35（36%） | 0（0） |
| **修复体穿龈倒凹（mm）** | | | |
| 1（n = 118） | 13（11%） | 65（55.1%） | 9（7.6%） |
| 2（n = 96） | 6（6.3%） | 34（35.4%） | 2（2.1%） |
| 3（n = 46） | 1（2.2%） | 12（26.1%） | 1（2.2%） |
| **种植体直径（mm）** | | | |
| 3.8（n = 84） | 7（8.3%） | 33（39.3%） | 3（3.6%） |
| 4.6（n = 136） | 11（8.1%） | 59（43.4%） | 8（5.8%） |
| 5.8（n = 40） | 2（5%） | 19（47.5%） | 1（2.5%） |
| **种植位点** | | | |
| 前牙（n = 16） | 0（0） | 9（56.3%） | 0（0） |
| 前磨牙（n = 88） | 8（9.1%） | 34（38.6%） | 4（4.5%） |
| 磨牙（n = 156） | 12（7.7%） | 68（43.6%） | 8（5.1%） |

**表12–3 粘接剂残留量与穿龈倒凹的关系**

| 组别（牙冠穿龈倒凹） | 粘接剂/冠像素比 ± SE | 粘接剂/软组织像素比 ± SE |
|---|---|---|
| 1 mm（n = 118） | 0.035 ± 0.004 | 0.054 ± 0.009 |
| 2 mm（n = 96） | 0.040 ± 0.004 | 0.081 ± 0.010 |
| 3 mm（n = 46） | 0.048 ± 0.012 | 0.084 ± 0.022 |

SE：指标准误差

**表12–4 不同穿龈倒凹粘接剂残留量的组间统计学分析\***

| 组别 | 粘接剂残留量（数码照片像素比） | |
|---|---|---|
| 牙冠穿龈倒凹 | 冠部 | 软组织内 |
| 1mm组与2mm组 | *P* = 0.005 | *P* = 0.002 |
| 2mm组与3mm组 | *P* = 0.422 | *P* = 0.767 |

*粗体表示有统计学意义

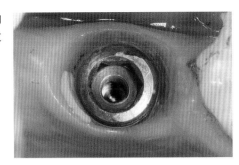

图12-15 粘接剂残留在龈沟内。如果残留的粘接剂未被发现，那会造成什么样的结果呢？

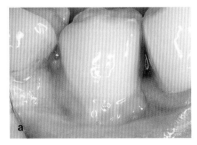
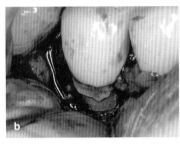
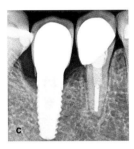

图12-16 （a~c）修复体初戴1周后出现急性种植体周炎。残留的粘接剂临近牙槽骨，引起种植体周软组织的一系列反应，例如红肿、出血、化脓和影像学上的骨吸收。

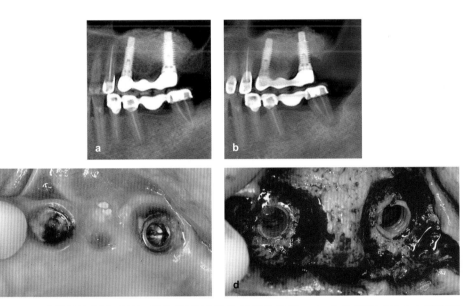

图12-17 残留粘接剂导致的迟发性/慢性种植体周炎的病例。（a）粘接完成的左上前磨牙和第一磨牙粘接固位的种植体支持的固定桥。（b）5年后，显示发生了重度种植体周炎。（c）取下修复体后，在种植体周龈沟内可见大量残留的粘接剂。（d）取出种植体后，可见由于粘接剂残留导致的大量骨丧失。

## 粘接剂残留和种植体周疾病的相关性

当龈沟内有粘接剂残留时，可能会出现不同结果（图12-15）。种植体周软组织对粘接剂的即刻或早期反应是发生急性种植体周炎（图12-16）。粘接剂残留作为诱因，可能在粘接完成数年后导致迟发性或慢性种植体周炎[5]（图12-17）。粘接剂残留也可能不对软组织产生任何影响（图12-18）。

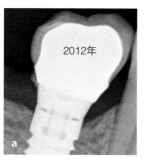
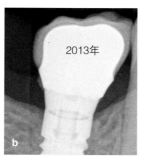
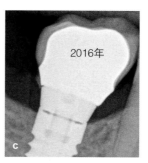
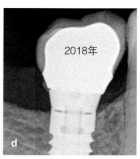

图12-18 （a~d）此病例有粘接剂残留，但未引起任何病变。X线片清楚地显示了粘接剂残留，但在6年随访中，并未发现任何组织反应。实际上，种植体周甚至出现了少量的骨增长。

Wilson[5]的一项研究表明，在粘接固位种植修复病例中约80%会出现种植体周炎的临床症状和影像学表现，在软组织中常发现残留的粘接剂。种植体周软组织对粘接剂残留的反应不尽相同，在修复后4个月到9年之间均可出现种植体周疾病的临床表现。粘接剂相关的骨丧失可能进展迅速，也可能进展缓慢，甚至有部分患者还可能出现静止性种植体周炎[5,21]。

那么，为什么患者对残留粘接剂的反应各异呢？残留粘接剂与牙槽骨之间的距离不同可能是其原因之一。例如，我们可以推测，近骨面的粘接剂残留可能会导致急性种植体周疾病。当粘接剂去除后炎症消退，种植体仍可继续行使功能。如果多余的粘接剂渗入并残留在种植体周龈沟内，有无牙周炎

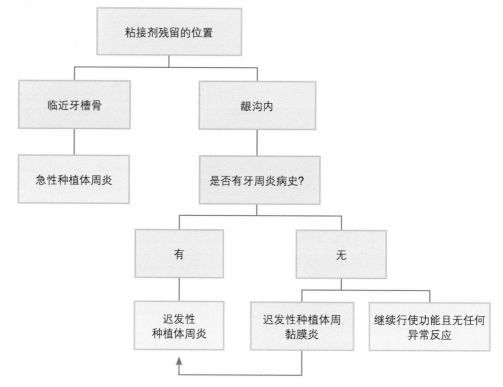

图12-19 根据残留粘接剂与牙槽骨之间的距离和患者的牙周炎病史，粘接剂残留可能导致的后果（改编自Linkevičius等[22]）。

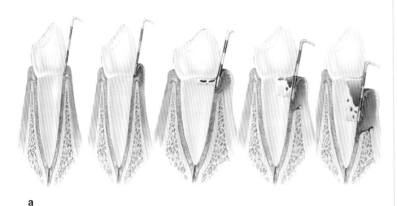

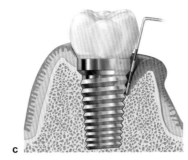

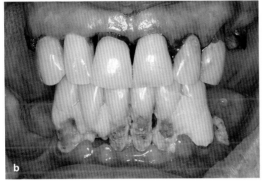

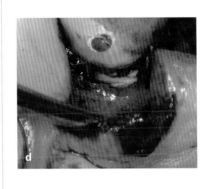

图12-20　正如牙结石被认为是牙周炎的诱因（a和b），残留的粘接剂也被认为是种植体周炎的诱因（c和d）。

病史将决定是否会发生种植体周疾病[22]（图12-19）。

　　残留粘接剂在种植体周疾病病因学中的角色，类似于牙结石在牙周病发展中的作用。研究已证实，龈下牙结石并不是牙周病的病因，只是诱因，因为龈下牙结石加剧了龈下菌斑的聚集，而且对牙周组织而言，牙结石本身是一种局部机械刺激[23]。同样地，粘接剂的粗糙表面更容易诱导菌斑聚集，从而导致软组织炎症。已有研究表明，种植体周龈沟内的细菌可引起植体周黏膜炎[24]，随后进展为伴发骨丧失的种植体周炎[25]（图12-20）。

　　因此，对于既往患有牙周炎的患者来

说，如果粘接剂残留在种植体周软组织内或基台上，将会导致慢性疾病的发生，并最终形成种植体周炎。相反，对于无牙周炎病史的患者来说，粘接剂可能根本不会致病，或者仅导致不太严重的问题。最近的一项纳入77名患者共129颗种植体支持的粘接固位修复体的回顾性研究，得出了粘接剂残留、既往牙周炎病史和慢性种植体周炎之间的关系[22]。首先，根据有无粘接剂残留将修复体分为两类。有粘接剂残留的患者根据有无牙周炎病史分成两组。记录每组种植体周疾病的发生率（表12-5）。在牙周健康组中，尽管种植体周有粘接剂残留，仍有11颗种植体无种植体周炎和种植体周黏膜炎。而在有

表12-5　有粘接剂残留时种植体周疾病发生率

| 牙周炎病史 | 种植体数目（个） | 并发症（个） | 发生时间（月） | 时间跨度（月） |
|---|---|---|---|---|
| 有 | 39 | 种植体周炎（35） | 23.46 ± 1.72 | 10～48 |
| | | 早期种植体周炎（4） | 5.75 ± 0.16 | 5～6 |
| 无 | 34 | 无并发症（11） | 29.91 ± 4.56 | 9～56 |
| | | 种植体周黏膜炎（20） | 40.83 ± 10.15 | 14～85 |
| | | 早期种植体周炎（3） | 5.75 ± 0.16 | 5～6 |

牙周炎病史的患者组中，存在粘接剂残留的所有39颗种植体（100%）均出现了种植体周炎。

Nissan等[2]发表了一篇关于粘接固位与螺丝固位种植修复体的长期临床效果的论文，发现粘接固位修复在临床和生物学上的长期效果都优于螺丝固位修复。但值得注意的是，研究中使用的粘接剂是临时粘接剂。粘接固位修复体的良好生物学效果可能与临时粘接剂的可溶解性有关，因为残留的粘接剂会被溶解掉[26]。而临时粘接剂的溶解可能会导致修复体的机械并发症。Lee等[27]指出，很难预测使用临时粘接剂可能导致的结果；牙冠可能获得良好的粘接固位，也可能提前松脱[22]。根据目前这篇文献可推断，种植体周炎的发生与粘接剂残留有关，尤其是在患者有既往牙周炎病史时。无牙周炎病史的粘接剂残留可能仅导致轻微的种植体周疾病，甚至不导致任何问题。因此，粘接剂残留被认为是慢性种植体周疾病的诱因。

## 减少粘接剂残留

在使用标准成品基台时，如何减少粘接剂残留一直是一个广泛讨论的问题。临床医生可能出于习惯或降低成本（与个性化基台相比）更倾向于使用标准基台。目前，学者已经提出多种技术来减少标准基台的粘接剂残留（图12-21）：

- 使用排龈线阻止粘接剂流入深部软组织。
- 在进行口内粘接前，使用基台的硅橡

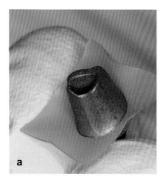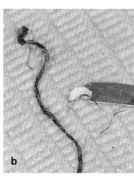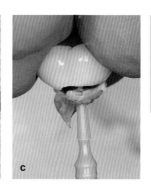

图12-21　减少标准基台周围残留粘接剂的技术推荐。（a）使用橡皮障。（b）使用排龈线。（c）使用基台代型。

图12-22 （a和b）作者的研究中所采用的标准基台和𬌗面开孔的牙冠。（c）𬌗面开孔处用复合材料充填来防止粘接剂排溢，以模拟真实的临床粘接过程。

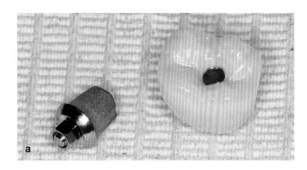

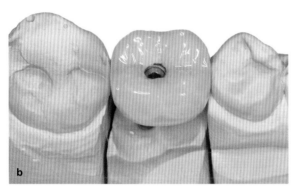

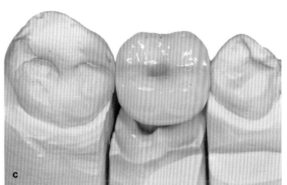

胶代型进行预粘接处理。

- 用橡皮障阻止多余的粘接剂流入种植体周软组织。
- 优化粘接剂使用的技术（使用更少剂量的粘接剂以减少粘接剂残留）。

这些技术通常来源于病例报告、专家意见或技术说明。这意味着这些技术并没有通过前文使用的科学实验进行论证（例如在粘接后取出基台-牙冠复合体来检测粘接剂的清除质量）。因此，需要进行更科学的研究去验证使用橡皮障、排龈线或基台代型技术减少粘接剂残留的有效性。

**对于减少粘接剂残留技术的科学研究**

作者和他的同事进行了一项实验研究，以评估不同技术（橡皮障技术以及联合使用排龈线和基台代型）对于减少粘接剂残留的有效性（Andrijauskas等，2019，未公开发

表数据）。使用树脂增强型玻璃离子（Fuji Plus）对修复体进行粘接，第1组使用橡皮障隔离技术，第2组联合使用排龈线和基台代型技术。

在第1组中，剪取一块橡皮障布，使其宽度与缺牙区近远中向宽度相近。并在橡皮障布中央打一个小孔，将基台从橡皮障布的小孔处穿出，并使橡皮障布处于冠-基台粘接边缘下。将带有橡皮障布的基台拧紧到种植体上，用聚四氟乙烯胶带封闭基台螺丝通道。牙冠的𬌗面开孔处用复合材料（Gradia，GC）填充，以防止粘接过程中粘接剂的溢出（图12-22）。在冠的组织面只涂布一薄层粘接剂，然后用轻柔的指压力量将冠就位在基台上（图12-23）。

在第2组中，将可研磨基台拧紧在种植体上，用聚四氟乙烯胶带封闭基台螺丝通道，然后在基台周围龈沟内置入排龈线来保护软组织。使用咬合记录硅橡胶（Futar D，

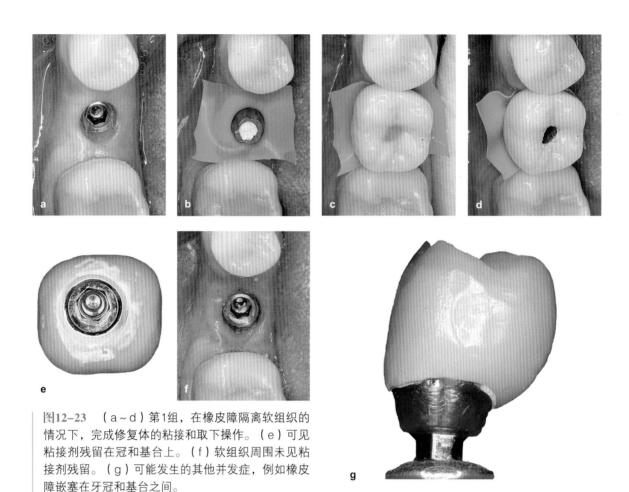

图12-23 （a~d）第1组，在橡皮障隔离软组织的情况下，完成修复体的粘接和取下操作。（e）可见粘接剂残留在冠和基台上。（f）软组织周围未见粘接剂残留。（g）可能发生的其他并发症，例如橡皮障嵌塞在牙冠和基台之间。

Kettenbach）制作基台代型。在基台代型制作过程中，在牙冠组织面内衬一层厚100μm的聚四氟乙烯薄膜预留出粘接剂的空间。在口外将已涂布粘接剂的牙冠戴入在基台代型上，去净所有溢出的粘接剂，然后在口内将牙冠就位到基台上（图12-24）。

在上述两组中，当粘接剂处于橡胶状态时，使用牙科探针和牙线去除多余的粘接剂。在实验者确定已经完全去净多余的粘接剂后，使用平行投照技术拍摄根尖片来检测是否有粘接剂残留。只要在X线片上发现有粘接剂残留，就要重复清除步骤直到X线片显示无粘接剂残留。

本研究纳入了9名患者，在后牙区共植入了15颗直径为4.6mm的内六角种植体（Internal Tapered，BioHorizons），采用粘接固位的金属烤瓷单冠进行修复。使用上述两种方案去除粘接剂，然后统计两组的粘接剂残留量，每组都得到60个数据（15个冠×4个面；图12-25）。研究结果表明，与联合使用排龈线和基台代型技术去除粘接剂组比较，使用橡皮障隔离技术的基台-修复体复合体上有更多的粘接剂残留，且差异具有统计学意义（P=0.03）（表12-6）。在实验过程中，使用这些减少粘接剂残留的技术还导致了其他临床并发症。在第2组15个修复体中，有1个（6.67%）在去除𬌗面开孔处的复合材料时发生了失粘接。同样的，第1组的15个修复体中，有1个发生了橡皮障布嵌塞在冠和基台之间的粘接边缘内。第1组的15个修复体在粘接

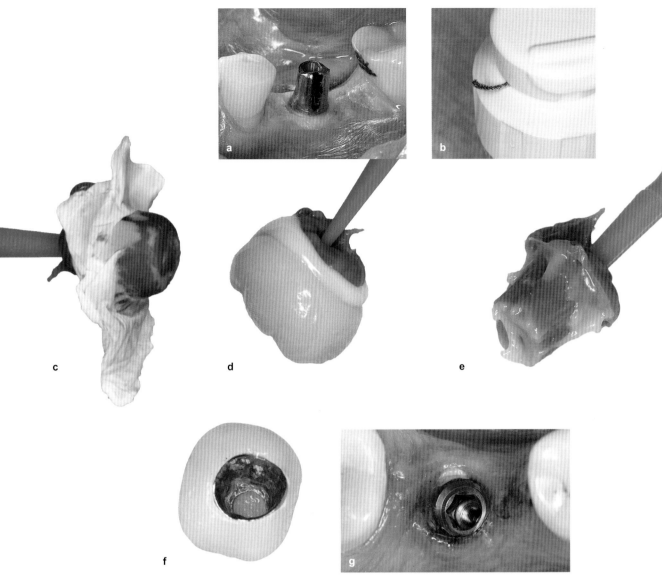

图12-24 （a和b）第2组，排龈线放置在钛基台周围。（c）在制作基台代型时使用聚四氟乙烯薄膜预留出粘接剂层的空间。（d）在基台代型上戴入牙冠，使多余的粘接剂溢出。（e）将冠取下，可见基台代型上有多余的粘接剂。（f）牙冠组织面仅有一薄层粘接剂。（g）即便采取所有这些措施，种植体周软组织内仍有粘接剂残留。

表12-6　不同粘接剂清除方法的粘接剂残留率

| | 样本量（例） | 均数 | SD | 中位数 | 最小值 | 最大值 |
|---|---|---|---|---|---|---|
| 橡皮障组 | 60 | 0.0180 | 0.0149 | 0.0150 | 0.0014 | 0.0834 |
| 排龈线和基台代型组 | 60 | 0.0124 | 0.0083 | 0.0108 | 0.0013 | 0.0409 |

SD：标准差

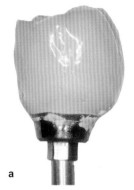
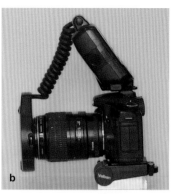

图12-25 采用软件来计算牙冠表面粘接剂的残留率。（a）上部结构固定在一个特制的底座上。（b）在离修复体的固定距离处固定相机。（c）使用软件确定残留粘接剂所占的面积比。

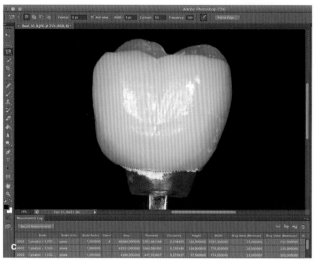

过程中，有2个（13.33%）未完全就位。

从试验结果可以得出以下3点结论：

（1）与使用橡皮障技术比较，使用排龈线和基台代型技术的粘接固位修复体粘接剂残留量更少，而且差异具有统计学意义（但是，橡皮障组软组织内残留的粘接剂更少）。另外，两组均未达到粘接剂的彻底清除。

（2）这两种方法都可能导致其他临床问题，例如橡皮障布的嵌塞和去除粘接剂过程中发生失粘接。

（3）这两种方法中的任何一种都不能作为一种可靠的临床方法来避免粘接剂残留。

## 减少粘接剂的用量

使用橡皮障、基台代型和排龈线等技术可以减少粘接剂的用量；然而，即使减少了粘接剂的用量，也不能保证能去净所有的多余粘接剂。这也可能带来了新的问题：粘接剂用量的减少是否会导致粘接强度的下降。

上述研究结果已经表明，这些措施可以将粘接剂用量减少到一定程度，但在去除多余粘接剂时，修复体也可能会发生失粘接。这意味着，即便修复体在去除多余粘接剂的过程中未出现脱落，随着时间的推移也可能发生失粘接。这是所有减少粘接剂用量技术必须要关注的问题。牙冠的剖面分析是研究牙冠内部粘接剂分布的唯一方法（图12-26）。只有进行剖面研究才有可能看到粘接剂层的分布质量。剖面研究可以观察到3种情况：粘接间隙完全被粘接剂填满、粘接剂层内有孔隙、粘接间隙内未见粘接剂。

图12-26 金属冠与基台的激光切割剖面图，冠和基台之间设定了常规20μm的粘接间隙。（a）局部放大剖面图，可清晰看见基台、完全充满粘接剂的粘接间隙和修复体。（b）口内无粘接剂充填的开放边缘，这可能会刺激周围软组织。（c）无粘接剂充填的粘接间隙，说明粘接剂用量的减少可能导致失粘接。

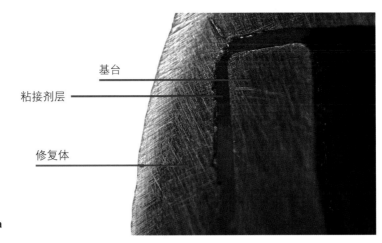

基台

粘接剂层

修复体

a

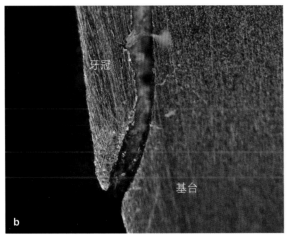

牙冠

基台

b

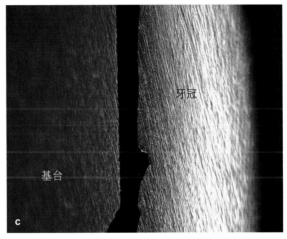

牙冠

基台

c

　　为此，作者设计实验来研究4种不同的粘接剂使用方法的粘接剂层质量（Linkevičius和Vindašiūtė-Narbutė，2019，未公开发表的数据）：①在牙冠的所有内壁涂布一薄层粘接剂；②粘接剂仅涂布到冠内一半的位置；③仅在冠的𬌗面对应的组织面（牙冠组织面的"底面"）涂布粘接剂；④仅在冠的边缘处涂布粘接剂。将冠粘接在标准基台上，收集从边缘溢出的多余粘接剂并称重，然后进行多余粘接剂重量与粘接剂层质量关系的研究。对粘接后的冠和基台进行剖面研究并评估粘接剂层质量。结果表明，牙冠内粘接剂含量越少，粘接剂层质量越差。牙冠所有内壁都涂布粘接剂时，仅1.19%的粘接间隙未充填粘接剂；当粘接剂仅涂布在冠内一半位置时，这个比例增加到6.82%。仅在冠边缘处涂布粘接剂时，这个比例为17.94%，仅在冠底面涂布粘接剂时，比例为64%。当冠的所有内壁都涂布粘接剂时，粘接剂溢出量最多，其次为仅在牙冠底面和在牙冠边缘涂布粘接剂时。结果表明，要使粘接间隙内充满粘接剂，就不能减少粘接剂的用量；因此，还需要寻找一种更有效的方法来检查和去净所有多余的粘接剂。

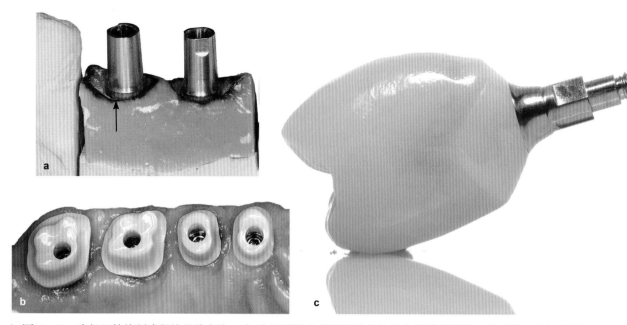

图12-27　确保无粘接剂残留的最佳方法。（a）不建议选用标准基台和永久粘接剂进行口内粘接。黑色圆圈（箭头所指）表示修复体的穿龈轮廓线，可以清楚看到该线到粘接边缘的距离较长。（b）建议使用龈上边缘的个性化基台。（c）使用无粘接剂的修复方案，例如采用螺丝固位修复。

## 避免粘接剂残留的建议

　　根据所有的研究结果和分析，我们知道除非在某些特定情况下，否则不可能完全避免粘接剂残留。这一点非常重要：如前所述，不建议使用标准基台与永久粘接剂进行口内粘接。粘接边缘的位置与穿龈倒凹的大小是影响种植体周龈沟内和基台/修复体上残留粘接剂的最重要因素。因此，对于种植修复而言，建议使用与种植体周软组织轮廓相匹配、龈上粘接边缘设计的个性化基台。因为个性化基台的粘接边缘与修复体的穿龈轮廓协调一致，这使得个性化基台不仅可以上移粘接边缘以便安全地去净多余粘接剂，而且还可以消除穿龈倒凹。此外，种植体周的软组织是由个性化基台支撑的，而不是由瓷层覆盖的上部修复结构支撑。而且通常制作个性化基台的材料具有优良的生物相容性（例如钛、锆），这也更有益于种植体周软组织。个性化基台的使用也降低了X线检查的必要性，因为医生可以直视粘接边缘的位置，也能更容易去除多余的粘接剂。很显然，能否直视粘接边缘对粘接剂的去除有很重要的作用。这与Christensen[28]的研究结果相似，他研究了临床上的可直视性对检查铸造金嵌体边缘适合性的重要性。结果表明，对于检查嵌体边缘适合性来说，在边缘可视的情况下使用探针检查优于不可直视时使用探针检查或X线检查，而且检查结果更可靠[28]。当然，彻底去除粘接剂残留问题的最好方法是采用螺丝固位修复（图12-27）。

## 本章小结

确保完全清除多余粘接剂的唯一可靠方法是使用龈上边缘设计的个性化基台（无穿龈倒凹）。此时可直视并去净多余的粘接剂。

粘接边缘的位置越靠龈下，粘接剂残留量越多。

使用橡皮障、基台代型和排龈线等技术仍无法保证能够去净所有多余的粘接剂。

粘接剂残留是种植体周炎发生的诱因，在有牙周炎病史的患者中更易引起种植体周疾病。

在无牙周病的患者中，粘接剂残留可能在长时间内不会引起感染，或者仅导致轻微感染。

## 参考文献

[1] Sailer I, Mühlemann S, Zwahlen M, Hämmerle CH, Schneider D. Cemented and screw-retained implant reconstructions: A systematic review of the survival and complication rates. Clin Oral Implants Res 2012;23(suppl 6):163–201.

[2] Nissan J, Narobai D, Gross O, Ghelfan O, Chaushu G. Long-term outcome of cemented versus screw-retained implant-supported partial restorations. Int J Oral Maxillofac Implants 2011;26:1102–1107.

[3] Linkevičius T, Vindašiūtė E, Puišys A, Pečiulienė V. The influence of margin location on the amount of undetected cement excess after delivery of cement-retained implant restorations. Clin Oral Implants Res 2011;22:1379–1384.

[4] Agar JR, Cameron SM, Hughbanks JC, Parker MH. Cement removal from restorations luted to titanium abutments with simulated subgingival margins. J Prosthet Dent 1997;78:43–47.

[5] Wilson TG Jr. The positive relationship between excess cement and peri-implant disease: A prospective clinical endoscopic study. J Periodontol 2009;80:1388–1392.

[6] Lewis S, Avera S, Engleman M, Beumer J 3rd. The restoration of improperly inclined osseointegrated implants. Int J Oral Maxillofac Implants 1989;4:147–152.

[7] Michalakis KX, Hirayama H, Garefis PD. Cement-retained versus screw-retained implant restorations: A critical review. Int J Oral Maxillofac Implants 2003;18:719–728.

[8] Hebel KS, Gajjar RC. Cement-retained versus screw-retained implant restorations: Achieving optimal occlusion and esthetics in implant dentistry. J Prosthet Dent 1997;77:28–35.

[9] Belser UC, Buser D, Hess D, Schmid B, Bernard JP, Lang NP. Aesthetic implant restorations in partially edentulous patients: A critical appraisal. Periodontol 2000 1998;17:132–150.

[10] Andersson B, Odman P, Lindvall AM, Brånemark PI. Cemented single crowns on osseointegrated implants after 5 years: Results from a prospective study on CeraOne. Int J Prosthodont 1998;11:212–218.

[11] Belser U, Buser D, Higginbottom F. Consensus statements and recommended clinical procedures regarding esthetics in implant dentistry. Int J Oral Maxillofac Implants 2004;19(suppl):73–74.

[12] Higginbottom F, Belser U, Jones JD, Keith SE. Prosthetic management of implants in the esthetic zone. Int J Oral Maxillofac Implants 2004;19(suppl):62–72.

[13] Peri-implant mucositis and peri-implantitis: A current understanding of their diagnoses and clinical implications. J Periodontol 2013;84:436–443.

[14] Patel D, Invest JC, Tredwin CJ, Setchell DJ, Moles DR. An analysis of the effect of a vent hole on excess cement expressed at the crown-abutment margin for cement-retained implant crowns. J Prosthodont 2009;18:54–59.

[15] Cochran DL, Hermann JS, Schenk RK, Higinbottom FL, Buser D. Biologic width around titanium implants. A histometric analysis of the implanto-gingival junction around unloaded and loaded nonsubmerged implants in the canine mandible. J Periodontol 1997;68:186–198.

[16] Ericsson I, Lindhe J. Probing depth at implants and teeth. An experimental study in the dog. J Clin Periodontol 1993;20:623–627.

[17] Wang CJ, Millstein PL, Nathanson D. Effects of cement,

cement space, marginal design, seating aid materials, and seating force on crown cementation. J Prosthet Dent 1992;67:786–790.

[18] Black S, Amoore JN. Measurement of forces applied during the clinical cementation of dental crowns. Physiol Meas 1993;14:387–392.

[19] Wadhwani C, Hess T, Faber T, Piñeyro A, Chen CS. A descriptive study of the radiographic density of implant restorative cements. J Prosthet Dent 2010;103:295–302.

[20] Vindašiūtė E, Puišys A, Maslova N, Linkevičienė L, Pečiulienė V, Linkevičius T. Clinical factors influencing removal of the cement excess in implant-supported restorations. Clin Implant Dent Relat Res 2015;17:771–778.

[21] Gapski R, Neugeboren N, Pomeranz AZ, Reissner MW. Endosseous implant failure influenced by crown cementation: A clinical case report. Int J Oral Maxillofac Implants 2008; 23:943–946.

[22] Linkevičius T, Puišys A, Vindašiūtė E, Linkevičienė L, Apse P. Does residual cement around implant-supported restorations cause peri-implant disease? A retrospective case analysis. Clin Oral Implants Res 2013;24:1179–1184.

[23] White DJ. Dental calculus: Recent insights into occurrence, formation, prevention, removal and oral health effects of supragingival and subgingival deposits. Eur J Oral Sci 1997;105(5 Pt 2):508–522.

[24] Berglundh T, Lindhe J, Marinello C, Ericsson I, Liljenberg B. Soft tissue reaction to de novo plaque formation on implants and teeth. An experimental study in the dog. Clin Oral Implants Res 1992;3:1–8.

[25] Lindhe J, Berglundh T, Ericsson I, Liljenberg B, Marinello C. Experimental breakdown of peri-implant and periodontal tissues. A study in the beagle dog. Clin Oral Implants Res 1992;3:9–16.

[26] Yanikoğlu N, Yeşil Duymuş Z. Evaluation of the solubility of dental cements in artificial saliva of different pH values. Dent Mater J 2007;26:62–67.

[27] Lee A, Okayasu K, Wang HL. Screw- versus cement-retained implant restorations: Current concepts. Implant Dent 2010;19:8–15.

[28] Christensen GJ. Marginal fit of gold inlay castings. J Prosthet Dent 1966;16:297–305.

# 粘接/螺丝固位修复体

## CEMENT/SCREW-RETAINED RESTORATIONS

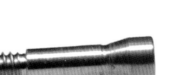
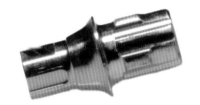
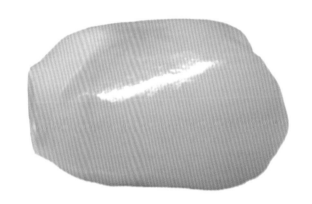

在作者临床实践中发生的一个最大转变是，从使用粘接固位修复体到使用螺丝固位修复体。根据作者的经验，这种理念的转变减少了高达80%的生物学并发症，却未增加修复流程的难度。这种向螺丝固位修复的转变主要基于作者和他同事的4项主要的研究结果（见第12章）。总之，体外实验和临床研究均表明，当基台的粘接边缘位于龈下时，不可能完全去净多余的粘接剂，而且基台粘接边缘位置越深，残留粘接剂越多[1-2]。回顾性研究也表明，粘接剂残留是慢性种植体周炎的诱因[3]。此外，第4项研究证实，任何穿龈倒凹对粘接固位修复体都是一种威胁[4]。因此，最终的解决方案是使用螺丝固位修复体。

## 螺丝固位的优缺点

在过去，螺丝固位修复体因其上部结构容易拆卸，便于口腔卫生的维护、基台螺丝的加力和修复体的维修，所以是常用的种植修复方式。螺丝固位修复体另外一个显著的优点是更有利于种植体周软组织的健康。因此，选择螺丝固位修复体的两个主要原因是：更少发生种植体周炎的生物学优势和可拆卸的便捷性。

Weber等指出[5]，与粘接固位修复体相比，螺丝固位修复体周围的软组织更加健康。正如Sailer等[6]发现的，多单位修复体采用粘接固位时，特别难去净多余的粘接剂，同时Sailer也观察到了多单位粘接固位修复体发生了更多的骨吸收。

螺丝固位修复体的另一个显著优势是可拆卸性。螺丝固位修复体可以在不损伤修复体或种植体的情况下，进行修复部件的调改、固位螺丝的加力和修复体的修理，这与粘接固位修复体相比，减少了治疗的时间及费用成本[7]。显而易见，粘接固位修复体的最大缺点是不可拆卸性。一旦粘接固位修复体出现基台松动或修复体需要进行任何修理时，只要难以破坏粘接剂的封闭作用，就可能在拆除过程中破坏修复体。而任何大小的力施加在松动基台修复体上，都有可能造成种植体内部螺纹的损害。因此，在修复体需要更多维护的病例中（例如种植单端桥修复体和全口种植修复重建），螺丝固位修复体具有更大的优势[8]。

螺丝固位修复体还有一个优点是，其边缘密合性比粘接固位修复体的更好。有学者担心，钛基底和修复体之间的粘接间隙会有利于细菌定植，继而导致粘接剂溶解和种植体周黏膜炎。但是目前并无研究数据支持上述推断。

纯螺丝固位修复体一个最常见的缺点是缺乏被动就位。纯螺丝固位修复指牙冠是一个整体，没有单独的基台，即修复体直接靠螺丝固定在种植体上。因为粘接剂可代偿因基台和种植体之间的不匹配产生的应力，所以常认为粘接固位修复体比螺丝固位修复体更容易获得被动就位。从本质上讲，粘接剂有助于牙槽骨、种植体、基台和修复体之间相互协调[8-10]。而对于螺丝固位修复体，如果修复体制作得不够精准，基台、种植体和周围的牙槽骨将受到有害的应力。但应注意的是，修复体最终的适合性不是取决于固位类型，而是整个制作过程的精度，包括印模技术、铸造精度、各部件的容差以及技师水平等；现在种植体和修复部件制作工艺的进步也实现了螺丝固位修复体的各部件精确的被动就位[8,12-13]。

本章的目的并不是要说服所有的种植医生和修复医生只使用某一种方法，而是要提供前人发现的可能有用的知识及经验。在作者的诊所中，使用了两种类型的螺丝固位修复体：粘接/螺丝复合固位修复体和纯螺丝固位修复体。本章重点介绍粘接/螺丝复合固位修复体。

## 粘接/螺丝复合固位

在种植体上使用粘接/螺丝复合固位修复体是一种复合固位的修复技术，因为它同时具有粘接固位和螺丝固位的特点。

这种固位修复方式首先需要在模型上将制作完成的修复体粘接在钛基底上，然后在口内完成螺丝固位（图13-1）。在冠和基台

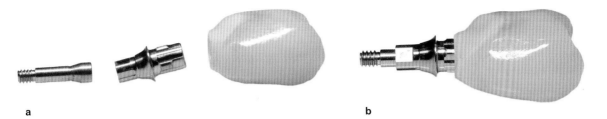

图13-1 （a和b）未粘接的钛基底螺丝、钛基底和制作完成的氧化锆全瓷冠。

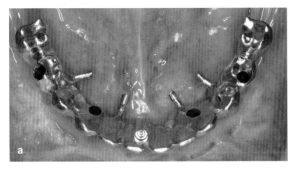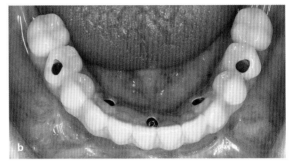

图13-2 下颌全口纯螺丝固位修复体。（a）在种植体上就位的钛支架。（b）直接在钛支架进行饰瓷。

之间的粘接剂层确保了修复体的被动就位。同时，与种植体相连的骀面开孔使其具有螺丝固位修复体的可拆卸性。该技术具有很高的性价比，可用于单冠和短跨度的固定局部义齿。

很久以前就有学者提出了粘接/螺丝复合固位修复的想法，2004年，Rajan和Gunaseelan[11]就提出了上文描述的技术：使用标准基台和骀面开孔的金属烤瓷冠，但其粘接过程是在口内进行的。口内粘接完成后，将基台-修复体复合体从口内取出，去净多余的粘接剂，最后将修复体重新戴入口内。

粘接/螺丝复合固位修复体现在已是一种主流的种植修复方案。虽然修复体在口内是靠螺丝固位，但因为是牙科粘接剂将钛基底和冠连接成了一个整体，所以其生物力学行为表现为粘接修复体的特征，理解这一点非常重要。这也是粘接/螺丝复合固位修复体和纯螺丝固位修复体之间的主要区别。纯螺丝固位修复体是一个整体：饰面瓷直接烧结在支架或底冠上，而且完全靠螺丝提供固位力（图13-2）。

粘接/螺丝复合固位修复体可进一步分为两种亚类：一是单冠，二是联冠或固定局部义齿（Fixed Partial Dentrues，FPD）（图13-3）。因为这两类修复体的生物力学特性不同，所以要进行分类讨论；本章主要讨论的是单冠修复体。单冠通常易于制作；印模更精准，而且也不会受到修复体内部应力的影响。联冠和固定局部义齿内部存在更多的应力，这增加了印模制取的难度。这两类修复体还有其他不同之处，但不在本章的讨论范围内。

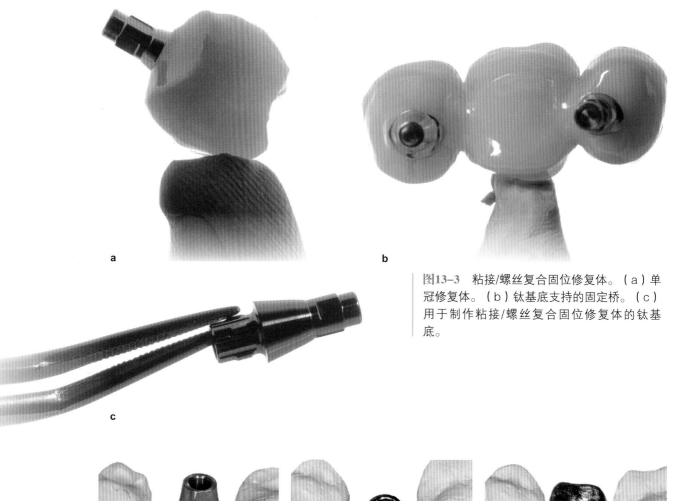

图13-3 粘接/螺丝复合固位修复体。（a）单冠修复体。（b）钛基底支持的固定桥。（c）用于制作粘接/螺丝复合固位修复体的钛基底。

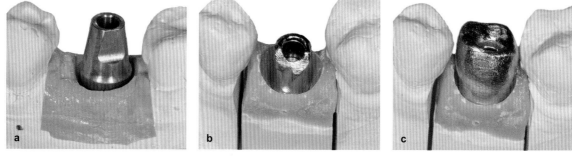

图13-4 在制造商提供钛基底之前，对标准基台进行调磨以充当钛基底，在粘接/螺丝复合固位修复体中使用。（a）原始的标准成品基台（BioHorizons）。（b）调磨标准基台的高度和宽度充当钛基底。（c）修复体的金属内冠，随后会在其表面饰瓷并将其粘接到调磨后的基台上。

## 粘接/螺丝复合固位单冠修复体的制作

作者的诊所在十几年前就开始使用这项技术了，即将标准钛基台当作钛基底使用。在当时，该技术非常实用，因为其仍然可以使用标准基台，同时又减少了粘接剂的残留（图13-4）。如今，种植体供应商可提供各种不同穿龈形态和固位形态的钛基底。这些钛基底是专门为氧化锆冠设计的，所以通常较短，且基底最顶端的设计并不是圆形，例如颊侧无金属的"开窗"，这可以避免钛基

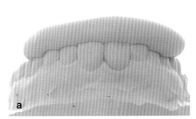
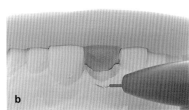
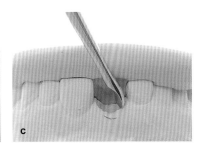

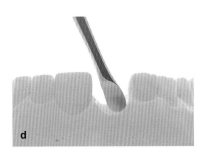
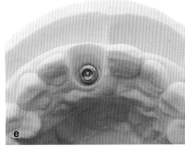
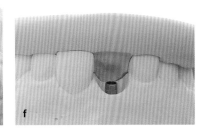

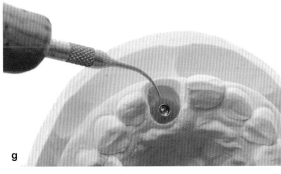
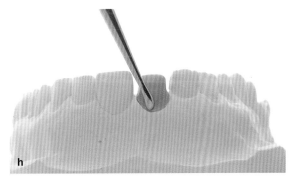

图13-5 粘接/螺丝复合固位单冠修复体的技工室制作过程。（a）确定了龈缘最终形态和高度的最终修复体的诊断蜡型。（b）参照邻牙软组织轮廓，标记出种植体周软组织轮廓。（c）进行模型修整以模拟种植体周软组织的塑形。（d）修复体的最终龈缘。（e）可以看见龈下部分的形态。（f）评估钛基底的固位部分。（g）制作修复体内冠的蜡型，并确保其为种植体周软组织提供足够的支撑。（h）精修内冠蜡型边缘，为饰面瓷提供支持。

底金属色从氧化锆修复体唇面透出。但是，如果种植体植入得足够深，钛基底就会位于软组织较深部位，这种"开窗"设计就不那么重要了。

粘接/螺丝复合固位单冠修复体的制作过程（图13-5）：

（1）使用开窗式印模技术将信息转移到模型上。

（2）制作缺失牙的蜡型（图13-5a）。

（3）模型修整（图13-5c和d）。

（4）制作内冠蜡型（图13-5g～j）。

（5）扫描内冠蜡型（图13-5k）。

（6）根据钛基底的形态切削制作氧化锆内冠（图13-5l和m）。

（7）在氧化锆内冠上饰瓷（图13-5n）。

（8）制作完成的修复体（图13-5o和p）。

在制作单冠修复体时需特别注意的是，应尽可能地模仿天然牙的形态（图13-6）。

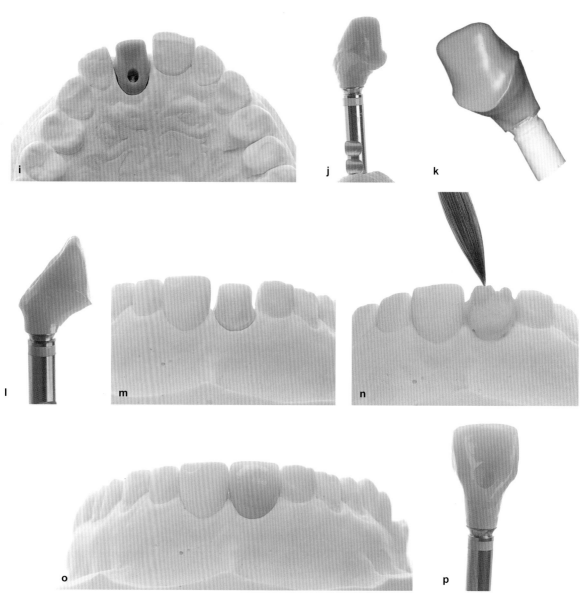

图13-5（续） （i和j）氧化锆内冠蜡型的最终形态。（k）内冠蜡型扫描后的复制品。（l）切削制作完成的粘接/螺丝复合固位修复体的氧化锆内冠。（m）模型上对内冠进行评估。（n）在内冠上饰瓷。（o）完成的修复体。（p）制作完成的修复体的腭侧面观，可见基台螺丝开孔在腭侧。

在图13-7的临床情况中，在左下颌第一磨牙和第二磨牙位点处植入了两颗BioHorizons根形种植体。在最终修复前，使用螺丝固位的临时修复体进行种植体周软组织塑形，最终修复体选用钛基底支持氧化锆全瓷修复体。首先，技师制作最终修复体的氧化锆内冠蜡型、扫描蜡型并制作成氧化锆内冠。然后将氧化锆内冠临时粘接在钛基底上，并在口内检查精度。精度检查合格后，上饰面瓷并完成最终修复体的制作。

图13-6 （a）前磨牙的粘接/螺丝复合固位修复体的最终形态。（b）修复体形态和天然牙的十分相似。

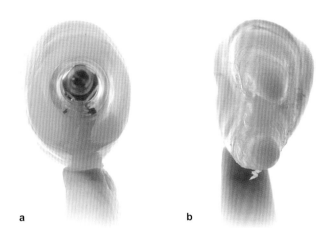

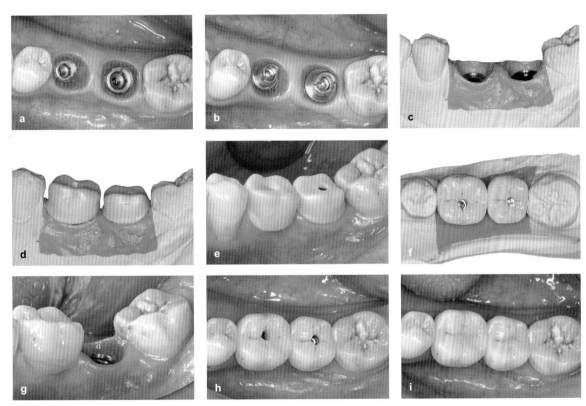

图13-7 后牙区由钛基底支持的粘接/螺丝复合固位修复体。（a）相邻的两颗种植体将行单冠修复。（b）钛基底和软组织水平的关系。（c和d）带有人工牙龈的模型，氧化锆内冠在模型上就位。（e）将氧化锆内冠临时粘接到钛基底上，然后在口内进行精度检查。（f）在模型上完成修复体的粘接。（g）逐颗完成单冠的试戴。（h）戴入后的修复体。（i）用复合树脂充填殆面开孔。

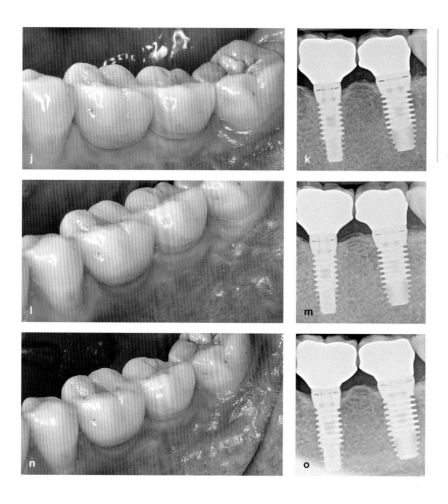

图13-7（续） （j和k）
初戴完成的临床照片和X线
片。（l和m）随访3年后临
床照片和X线片。（n和o）
随访7年后临床照片和X线
片。显示嵴顶骨稳定性良
好，实际上此时的骨稳定性
优于初戴完成时。

## 粘接

制作粘接/螺丝复合固位修复体的最后
一步是将制作完成的修复体粘接在钛基底
上（图13-8a和b）。实现氧化锆内冠和钛
基底之间的可靠粘接是获得足够固位力的
前提。通常情况下，成品钛基底的高度为
4～6mm，但是有些制造商提供的钛基底高度
仅有3.5mm，此时可能出现固位力不足的现
象（图13-8c）。尤其是在殆龈向修复空间较
大的情况下，此时牙冠仅有极短的一部分由
钛基底提供支持，这就很容易造成钛基底和
氧化锆内冠之间的失粘接。

影响粘接固位修复体固位力的因素包
括：粘接剂类型、粘接间隙、固位形、粘接面
高度、粘接面积和基台的粗糙度[8,11,14-21]。许
多研究探讨了粘接剂类型对种植修复体固位
力的影响，但这些研究纳入的是金属上部修
复体，因此研究结果不能直接应用于氧化锆
基修复体[7,22-26]。由于制造工艺的不同，计算
机切削的氧化锆修复体的机械固位力很小，
这就意味着需要更好的粘接剂和更高的粘接
固位力[13,27]。很多关于氧化锆冠和钛基底之
间的固位力的研究，其侧重点是自粘接树脂
水门汀的组成成分。结果表明，含有甲基丙
烯酰氧基磷酸单癸酯（methacryloyloxydecyl-
dihydrogen-phosphate，MDP）单体的树脂粘
接剂可显著提高氧化锆修复体的粘接力[28-30]；

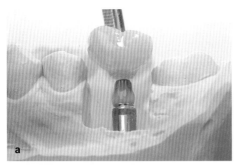

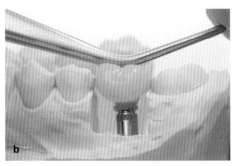

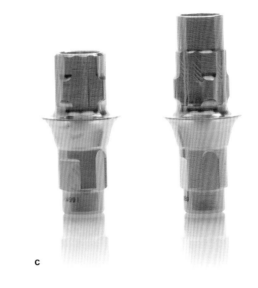

图13-8 （a和b）粘接是制作粘接/螺丝复合固位修复体的最后一步。（c）钛基底固位部分的高度对固位非常重要。

但是，目前对于钛基底和氧化锆内冠之间粘接的认识还远远不够[15,24,27,31-32]。除了基台高度与机械固位形，粘接剂和粘接界面之间的粘接强度还取决于化学键结合力、机械嵌锁及粘接面的粗糙度。

### 喷砂

有人可能会提出这样的疑问：钛基底在粘接前是否须要进行喷砂处理？对钛基底进行喷砂处理的目的是：通过形成微机械固位来提高粘接力[28]。常使用氧化铝（Al$_2$O$_3$）粉进行喷砂。然而，对于喷砂能否增加粘接剂和金属之间的粘接力，学术上存在争议，许多研究常报道喷砂降低了固位力[11,21,26,33-36]。

当对金属进行喷砂时，喷砂颗粒的大小会影响粘接效果。一般来说，喷砂会增加粘接面的表面积和粗化粘接面（图13-9）。粘接面积越大，获得的机械固位越强[35]。关于喷砂对粘接力的影响，尚无统一的研究结论。一些研究报道，与光滑的机械加工钛基台表面相比，喷砂粗化后的钛金属内冠获得了更大的微机械固位力。但是，另一些研究却得到了相反的结果，例如Nejatidanesh等[26]得出的结论是，与钛基台相比，喷砂处理并不会提高贱金属合金内冠的固位力。

为解决这个争议，作者团队进行了一项体外研究[37]。实验分两个阶段进行。第一阶段：将30个直径为4mm的种植体替代体（Internal Tapered，BioHorizons）垂直向嵌入到金属块中。在每颗种植体替代体上安放高度为5mm的钛基底（BioHorizons），并用35N·cm力拧紧（图13-10）。进行氧化锆内冠（Lava Classic，3M）的设计和切削。并在1500℃下烧结8.5小时。使用硅橡胶适合性指示剂（Fit Checker，GC）检查内冠的精度和在基台上的适合性。在3.2倍放大镜（EyeMag Pro，Zeiss）下检查修复体边缘密合性。使用96%异丙醇清洁所有内冠的粘接表面。所

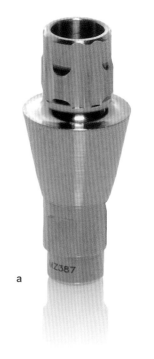
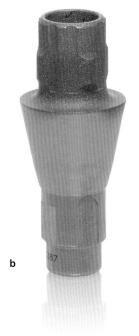

图13-9 喷砂前的钛基底（a）和喷砂后的钛基底（b）。喷砂后钛基底的固位结构变得圆钝，这可能是喷砂降低固位力的原因之一。另一个原因可能是喷砂颗粒残留在钛基底上并降低了粘接力。

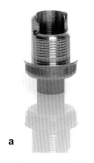
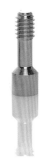
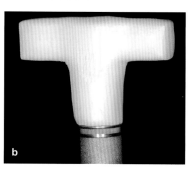
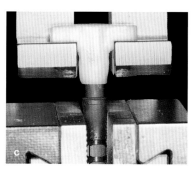

图13-10 体外实验流程简图。（a）钛基底（BioHorizons），高度为5mm，有固位沟槽及为美学设计的"开窗"结构。（b）带"翼"的氧化锆内冠粘接在钛基底上。（c）样本在万能力学实验机（ZwickRoell）进行脱位实验。

有样本的粘接间隙都设定为30μm，按厂家操作说明，使用3种不同的粘接剂将内冠粘接在钛基底上：G-CEM LinkAce（GC）、RelyX U200（3M）和Ceka Site（Ceka/Preci-Line）。替代体-钛基底-内冠复合体在37℃生理盐水中储存24小时后，所有样本（共3组，每组10个样本）放在咀嚼模拟机（SD Mechatronik）中进行冷热循环，循环温度是5~55℃，达到临界温度后保持30秒，共进行5000次循环。再使用万能力学试验机（ZwickRoell）在加载速度为5mm/min下测试粘接力。记录内冠脱位时的力值（单位为N）。第二阶段：用蒸汽去净钛基底和氧化锆内冠上的粘接剂。然后对钛基底进行喷砂处理，即在距离粘接面10mm处以2bar（1bar=$10^5$Pa）的压力，用50μm的氧化铝（Eisenbacher Dentalwaren）垂直于粘接面进行喷砂10秒，然后再重复第一阶段的操作。

表13-1记录了钛基底喷砂前后的平均粘接强度和标准差。统计分析结果表明，3种粘接剂的粘接力在喷砂前（F=105.59，$P<0.05$）和喷砂后（F=35.47，$P<0.05$）均有

表13-1　钛基底喷砂前和喷砂后脱位力[37]（M±SD）

| 粘接剂 | 钛基底喷砂前（N） | 钛基底喷砂后（N） |
| --- | --- | --- |
| G-CEM LinkAce | 1338.33 ± 68.77 | 662.33 ± 65.54 |
| RelyX U200 | 665.50 ± 36.02 | 352.50 ± 21.58 |
| Ceka Site | 468.83 ± 21.69 | 121.85 ± 17.03 |

SD：标准差；N：牛顿

明显的统计学差异。喷砂后，各组的粘接力都降低了，但粘接剂的粘接强度排序保持不变。而且，这种粘接力的降低有统计学意义（$P<0.05$）。

根据上述体外实验，可得出以下结论：

- 与钛基底粗糙度（光滑还是喷砂粗化）相比，树脂粘接剂的类型对钛基底和氧化锆内冠之间的粘接力产生的影响更大。

- 钛基底的喷砂处理会降低氧化锆内冠树脂水门汀粘接强度。

Papadopoulos等[36]报道，在钛与瓷的粘接界面发现由喷砂导致的散在残留氧化铝颗粒。通过对喷砂后的商业纯钛铸件表面进行微观结构和粗糙度分析得出，无论氧化铝颗粒的大小，都能看见氧化铝颗粒嵌入纯钛铸件的表面。大颗粒喷砂似乎既能减少纯钛表面氧化铝颗粒残留量，同时又能增加表面粗糙度。Papadopoulos等[36]还进一步指出，金属表面散在的残留氧化铝颗粒，不仅降低了钛与瓷之间的粘接强度，而且即便使用超声波清洗也无法去除。另外一个造成粘接力下降的原因可能是钛基底微观结构和粘接间隙的变化。喷砂后，钛基底表面的固位沟槽变圆钝，粘接间隙增大，因此固位力降低了。

**零骨丧失种植理念的粘接方案**

基于以上研究，作者的团队制定了如下

的氧化锆修复体粘接方案（图13-11）：

（1）用酒精清洁最终修复体的组织面（图13-11c）。

（2）用酒精清洁光滑的钛基底，并将其在模型上就位。光滑表面无须喷砂和其他任何处理。

（3）将人工牙龈从石膏模型上取下，以便在粘接过程中检查修复体边缘就位情况（图13-11a）。

（4）用牙科蜡将钛基底的螺丝通道暂封，以避免粘接剂进入螺丝通道（图13-11b）。

（5）在修复体的组织面放置自粘接树脂水门汀（图13-11d）。

（6）根据厂家的操作说明，将修复体在钛基底上加压就位，并在确保就位后等待粘接剂固化（图13-11e和f）。

（7）去除修复体开孔处固化的粘接剂和钛基底螺丝通道的牙科蜡，旋松基台螺丝（图13-11g）。

（8）将修复体和钛基底复合体从石膏模型上整体取下。

（9）清除多余的粘接剂（图13-11h）。

（10）抛光修复体粘接边缘线。

如图13-12所示，在龈向咬合空间较大的情况下，此时修复体所受的咬合负荷也会增大，所以建议使用粘接强度最高的树脂粘接剂。

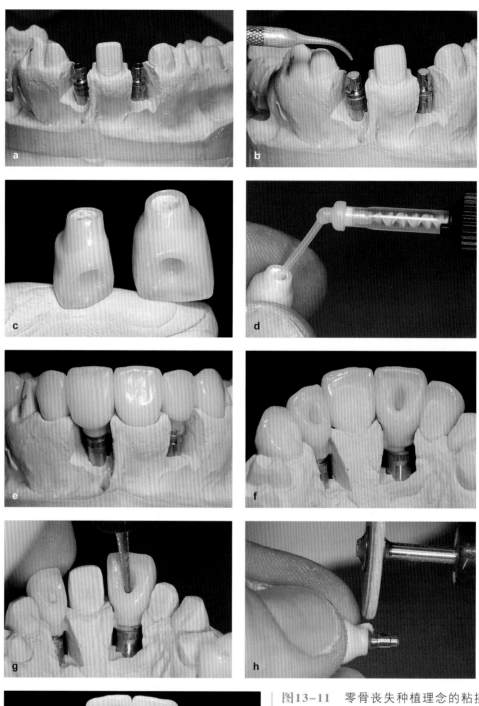

图13-11　零骨丧失种植理念的粘接方案。（a）钛基底就位在种植体替代体上。（b）以牙科蜡暂封钛基底的螺丝通道以避免粘接剂流入。（c）氧化锆基修复体的粘接面仅用医用酒精清洁（冠的内壁上可见遮色剂）。（d）使用树脂粘接剂。（e和f）将修复体粘接在钛基底上；粘接边缘可见多余的粘接剂外溢。（g）去除修复体开孔处的粘接剂，并取下修复体。（h）去除多余的粘接剂并抛光。（i）模型上粘接完成的修复体。

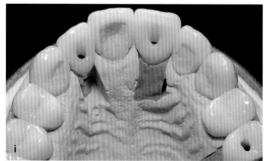

图13-12 （a和b）𬌗龈向咬合间距过大，修复体承受过大的负荷。此类情况下，必须使用固位部分更高的钛基底，或使用粘接强度最大的树脂粘接剂。短的钛基底固位差，易脱位。可选用可靠的树脂粘接剂来补偿。

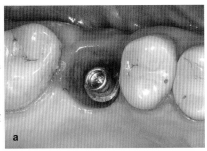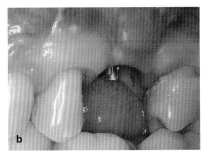

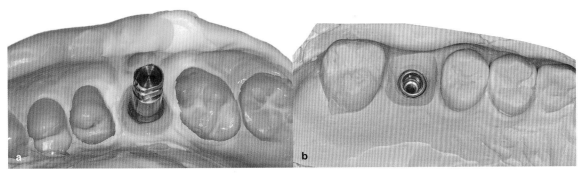

图13-13 粘接/螺丝复合固位修复体的两种制作方法。（a）使用临时修复体塑形后，使用光固化复合材料制作个性化印模杆以复制软组织形态，然后制取开口式印模。（b）修整石膏模型来创建最终修复体的软组织形态。

## 软组织塑形

粘接/螺丝复合固位修复体可以通过两种途径实现种植体周软组织的塑形：借助或不借助临时修复体（图13-13）。

### 使用临时修复体

在制作最终修复体前，对软组织进行塑形已成为一种标准步骤。在前牙美学区此步骤更是常规，通过对牙龈乳头和牙龈轮廓进行塑形，为最终修复体提前做好软组织准备。这也可通过粘接/螺丝复合固位临时修复体来实现（图13-14）。

制取开口式或闭口式印模后，制作临时修复体，并在种植体上试戴完成。软组织发

白处表明此处种植体周软组织受到了压力，在压力下软组织能顺应临时修复体的形态完成塑形过程。软组织塑形完成后，再次取模并制作最终修复体，在种植体上完成试戴。这种方法的优点是：①最终修复体试戴过程中种植体周软组织承受的压力很小；②能获得更精确的最终修复体边缘，此边缘界线清晰的区分了龈下区域和龈上区域。

第1个优点，对于部分病例，如果未使用临时修复体进行软组织塑形，单冠修复体的基台螺丝可能会松动。这是因为未经塑形的牙龈具有更大的张力，在牙冠戴入后，该张力可能会导致螺丝松动。

第2个优点，对于刚开始使用这项技术的医生来说更有意义，因为临时修复体塑造了种植体冠的穿龈轮廓，这就更容易确定修复

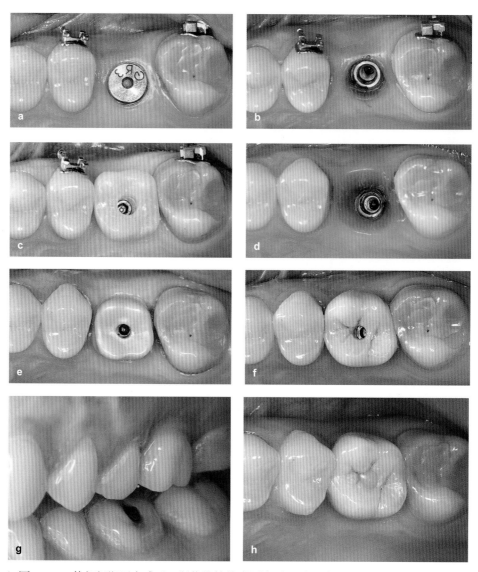

图13-14　软组织塑形完成后，制作的粘接/螺丝复合固位修复体。（a和b）取下愈合基台。（c）在种植体上完成临时修复体的试戴；软组织发白意味着软组织受压。（d）取下临时修复体后的软组织形态。（e和f）初戴完成的内冠和永久性修复体，软组织并未见发白，因为牙龈已经准确塑形。（g和h）戴入最终修复体。

体的龈下区域和龈上区域之间的界线。这个界线非常重要，这在后续修复材料这一章会进行更详细的介绍（仅仅与软组织直接接触的材料就有很多种），技师能清晰的区分出修复体龈下部分的起点（例如氧化锆）和龈上部分的止点（例如饰面瓷）（图13-15），这使得修复体的制作更简单。

使用临时修复体的一个缺点是临时修复材料生物相容性不理想，即便只是短期使用。另一个缺点是使用临时修复体会给患者带来额外的经济负担，对医生来说也是一项费时费力的工作。

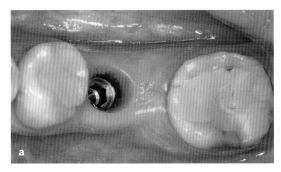
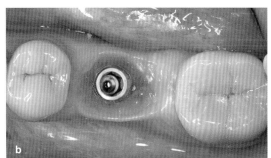
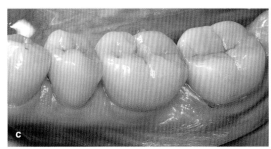

图13-15 使用临时修复体进行软组织塑形的过程。（a）未使用临时修复体，软组织的形态取决于愈合基台的形态。（b）塑形后，种植体周软组织形态清晰确定了软组织边缘的位置。（c）最终粘接/螺丝复合固位修复体。

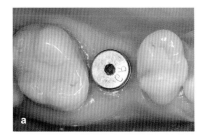
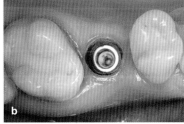
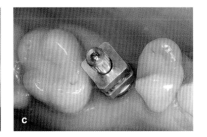
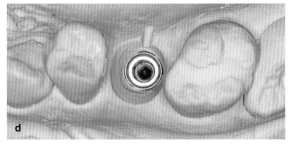
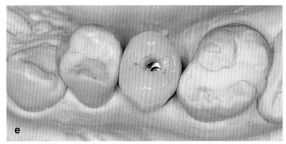

图13-16 未使用临时冠进行软组织塑形的粘接/螺丝复合固位单冠修复体。（a~c）取下愈合基台，连接开窗式印模帽。（d）按预期的穿龈轮廓形态对模型进行修整，该形态会转移到种植体周软组织上。（e）最终修复体。

## 不使用临时修复体

在不使用临时修复体的情况下，直接戴入永久单冠修复体。此时，软组织直接与生物相容性更好的最终修复材料（例如氧化锆、钛或饰面瓷）接触。在某些情况下，甚至可以观察到螺丝固位种植体周软组织的增长。最开始的阶段可以出现软组织发白，但随后软组织会逐渐适应并根据修复体龈下区域的形态进行塑形（图13-16）。

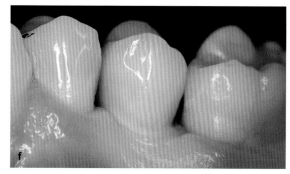
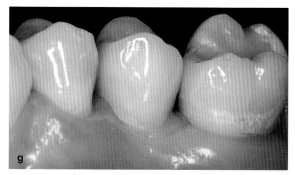
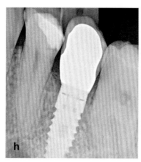
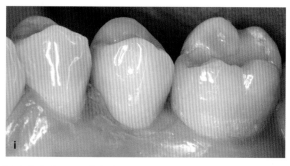

图13-16（续） （f）试戴最终修复体导致修复体周围软组织暂时性缺血。（g）戴牙1个月后软组织的位置。（h）理想的嵴顶骨稳定性。（i）1年后随访结果显示，种植体周软组织形态与修复体协调一致。

## 本章小结

使用钛基底制作的粘接/螺丝复合固位修复体可用于种植体的修复重建。

粘接/螺丝复合固位修复体在生物力学行为上类似于粘接固位修复体，因为制作完成的冠是粘接在钛基底上的。

钛基底与标准钛基台不一样，钛基底有许多凹槽辅助固位形，而标准基台表面更光滑。

不要对钛基底进行喷砂，因为喷砂会导致修复体固位力下降。

含膦酸盐（MDP）的树脂粘接剂可提供最强的粘接力。

# 参考文献

[1] Linkevičius T, Vindašiūtė E, Puišys A, Pečiulienė V. The influence of margin location on the amount of undetected cement excess after delivery of cement-retained implant restorations. Clin Oral Implants Res 2011;22:1379–1384.

[2] Linkevičius T, Vindašiūtė E, Puišys A, Linkevičienė L, Maslova N, Puriene A. The influence of the cementation margin position on the amount of undetected cement. A prospective clinical study. Clin Oral Implants Res 2013; 24:71–76.

[3] Linkevičius T, Puišys A, Vindašiūtė E, Linkevičienė L, Apse P. Does residual cement around implant-supported restorations cause peri-implant disease? A retrospective case analysis. Clin Oral Implants Res 2013;24:1179–1184.

[4] Vindašiūtė E, Puišys A, Maslova N, Linkevičienė L, Pečiulienė V, Linkevičius T. Clinical factors influencing removal of the cement excess in implant-supported restorations. Clin Implant Dent Relat Res 2015;17:771–778.

[5] Weber HP, Kim DM, Ng MW, Hwang JW, Fiorellini JP. Peri-implant soft-tissue health surrounding cement- and screw-retained implant restorations: A multi-center, 3-year prospective study. Clin Oral Implants Res 2006;17:375–379.

[6] Sailer I, Mühlemann S, Zwahlen M, Hämmerle CH, Schneider D. Cemented and screw-retained implant reconstructions: A systematic review of the survival and complication rates. Clin Oral Implants Res 2012;23(suppl 6):163–201.

[7] Toljanic JA, Banakis ML, Willes LA, Graham L. Soft tissue exposure of endosseous implants between stage I and stage II surgery as a potential indicator of early crestal bone loss. Int J Oral Maxillofac Implants 1999;14:436–441.

[8] von Wowern N, Gotfredsen K. Implant-supported overdentures, a prevention of bone loss in edentulous mandibles? A 5-year follow-up study. Clin Oral Implants Res 2001;12:19–25.

[9] Koutouzis T, Wennström JL. Bone level changes at axial- and non-axial-positioned implants supporting fixed partial dentures. A 5-year retrospective longitudinal study. Clin Oral Implants Res 2007;18:585–590.

[10] Arvidson K, Bystedt H, Frykholm A, von Konow L, Lothigius E. Five-year prospective follow-up report of the Astra Tech Dental Implant System in the treatment of edentulous mandibles. Clin Oral Implants Res 1998;9: 225–234.

[11] Rajan M, Gunaseelan R. Fabrication of a cement- and screw-retained implant prosthesis. J Prosthet Dent 2004;92:578–580.

[12] Puchades-Roman L, Palmer RM, Palmer PJ, Howe LC, Ide M, Wilson RF. A clinical, radiographic, and microbiologic comparison of Astra Tech and Brånemark single tooth implants. Clin Implant Dent Relat Res 2000;2:78–84.

[13] Abrahamsson I, Berglundh T, Lindhe J. The mucosal barrier following abutment dis/reconnection. An experimental study in dogs. J Clin Periodontol 1997;24:568–572.

[14] Albrektsson T, Zarb G, Worthington P, Eriksson AR. The long-term efficacy of currently used dental implants: A review and proposed criteria of success. Int J Oral Maxillofac Implants 1986;1:11–25.

[15] Smith DE, Zarb GA. Criteria for success of osseointegrated endosseous implants. J Prosthet Dent 1989;62:567–572.

[16] Weber HP, Buser D, Fiorellini JP, Williams RC. Radiographic evaluation of crestal bone levels adjacent to nonsubmerged titanium implants. Clin Oral Implants Res 1992;3:181–188.

[17] Bengazi F, Wennstrom JL, Lekholm U. Recession of the soft tissue margin at oral implants. A 2-year longitudinal prospective study. Clin Oral Implants Res 1996;7:303–310.

[18] Small PN, Tarnow DP. Gingival recession around implants: A 1-year longitudinal prospective study. Int J Oral Maxillofac Implants 2000;15:527–532.

[19] Grunder U. Stability of the mucosal topography around single-tooth implants and adjacent teeth: 1-year results. Int J Periodontics Restorative Dent 2000;20:11–17.

[20] Ekfeldt A, Eriksson A, Johansson LA. Peri-implant mucosal level in patients treated with implant-supported fixed prostheses: A 1-year follow-up study. Int J Prosthodont 2003;16:529–532.

[21] Misch CE, Dietsh-Misch F, Hoar J, Beck G, Hazen R, Misch CM. A bone quality-based implant system: First year of prosthetic loading. J Oral Implantol 1999;25:185–197.

[22] Hermann JS, Buser D, Schenk RK, Cochran DL. Crestal bone changes around titanium implants. A histometric evaluation of unloaded non-submerged and submerged implants in the canine mandible. J Periodontol 2000; 71:1412–1424.

[23] Wiskott HW, Belser UC. Lack of integration of smooth titanium surfaces: A working hypothesis based on strains generated in the surrounding bone. Clin Oral Implants Res 1999;10:429–444.

[24] Esposito M, Hirsch JM, Lekholm U, Thomsen P. Biological factors contributing to failures of osseointegrated oral implants. (II). Etiopathogenesis. Eur J Oral Sci 1998;106: 721–764.

[25] Tonetti MS, Schmid J. Pathogenesis of implant failures. Periodontol 2000 1994;4:127–138.

[26] Nejatidanesh F, Savabi O, Ebrahimi M, Savabi G. Retentive strength of implant-supported base metal copings over short metal abutments using different luting agents and surface treatments. Implant Dent 2014;23:162–167.

[27] Berglundh T, Abrahamsson I, Welander M, Lang NP, Lindhe J. Morphogenesis of the peri-implant mucosa: An experimental study in dogs. Clin Oral Implants Res 2007; 18:1–8.

[28] Berglundh T, Lindhe J. Dimension of the periimplant mucosa. Biological width revisited. J Clin Periodontol 1996;23:971–973.

[29] Iacono VJ; Committee on Research, Science and Therapy, the American Academy of Periodontology. Dental implants in periodontal therapy. J Periodontol 2000;71:1934–1942.

[30] Cochran DL, Hermann JS, Schenk RK, Higginbottom FL, Buser D. Biologic width around titanium implants. A histometric analysis of the implanto-gingival junction around unloaded and loaded nonsubmerged implants in the canine mandible. J Periodontol 1997;68:186–198.

[31] Lindhe J, Berglundh T, Ericsson I, Liljenberg B, Marinello C. Experimental breakdown of peri-implant and periodontal tissues. A study in the beagle dog. Clin Oral Implants Res 1992;3:9–16.

[32] Oakley E, Rhyu IC, Karatzas S, Gandini-Santiago L, Nevins M, Caton J. Formation of the biologic width following crown lengthening in nonhuman primates. Int J Periodontics Restorative Dent 1999;19:529–541.

[33] Abrahamsson I, Berglundh T, Wennström J, Lindhe J. The peri-implant hard and soft tissues at different implant systems. A comparative study in the dog. Clin Oral

Implants Res 1996;7:212–219.

[34] Albrektsson T, Wennerberg A. Oral implant surfaces: Part 2—Review focusing on clinical knowledge of different surfaces. Int J Prosthodont 2004;17:544–564.

[35] Norton MR. Multiple single-tooth implant restorations in the posterior jaws: Maintenance of marginal bone levels with reference to the implant-abutment microgap. Int J Oral Maxillofac Implants 2006;21:777–784.

[36] Papadopoulos T, Tsetsekou A, Eliades G. Effect of aluminium oxide sandblasting on cast commercially pure titanium surfaces. Eur J Prosthodont Restor Dent 1999;7:15–21.

[37] Linkevičius T, Čaplikas A, Dumbrytė I, Linkevičienė L, Šivedienė O. Retention of zirconia copings over smooth and airborne-particle-abraded titanium bases with different resin cements [epub ahead of print 30 Jan 2019]. J Prosthet Dent 2019 doi:10.1016/j.prosdent.2018.08.012.

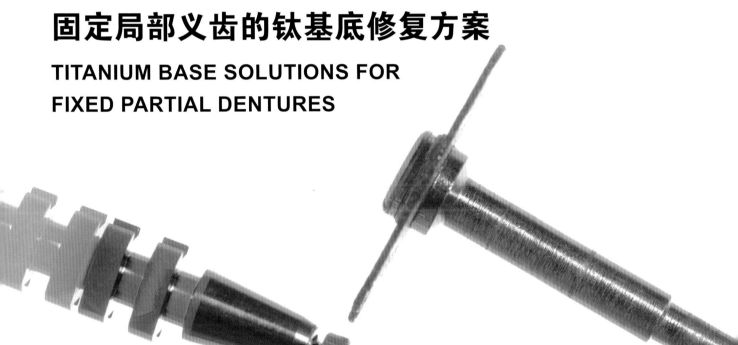

# 固定局部义齿的钛基底修复方案

## TITANIUM BASE SOLUTIONS FOR FIXED PARTIAL DENTURES

如第13章所述，粘接/螺丝复合固位修复体可分为两种：一种是单冠修复体，另一种是联冠或固定局部义齿（Fixed Partial Dentures，FPD）。从生物力学角度来看，制作粘接/螺丝复合固位FPD比制作单冠修复体难得多，原因有以下几点：

- 将两个或两个以上种植体连接成一个整体，对印模的精度要求更高（图14-1）。
- 种植体的植入方向要求更加准确。
- 修复体的被动就位更难获得。
- 修复体的制作工艺精度要求更高，因为同时在两个或两个以上钛基底上进行修复体粘接比单冠粘接更加复杂。

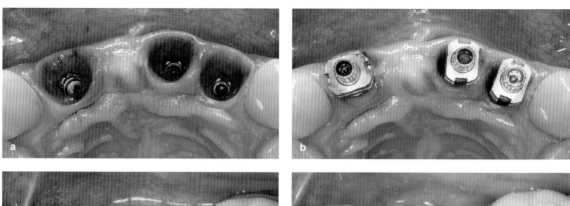

图14-1　制取四单位PFD（a和b）的印模比制取单冠修复体的（c和d）难度大得多。

## 钛基底的选择

当用一个FPD进行多颗种植体修复时，对于粘接/螺丝复合固位修复体而言，有不同类型的钛基底可供选择。主要可分为两种类型：抗旋钛基底和非抗旋钛基底（图14-2）。抗旋钛基底有引导修复体就位的多边形沟槽结构和锥度连接，其中锥度连接部分是钛基底与种植体实际接触的部位，𬌗力也是

通过这个部位由钛基底传导到种植体上。非抗旋钛基底没有带引导沟槽的多边形结构，但具有与抗旋钛基底相同的锥度连接，从而实现种植体的连接和𬌗力传导（图14-3）。此时，有人可能会问，上述两种不同类型的钛基底传导𬌗力的方式是否一样？或者说，使用非抗旋钛基底是否安全？如果答案是肯定的，那么临床上又应该如何操作？本章将会回答这些问题。

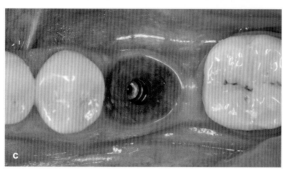
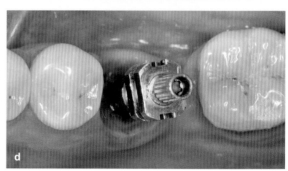

图14-2　（a）抗旋钛基底。（b）非抗旋钛基底。

图14-3 种植体和基台的接触位置为锥度连接部分。钛基底的抗旋结构与种植体不发生实际接触。这意味着 力 通过锥度连接传递到种植体上。两种钛基底具有相同的锥度连接部位，所以也具有相同的 力传递机制。（a）种植体和基台复合体的剖面图（由Uğur Egrin医生提供，Istanbul，Turkey）。（b）锥度连接的示意图。

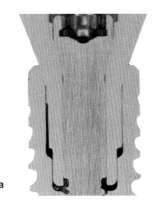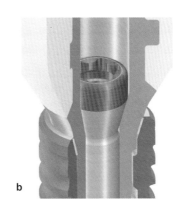

## FPD的取模步骤

当用一个固定桥进行多颗种植体修复时，会遇到很多困难。首先遇到就是种植体的角度的问题，因为种植体的角度不可能100%平行。不难想象，在种植体不完全平行的状态下，如果使用的钛基底带有长的抗旋结构，这个延长的结构就会阻碍修复体的就位，最终会导致钛基底就位不良。或者即便是勉强就位，也会在整个修复体内产生巨大的内应力。

因此，在制取印模之前就要考虑如何降低这种内应力，以便获得修复体的良好被动就位。为了获得更精确的印模，首先要选择合适的开窗式印模帽。在过去，几乎所有的印模帽都是为单冠修复而设计的，而且印模帽具有与钛基底或基台完全相同的抗旋部分。所以，传统的印模帽都具有长的六角连接结构，可用来记录和转移种植体的位置（图14-4a）。但是，在制取一个FPD印模时，印模帽上的长六角连接结构会阻碍印模帽在种植体上的被动就位。印模材料固化后，将印模从口内取出，此时印模帽也会随之从种植体上脱位。如果种植体之间不是绝对平行的，那么所连接的印模帽之间也存在

角度，而印模的脱位道是单一的，所以印模帽连接部分的抗旋结构就会对印模帽的顺利脱位造成干扰。因此，这样的印模将存在内应力，并会改变转移杆的位置，从而影响印模的精确度（图14-4b和c）。虽然可能在取模过程中难以察觉到这种变化，但印模的任何误差都会转移到石膏模型上，最终转移到修复体上。当强行戴入此类修复体时，常常无法获得良好的被动就位，从而导致修复体内部应力的增加，最终可能会造成严重的骨丧失。

为了避免或减少印模的变形，建议使用非抗旋（非六角）开窗式印模帽（图14-4d和e）。作者团队开发了一种简便快捷的技术，可以用来确定哪些种植体需使用非抗旋的开窗式印模帽（图14-5）。首先，将抗旋的印模帽分别在种植体上拧紧，并用树脂将其连接成一个整体。然后整体取下连接好的印模杆，在取下过程中感受是否有阻力。将转移杆重新复位到种植体上，并再次感受阻力的大小。若连接成一个整体的转移杆不能在种植体上被动就位，建议使用非抗旋的印模帽。实际上，非抗旋印模帽转移的是种植体的锥度连接，因为锥度连接对于 力从修复体传导到种植体上非常重要。而对于FPD来

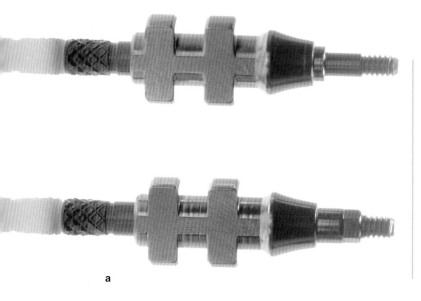

图14-4 如果种植体之间不平行（这是临床最常见的情况），在取模过程就可能会在钛基底支持的FPD中产生内应力。（a）两种不同类型的开窗式转移杆，抗旋转移杆用于制取单冠和平行种植体之间局部义齿的印模（下），非抗旋转移杆用于制取绝大多数FPD的印模（上）（T6，NucleOSS）。（b）带长六角结构的开窗式印模杆在就位和脱位时均会产生形变。（c）在印模杆就位和脱位过程中，可见右侧种植体替代体周围的黄色硅橡胶发生了形变。（d）不带抗旋结构的印模转移杆更容易实现被动就位和无应力取出。（e）在取出连接成一个整体的非抗旋印模杆的过程中，黄色硅橡胶未发生形变。

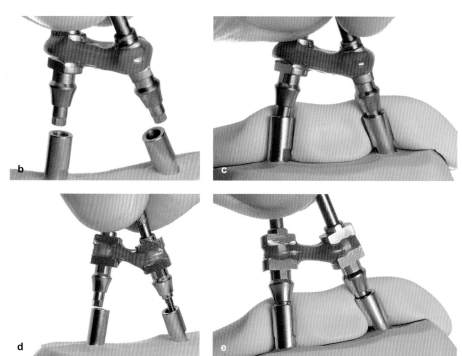

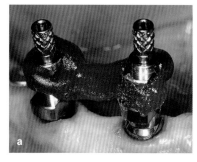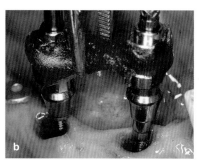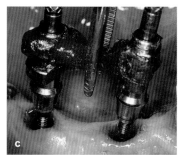

图14-5 （a）开窗式转移杆（T6）连接在种植体上，并用树脂将其连成一个整体来模拟一个PFD。（b和c）测试夹板式转移杆在种植体上就位和脱位过程中产生的应力大小。如果在这个过程中存在应力，那么两颗种植体均要选用非抗旋转移杆制取印模。

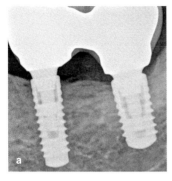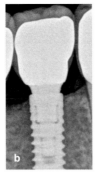

图14-6 （a和b）钛基底和种植体唯一接触的区域是锥度连接平面，而与种植体内表面无实际接触。

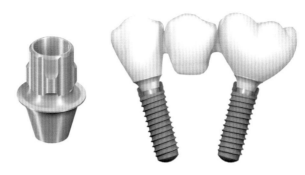

图14-7 非抗旋钛基底可用于种植体水平的螺丝固位修复。钛基底与种植体之间的锥度连接至关重要，因为它既可以维持连接的稳定，同时又能解决种植体之间的角度偏差。

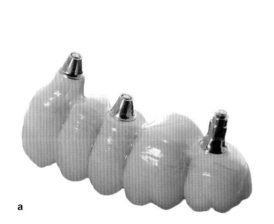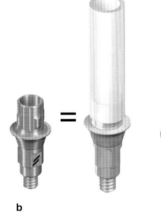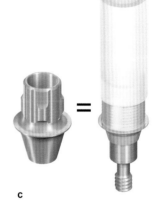

图14-8 （a）抗旋和非抗旋钛基底可用于同一个修复体中，在位置最正的种植体上使用抗旋基底。（b和c）从发展历史来看，这并不是新技术，因为在过去，生产厂商已经为螺丝固位修复体提供了非抗旋金铸造基台。

说，不需要转移抗旋结构的位置，仅需要转移锥度连接，其原因详见后文。

## 非抗旋钛基底

对于非抗旋钛基底常存在一个认识上的误区，即𬌗力主要传递到钛基底的螺丝上，从而会导致中央螺丝松动或折断。事实上，抗旋和非抗旋钛基底具有相同的锥度连接，而𬌗力通过此处从基台传导到种植体上。六角结构有助于引导单冠修复体的就位，并起到抗旋转的作用。当对两颗种植体进行FPD

修复时，修复体只存在单一的就位道，因此不需要抗旋结构来引导就位。此外，非抗旋结构有利于非平行种植体的修复。因为钛基底和修复体之间的粘接剂层有利于修复体的被动就位，所以便可以将连成整体的上部结构直接拧紧在种植体上（图14-6和图14-7）。但是，在制作FPD时，有一种方法可以联合使用两种钛基底。即在多颗种植体中，可以在最直立种植体上使用抗旋钛基底，而在其他种植体上使用非抗旋钛基底。在修复体戴入过程中，抗旋钛基底能够引导修复体的就位（图14-8～图14-11）。

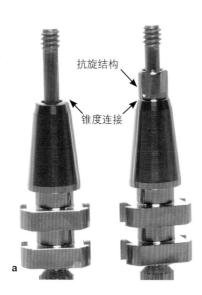

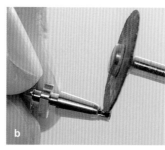

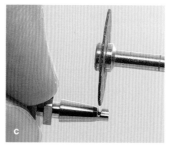

抗旋结构

锥度连接

图14-9　并不是所有的种植体制造商都能提供非抗旋的开窗式印模杆。在无法获取的情况下，可切除或磨短印模杆的抗旋结构。（a）已经切除了抗旋结构的开窗印模杆（左）。特别注意不要破坏转移杆的锥度连接结构，因为对于FPD而言，锥度连接至关重要。（b和c）在制作室磨短转移杆的抗旋结构。

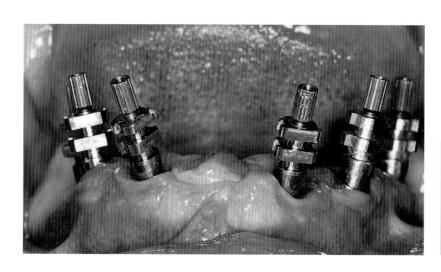

图14-10　因为种植体之间根本不平行，当使用带抗旋结构的开窗式印模杆取模时，无法获得一个被动就位良好的印模。如果拟行夹板式全牙弓修复时，则需选用非抗旋印模杆。

　　常有这样的担心，与抗旋钛基底相比，非抗旋钛基底更容易发生机械并发症，回顾历史有助于消除这种顾虑。几十年前，使用UCLA基台是制作螺丝固位修复体的可靠方法。这是一种最早流行和广泛使用的金合金个性化基台。其制作过程包括使用个性化的蜡型套筒，技师在蜡筒上制作基台蜡型，然后用黄金铸造。但是，由于黄金的价格高、铸造精度差和生物相容性欠佳，所以金合金铸造基台不再广泛使用并逐渐被钛基底替代。相关研究结果表明，金合金基台周围不易形成良好的上皮附着，可能会导致骨丧失和软组织退缩[1-2]。已经证实，与研磨切削工艺相比，铸造加工明显降低了个性化基台的制作精度。

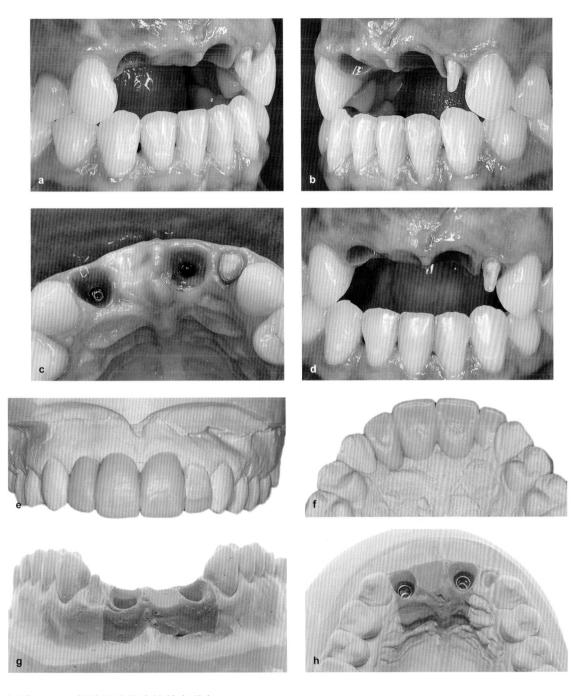

图14-11　抗旋和非抗旋钛基底联合支持的粘接/螺丝复合固位修复体制作的临床和技工室步骤。（a~d）在前牙区植入2颗种植体。使用临时冠进行种植体周软组织塑形后，制取印模。（e和f）制作4颗前牙的诊断蜡型。（g和h）修整模型上桥体龈端的人工牙龈，形成卵圆形桥体龈端设计。（i）钛基底连接在种植体替代体上。

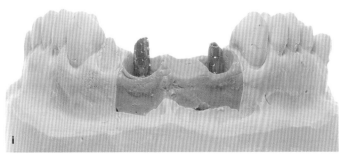

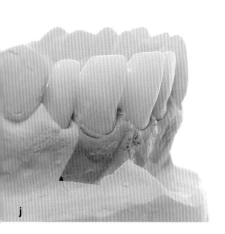

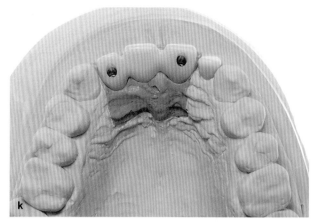

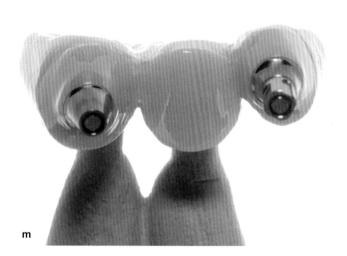

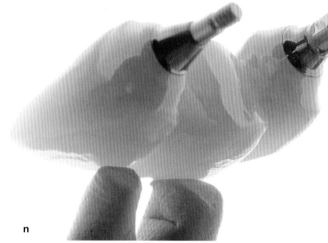

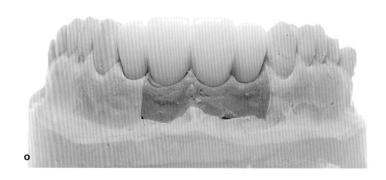

图14-11（续）　（j~l）制作完成的螺丝固位氧化锆支架。注意到腭侧螺丝开孔正好位于切牙舌隆突处。（m和n）这个螺丝固位修复体同时使用了抗旋和非抗旋钛基底。抗旋钛基底在连接种植体的同时还可辅助引导修复体的就位。（o）在模型上就位的含两种钛基底的粘接螺丝复合固位修复体。　→

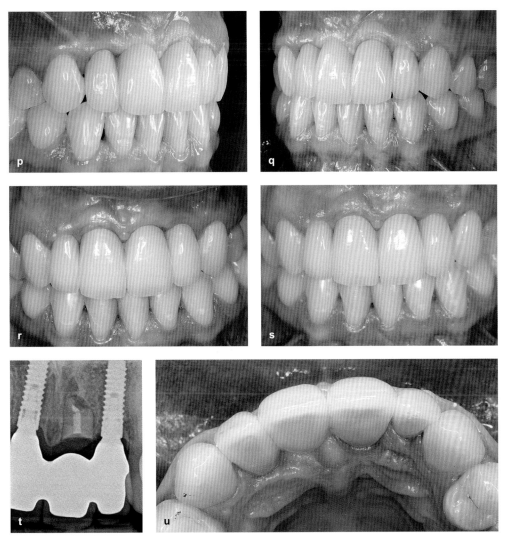

图14-11（续） （p~r）修复体戴入当日。（s）修复体随访3年时。（t）X线片可见种植体周稳定的骨和桥体区埋入的牙根。（u）𬌗面观。

然而要注意的一点是，可铸基台没有抗旋的六角结构，却已在临床成功使用多年。非抗旋钛基底当然也能同样成功，因为目前的钛基底具有更好的生物相容性和更高的加工精度。另一个历史事实是，过去常使用带有六角结构的可铸基台来制作螺丝固位的单冠修复体或个性化基台。因此，虽然利用钛基底制作螺丝固位种植修复体是一个新趋势，但其主要理念与经典的可铸UCLA基台相同：即抗旋结构用于单冠修复，非抗旋结构用于联冠或FPD。

## 确保被动就位

通过观察种植体和基台连接处的剖面图（图14-3a），可以清楚看见种植体颈部的锥度连接是𬌗力由基台传导到种植体的唯一部位，六角结构并不与种植体直接接触。种植体的锥度连接可引导修复体在种植体上获得被动就位。例如Straumann骨水平种植体的连接锥度为15°，这意味着，只要种植体之间的角度小于30°，上部修复体就可以实现良好的被动就位。

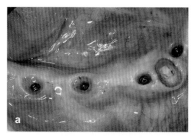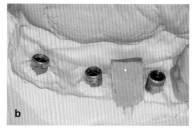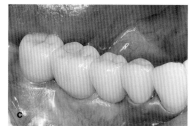
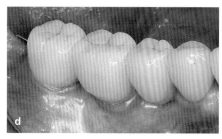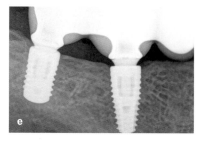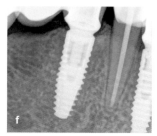

图14-12 （a）在下颌后牙区植入三颗种植体，拟行四单位粘接/螺丝复合固定FPD修复。（b）3颗种植体之间只存在轻微不平行，使用非抗旋钛基底来进行种植体支持的四单位FPD修复。（c）修复体戴入完成当日。（d）随访5年后，并未出现修复体的机械并发症和崩瓷。（e和f）X线片显示良好的骨稳定性。

图14-12展示的病例随访5年后仍显示了良好的骨稳定性。如果该病例没有实现被动就位的话，就有可能发生种植体周骨吸收和机械并发症。

在第13章中，我们已经简要介绍了螺丝固位单冠修复体的被动就位问题，但对于联冠修复体而言，如何获得被动就位是一个更为重要的问题。一般认为，由于内冠和修复基台之间粘接剂层的存在，粘接固位修复体更容易获得被动就位[3-5]。而且，粘接剂可补偿修复体制作过程中的细微误差。临床和技工室操作中的每一步都有可能导致修复体的变形，这些步骤包括印模制取、工作模型制作、蜡型制作、内冠铸造、外冠饰瓷和修复体试戴等。虽然很难实现完全被动就位，大部分学者仍然认为粘接固位修复体比螺丝固位修复体更容易获得被动就位[6-10]。其原因主要是粘接剂起到应力缓冲作用，降低了骨组织和种植体与基台界面处的应力[9-11]。

上文准确地描述了粘接修复体在易于获得被动就位上的优势。但是，螺丝固位修复体制作工艺由传统的铸造工艺转变为切削工艺，使其更容易获得被动就位，从而大大降低了种植体螺丝松动的发生率。此外，粘接/螺丝复合固位修复体含有一个粘接剂层，使其能够获得类似纯粘接固位修复体的良好被动就位。两者不同之处在于：粘接/螺丝复合固位修复体是在模型上进行粘接的，而传统粘接固位修复体是在口内进行粘接的。

## FPD中的应力

种植体是一个三维立体的实物，所以要从各个方向上去观察种植体的角度和平行度。种植体在X线片上有时虽看似平行，但实际上种植体之间不可能实现100%平行。

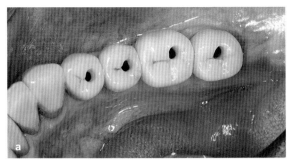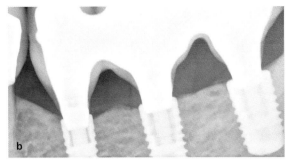

图14-13 （a）戴入完成的三单位螺丝固位FPD。（b）X线片显示使用的是非抗旋钛基底。

虽然种植体之间不可能完全平行，但非抗旋钛基底可以较容易地实现修复体的被动就位，且不会在种植体内部产生额外的应力。需要特别注意的是，应力并不总是由印模误差和制作工艺缺陷导致的。相反地，如前所述，抗旋钛基底可能会阻碍修复体的完全就位，强行拧紧螺丝会产生内应力，当其得不到释放时，就可能导致螺丝松动，继而引起螺丝、基台或种植体折断等诸多问题。事实上，即便纯螺丝固位修复体使用的是非抗旋钛基底，也能很好地行使功能（图14-13）。

粘接/螺丝复合固位修复技术作者在临床中使用已经9年了，临床经验表明，螺丝松动是应力存在的第一迹象，而使用这种技术极少出现螺丝松动。我们可以通过一个抽象模型来解释其原因。如果通过螺丝连接两个不能完全贴合在一起的平板，在两个平板之间就自然会存在内应力。螺丝承受着这种内应力，随着时间的推移，应力继续增大直到超过螺丝的固位力，此时螺丝开始松动。对应到临床实际，虽然此时修复体未出现松动，但是由于内应力的存在，基台螺丝的扭矩已经衰减至小于推荐的35N·cm。螺丝持续松动可能会导致其他一系列问题，如螺丝折断、钛基底折断和基台折断等。如果此时未

采取干预措施，螺丝会继续松动直到患者感觉到修复体松动甚至脱落。

此外，一些生物学因素也会起作用；口腔环境复杂且口腔组织具有一定的弹性。例如，骨组织具有10μm的弹塑性，而修复材料本身也具有一定程度的弹性。因此，可以对应力产生一定程度的自我调节和适应。根据Wolff定律，适当的应力可增加骨组织的强度。骨组织承受的负荷不同，其组织反应也不同：①不负荷：骨吸收；②正常负荷：骨组织稳定；③轻度超负荷：骨量增加；④病理性超负荷：不可逆性骨损伤；⑤骨折。骨组织最佳受力状态是正常负荷或轻度超负荷。

## FPD的其他解决方案

### 复合基台

种植体水平修复（将修复体直接固定在种植体上）的反对者推荐使用复合基台，他们认为复合基台的使用有助于螺丝固位修复体的"应力吸收"（图14-14）。复合基台一端与种植体相连，另一端与FPD相连。复合基台的作用类似粘接/螺丝复合固位修复体中的粘接剂，可协调上部修复体的被动就位。

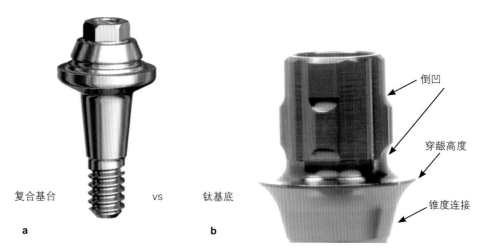

复合基台　　　　vs　　　　钛基底

**a** 　　　　　　　　　　**b**

倒凹

穿龈高度

锥度连接

图14-14 （a）复合基台是种植体和FPD之间的中间结构。一般适用于小锥度连接（例如锥度连接≤6°）的种植体，因为这种锥度连接较小的种植体无法进行种植体水平的直接修复。（b）磨除抗旋结构的钛基底。必须要注意对锥度连接部分绝对的保护。

对于螺丝固位修复体而言，直接连接在复合基台上比直接连接在种植体上更容易获得被动就位，且其内应力也更低，从而减少嵴顶骨丧失。当利用4～6颗种植体进行全牙弓夹板式固定修复重建时，使用复合基台的重要性是显著的。但是，对于三至四单位的FPD，还需要进一步证实基台水平修复是否优于种植体水平修复。

而且，复合基台的使用可减少内部应力还仅仅停留在理论层面；目前尚无研究结果对种植体水平和复合基台水平螺丝固位修复体周围嵴顶骨稳定性进行比较。此外，复合基台螺丝细小，常配合使用远小于常规种植修复体（30～35N·cm）更小的扭矩（例如15N·cm），这可能会导致螺丝松动或折断。众所周知，外连接没有内连接稳定，使用复合基台将内连接转换成了外连接，这就带来了相关的不利影响。使用基台水平的修复方案至少需要两个螺丝，这也更容易发生螺丝相关的并发症。

目前仍缺乏循证证据支持复合基台的

使用能降低种植体与基台系统的内应力和增加嵴顶骨的稳定。使用基台水平还是植体水平进行修复主要取决于临床医生的认知。但是，作者尚不推荐使用基台水平修复方案，除非有更多更可靠的临床研究证实了基台水平修复方案的优势。作者认为，基台水平修复体不可能优于钛基底支持的粘接/螺丝复合固位修复体，因为钛基底和修复体之间的粘接剂层有助于获得良好的被动就位。

**抗旋结构的调磨和抛光**

如果种植体制造商不能提供非抗旋钛基底，我们可以选择对抗旋钛基底进行调磨。可以在制作室磨短抗旋结构，也可以将妨碍钛基底在PDF上就位的抗旋边缘修圆钝并抛光。

磨短抗旋结构是个更好的选择。将抗旋结构磨短直到获得被动就位。必须在不损害厂家提供的锥度连接的前提下获得钛基底的完全就位（图14-15）。锥度连接对于殆力由

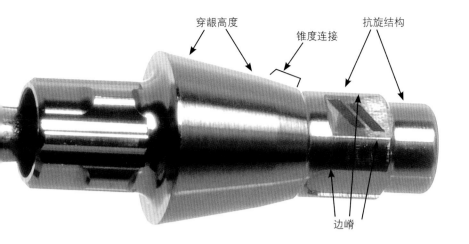

穿龈高度　　　锥度连接　　　抗旋结构

边嵴

图14-15 功能分区明确的钛基底的设计要点。抗旋结构的边嵴对单冠的就位很重要；但是对于FPD而言，其经常会阻碍就位，因此常需将其调磨圆钝。调磨时要避免损伤锥度连接区域，否则将会对𬌗力从修复体传递到种植体带来巨大的影响。另一个设计要点是钛基底的穿龈高度（见第16章）。

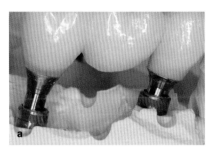
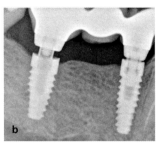
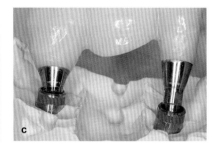
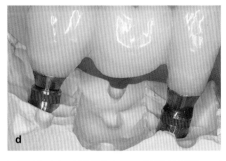
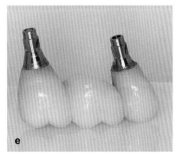
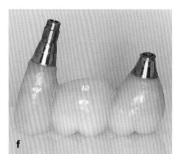

图14-16 钛基底支持的FPD的调改。（a）植入的种植体彼此不平行，使用抗旋钛基底时会产生应力，从而导致修复体就位困难。（b）X线片显示，由于抗旋结构的影响，FPD未能完全就位。（c）为了确保修复体在种植体上的完全就位，切除了钛基底的抗旋结构。没有抗旋结构的阻挡，修复体更容易获得被动就位，锥度连接部分可以实现与种植体的完全接触。（d）完全就位的FPD。（e和f）与带有抗旋结构的钛基底相比，切除抗旋结构的种植三单位FPD更容易获得被动就位。此外，（f）图中修复体的钛基底穿龈高度更高，表明种植体植入牙槽嵴骨下更深的位置或种植位点有更厚的垂直向软组织。

修复传导到种植体上至关重要（图14-16）。

　　另外一个方案是圆钝抗旋结构的边缘来调整种植体与抗旋结构的适合性，这种方案看似合理，尤其在种植体之间位置仅有轻度不平行时。但是，这个方案还不能保证钛基底和种植体之间的完全就位和紧密接触。同时，在调磨过程中存在意外损伤锥度连接的风险。牙科医师对机器的熟练程度和对钛基底制作工艺的掌握程度至关重要。因为一旦损伤了锥度连接部分，就无法在连接处获得足够的接触。这将使更多𬌗力传递到螺丝上，进而导致螺丝松动和其他相关的并发症。

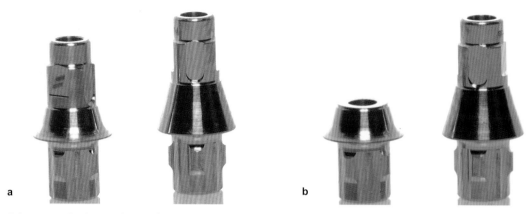

图14-17 （a）不同穿龈高度的原厂钛基底。（b）左侧的钛基底已磨除了抗旋结构。

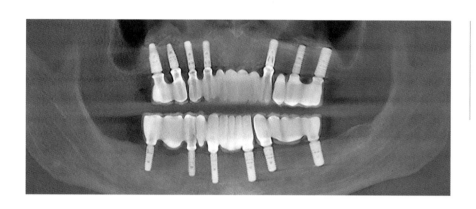

图14-18 使用分段式修复方案。在上颌植入7颗种植体用来支持3段FPD修复。在下颌植入6颗种植体用来支持2段FPD修复。

综上所述，对于粘接/螺丝复合固位FPD来说，获得被动就位的最佳方案是使用精密的原厂非抗旋钛基底。如果无法使用这个方案，第二个选择是磨短抗旋结构；与圆钝边缘相比较，磨短抗旋结构优势更多（图14-17）。

## 分段式粘接/螺丝复合固位的多单位局部固定义齿

在确保安全的情况下，最多可以由多少颗植体一起支撑一个单位FPD（一种混合式修复体）呢？全牙弓种植修复重建是否能使用全牙弓修复体呢？作者根据自身的经验，推荐的法则是修复体应尽量避免跨牙弓设计。对于全牙弓修复重建，尽量遵循分段的理念，使用多个短跨度的FPD完成。

很多年前Belser等[12]就提出了分段式修复的理念，他提出，通过增加种植体的植入数，可以将全牙弓种植修复制作成由钛基底支持的多个短跨度的FPD（三至四单位），这也降低了技术和机械并发症（图14-18）。有一项研究[13]统计了将所有种植体连接在一起进行跨牙弓夹板式PFD的修复并发症的发生率：5年后的为67%，10年的高达89%。这简直就是灾难性的，而且在今天的牙科领域也是绝不可能被接受的。当选择无牙颌修复重建方案时，每位医生都应该记住

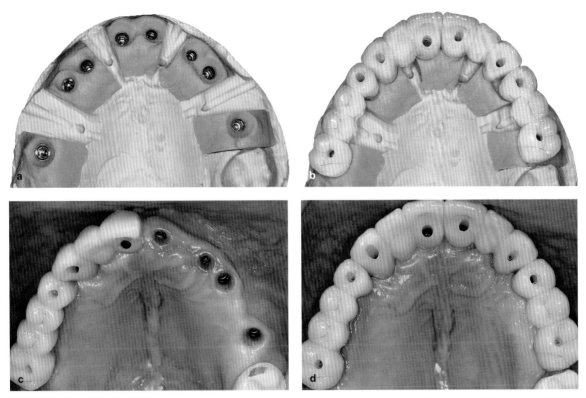

图14-19 上颌分段式修复方案。（a）为了避免使用一段式修复体，在上颌植入8颗种植体。（b）遵循本章描述的设计原则，完成每段三至四单位粘接/螺丝复合固位修复体的制作。（c和d）分段式FPD的临床照片。

这些数据。

作者的团队在2007年进行了一项回顾性的研究，总共纳入了251名患者，共350颗金属烤瓷冠[14]。将修复体分成3类：单冠、不超过五单位的FPD和全牙弓修复体。折裂/崩瓷的发生率在单冠中为1.3%，FPD中为6.7%，全牙弓修复体中为38.1%。从结果得出，修复体跨度越小，折裂/崩瓷并发症发生率越低。三单位的FPD的机械并发症发生率仅为3.1%，这远远低于全牙弓夹板式修复体的。在本章已描述过长跨度修复体并发症发生率更高的原因：制取印模时缺乏被动就位性、长跨度PFD的制作误差和各种植体之间不完全平行导致的内应力。在全牙弓修复中，我们仅仅需要用数个三单位FPD代替一个大跨度的夹板式修复体，并发症的发生率就能十倍地降低（3.1% vs 38.1%）。

由此可见，选用钛基底支持的三单位或四单位的粘接/螺丝复合固位FPD是一个理想的选择方案。分段式方案还可用于无牙颌的固定修复（图14-19）。因此，作者倡导，只要有可能，应当尽量增加种植体的数目来降低并发症的发生率。

## 本章小结

非抗旋钛基底可用于制作粘接/螺丝复合固位的FPD。

对于种植体间不平行的情况，应该使用非抗旋开窗式印模帽来降低印模固化后从口内取出时发生形变的可能。

调磨抗旋基台至关重要的一点是，严禁损伤钛基底的锥度连接部分，因为，锥度连接是𬌗力传导的地方。

当需要进行全牙弓种植修复时，应该尽量选择分段式方案，即通过植入更多的种植体来支持数个小跨度FPD。

## 参考文献

[1] Abrahamsson I, Berglundh T, Glantz PO, Lindhe J. The mucosal attachment at different abutments. An experimental study in dogs. J Clin Periodontol 1998;25:721–727.

[2] Welander M, Abrahamsson I, Berglundh T. The mucosal barrier at implant abutments of different materials. Clin Oral Implants Res 2008;19:635–641.

[3] Chee W, Felton DA, Johnson PF, Sullivan DY. Cemented versus screw-retained implant prostheses: Which is better? Int J Oral Maxillofac Implants 1999;14:137–141.

[4] Lewis MB, Klineberg I. Prosthodontic considerations designed to optimize outcomes for single-tooth implants. A review of the literature. Aust Dent J 2011;56:181–192.

[5] Cheshire PD, Hobkirk JA. An in vivo quantitative analysis of the fit of Nobel Biocare implant superstructures. J Oral Rehabil 1996;23:782–789.

[6] Guichet DL, Yoshinobu D, Caputo AA. Effect of splinting and interproximal contact tightness on load transfer by implant restorations. J Prosthet Dent 2002;87:528–535.

[7] Taylor TD, Agar JR. Twenty years of progress in implant prosthodontics. J Prosthet Dent 2002;88:89–95.

[8] Chee W, Jivraj S. Screw versus cemented implant supported restorations. Br Dent J 2006;201:501–507.

[9] Misch CE. Screw-retained versus cement-retained implant-supported prostheses. Pract Periodontics Aesthet Dent 1995;7:15–18.

[10] Hebel KS, Gajjar RC. Cement-retained versus screw-retained implant restorations: Achieving optimal occlusion and esthetics in implant dentistry. J Prosthet Dent 1997;77:28–35.

[11] Pietrabissa R, Gionso L, Quaglini V, Di Martino E, Simion M. An in vitro study on compensation of mismatch of screw versus cement-retained implant supported fixed prostheses. Clin Oral Implants Res 2000;11:448–457.

[12] Belser UC, Buser D, Hess D, Schmid B, Bernard JP, Lang NP. Aesthetic implant restorations in partially edentulous patients: A critical appraisal. Periodontol 2000 1998;17:132–150.

[13] Sailer I, Strasding M, Valente NA, Zwahlen M, Liu S, Pjetursson BE. A systematic review of the survival and complication rates of zirconia-ceramic and metal-ceramic multiple-unit fixed dental prostheses. Clin Oral Implants Res 2018;29(suppl 16):184–198.

[14] Linkevičius T, Vladimirovas E, Grybauskas S, Puišys A, Rutkunas V. Veneer fracture in implant-supported metal-ceramic restorations. Part I: Overall success rate and impact of occlusal guidance. Stomatologija 2008;10:133–139.

# 基台的选择

## ABUTMENT ALTERNATIVES

选择基台类型应该同选择修复方式一样谨慎，需要充分考虑不同的临床情况和修复策略。例如为了有效消除不易发现的残留粘接剂，在选择粘接固位修复时，我们推荐使用个性化基台。而当种植体植入位置不佳时，选择螺丝固位可能会带来美学问题，这时可选择角度基台来解决这个问题。

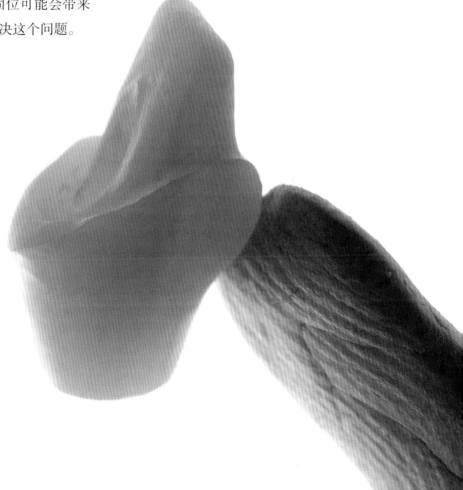

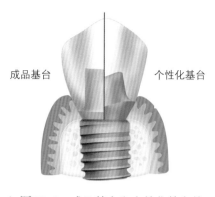

图15-1　成品基台和个性化基台的对比。成品基台有倒凹和较深的龈下粘接边缘，这将导致难以去净残留的粘接剂。

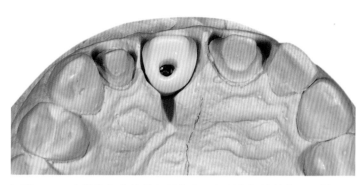

图15-2　个性化氧化锆基台看上去正如预备好的基台：无倒凹、且具有与龈缘一致的粘接边缘。

## 个性化基台

如果选择了粘接固位方式，则应制作个性化基台来支持修复体。个性化基台最早是由Dumbrigue等[1]在2002年提出的，但直到最近才推广使用，并成为一种标准的处理方式。它诞生的背景是：研究人员努力寻找各种技术以最大限度减少龈下修复边缘的粘接固位种植修复体粘接剂的残留。成品基台的一个不足是基台周缘处于同一个高度（即使邻面软组织龈沟深度更深），所以我们建议制作个性化的基台，使其修复边缘与牙龈组织的轮廓一致[1]（图15-1）。

最早流行和广泛使用的个性化基台是由金合金制作（也称为UCLA基台）。制作过程中使用了个性化的蜡型套筒，在蜡型套筒上技师制作出整个基台的蜡型，然后用黄金铸造。钛是第二种用于制作个性化基台的材料。但是，如果钛基台的边缘暴露在视线内，种植体周软组织有时会呈现灰色外观，这可能会引起美观问题。所以，患者会同意在后牙区使用钛基台，而不能接受在前牙区使用钛基台。

采用更深的龈下边缘似乎是解决美学问题的一个方案，但这却增加了粘接剂残留的可能性（见第12章）。因此，我们在前牙区的粘接固位修复体中推荐使用氧化锆基台，因为氧化锆基台不仅美观，还能诱发良好的软组织反应（图15-2）。前牙区和后牙区氧化锆基台的设计和修复方案是不一样的。

### 后牙区

在后牙区，我们强烈推荐使用龈上粘接边缘（图15-3）。已经证实即便是龈下1mm的粘接边缘也会有粘接剂残留的现象发生，所以预防粘接剂残留的最好方法是将粘接边缘设计在龈上位置[2]。个性化氧化锆基台的龈上边缘有助于发现和清除粘接剂残留。在烧结前还可以对氧化锆基台进行染色使其与牙冠颜色尽量匹配，所以无须担心基台暴露的美观问题（图15-4）。此外，基台的外形应模拟所修复牙齿的牙根形态，尽量避免圆形设计，而应设计为类似天然牙根的方圆形。

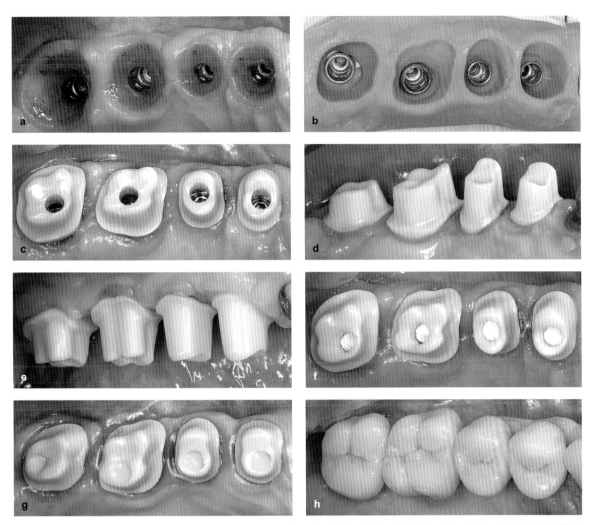

图15-3　后牙区个性化氧化锆基台的使用。（a）使用临时修复体进行种植体周软组织塑形，并调整龈缘的位置。（b）种植体周软组织的形态被转移到模型上，因为精确的基台边缘位置非常重要。（c~e）个性化基台无倒凹；粘接边缘和牙龈穿龈轮廓协调一致。（f和g）用无菌的聚四氟乙烯和印模硅橡胶封闭螺丝通道。（h）修复体粘接在种植体上。

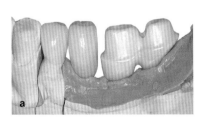
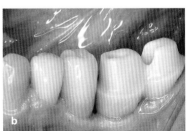
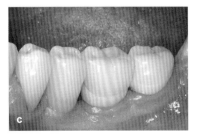

图15-4　（a~c）当缺牙间隙垂直距离过大时，个性化基台可能会有很高的龈上粘接边缘。这是可行的，因为绝大部分材料是氧化锆。

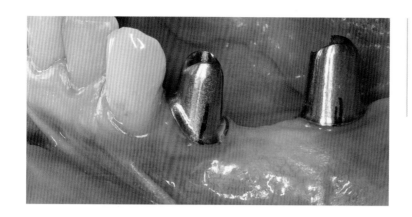

图15-5　龈上边缘的钛基台虽然不美观，但能保护种植体周软组织不受粘接剂残留的影响。此外，因为这些个性化基台是一个整体，这样原本存在于氧化锆基台与钛基底之间的粘接线就没有了。

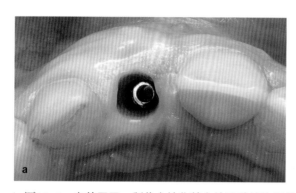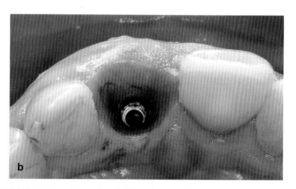

图15-6　在前牙区，制作个性化基台始于种植体周软组织的塑形。（a）临时修复体戴入前。（b）软组织塑形后。

在非美学区域，仍然可以使用龈上边缘设计的个性化钛基台。其优势是可以使用整块钛合金切削制作完成，而传统的氧化锆基台必须粘接在金属钛基底上（图15-5）。

### 前牙区

对于前牙区的修复，情况会更加复杂，往往无法像后牙区修复那样使用简单的方式（例如较高的龈上边缘）获得良好的修复效果。在前牙区即便是使用氧化锆基台，由于氧化锆和饰面瓷在质地和颜色上的差异，仍会造成美观问题（注意不建议在前牙区使用钛基台）。因此，前牙区高美观要求使得前牙区的种植修复成为一个更为复杂的过程。

为了在前牙区达到理想的修复效果，第一步是使用临时修复体对种植体周软组织进行塑形。常规完成种植位点的印模制取，然后使用超硬石膏灌注不带人工牙龈的模型。在模型上调磨出预期的穿龈轮廓，并制作螺丝固位的临时修复体。将临时修复体戴入口内，这时种植体周软组织的塑形就开始了（图15-6）。

经过数月的软组织塑形，获得了理想的软组织外形，便可以开始制作氧化锆基最终修复体。采用开窗式印模技术，用流体复合树脂复制穿龈轮廓软组织形态（图15-7）。值得注意的是，在单颗种植体植入位置较深时，印模帽的绝大部分将会被种植体周软组织覆盖，从而减少了印模帽与印模材料的接触面积，这可能会降低印模帽在印模材料上的稳定性。

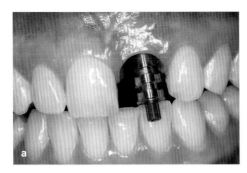
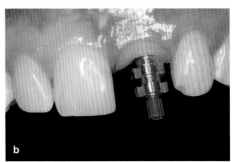
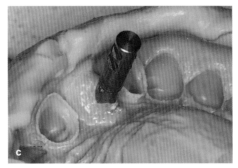

图15-7 （a~c）使用简单的步骤转移穿龈轮廓形态，便于确定个性化基台的粘接边缘。连接开窗式转移杆，使用光固化复合树脂填充，复制种植体周软组织形态。取出印模材料后，复合树脂保留在转移杆上，并复制出预期的软组织形态。

图15-8 美学区的个性化基台要求非常精确，确保唇侧粘接边缘正好位于龈下0.5mm处。

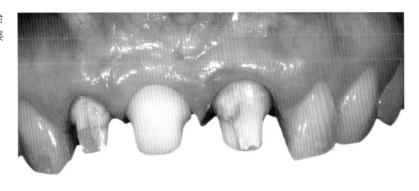

对于植入过深的种植体，有时可以使用咬合记录硅橡胶来增强转移杆在印模材料中的稳定性[3]。研究发现种植体植入位置越深，印模帽的稳定性越差[4]。

钛基底可以用于支持氧化锆上部结构，这就类似于第13章和第14章中描述的粘接/螺丝复合固位修复体的概念。它们的区别在于：粘接/螺丝复合固位修复体是在模型上完成钛基底和牙冠的整体粘接，而个性化氧化锆基台是在模型上粘接在钛基底上，然后在口内进行牙冠的粘接。

前牙区修复最大的挑战是确定冠的粘接边缘位置。考虑到美观因素，前牙区不可能采用后牙区的龈上边缘设计。但考虑到粘接剂残留的问题，边缘也不建议位于龈下1mm。解决方案是在视线看不见的腭侧使用龈上边缘，在近远中和唇侧使用0.5mm的龈下边缘。在这种情况下，既可有效控制粘接剂的残留，又可将粘接边缘隐藏在龈下（图15-8）。

然而，制作0.5mm的龈下边缘谈何容易。因为传统的硅橡胶印模材料会对软组织

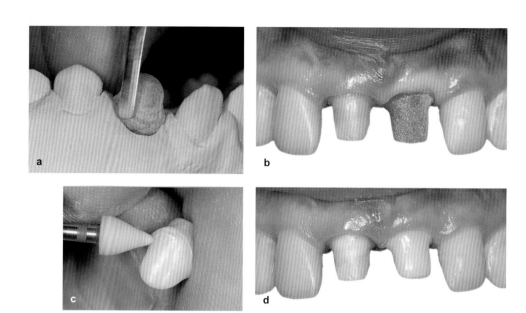

图15-9　（a和b）制作塑料基台代型来确保粘接边缘位置的精准性。进行口内试戴，如有必要可在口内或模型上进行修整。（c和d）口内试戴后，利用塑料基台代型翻制的氧化锆基台。

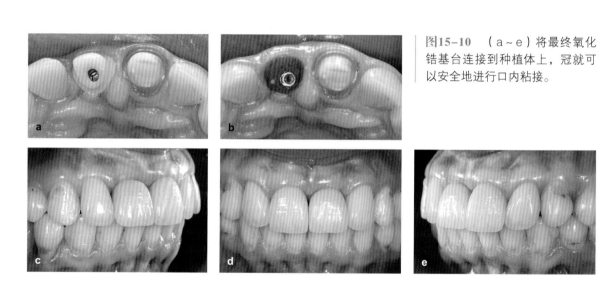

图15-10　（a~e）将最终氧化锆基台连接到种植体上，冠就可以安全地进行口内粘接。

产生压力，进而导致印模变形；此外，切削的精度也很难达到0.5mm。这就要求临床医生操作时要更精准。

如果采用前述的印模技术将软组织边缘位置转移到模型上，我们就必须制作塑料或蜡基台代型，并在患者口内进行试戴。必要时可以对基台代型进行调整，以确保基台代型的肩台位于理想的位置，最后根据基台代型翻制出最终基台（图15-9和图15-10）。

因此，制作前牙区个性化基台包括以下步骤：

（1）制取开窗式印模，用于记录种植体周软组织轮廓（图15-7）。

（2）参考牙龈边缘的位置，技师制作塑

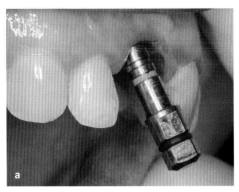
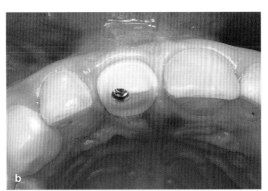
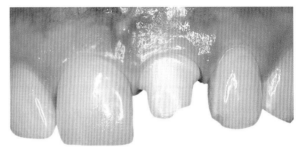

图15-11 （a~c）非理想角度植入的种植体通常需要使用个性化基台和粘接固位冠修复，因为螺丝孔常位于会影响美观的切缘。

料或蜡基台代型（图15-9a）。

（3）在口内检查基台代型的粘接边缘的精确位置。必要时可调整边缘位置，以确保唇侧位于龈缘下0.5mm，近中远中侧齐龈缘，腭侧为龈上（图15-9b）。

（4）根据基台代型翻制出最终氧化锆基台（图15-9c和d）。

## 角度基台

在过去，解决前牙区种植体植入位置不佳的唯一选择是使用粘接固位修复体（图15-11）。事实上，种植体植入位置不佳在过去十分常见，在这种情况下如果采取螺丝固位，其螺丝开孔可能位于切缘或唇侧，将严重影响最终的修复效果。为了解决其导致的美观问题，粘接固位修复体被大量运用。然而，科学和临床证据表明，粘接固位修复体的预后比螺丝固位的差，因此即便是在前牙区临床医生也不愿意使用粘接固位。对于牙周受累的患者更是如此。粘接剂残留是种植体周炎的一个明确诱因，为了尽可能去净多余粘接剂，我们建议使用0.5mm的龈下粘接边缘。除了使用0.5mm龈下边缘的个性化基台，解决粘接剂残留的问题还有其他方法。一种解决方法是使用双冠技术：修复体的下层结构在口内采用螺丝固位，上层结构粘接在下层结构之上。这本质上是一种龈上边缘的个性化基台（图15-12）。这种方法仅适用于低笑线患者，因为基台和冠之间的粘接边缘仍是可见的。常常需要使用永久性粘接剂进行粘接，这也意味着如果需要拆除修复体，上层结构将被破坏。虽然使用临时粘接剂具有便于日后取下的优势，但这仍然不值得我们承担失粘接的风险。

第二种解决方案是选用最大角度达25°

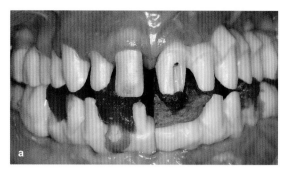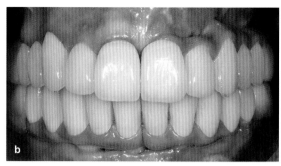

图15-12 （a）上颌左侧中切牙种植体的植入角度导致螺丝开孔位于唇侧。（b）为解决美观问题，制作上层修复体并粘接在下层螺丝固位修复体上。

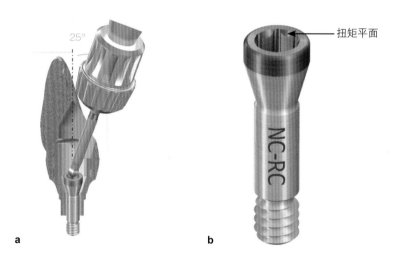

扭矩平面

图15-13 （a）基台螺丝和螺丝刀头的设计允许在25°的偏差内拧紧螺丝。（b）基台螺丝上额外设计有与螺丝刀顶端匹配的水平沟槽。

的角度基台进行螺丝固位修复（图15-13）。角度基台系统（或称动态基台，取决于制造商的命名）是一个有用且实用的修正手段，在以前只能通过粘接固位修复的病例中实现螺丝固位。实际上，这个术语有时会误导人，因为它似乎表明基台是可移动的或有角度的，而事实上，角度基台是指通过基台螺丝和螺丝刀的特殊设计使螺丝通道发生了角度转移。该系统由一个腭侧壁高度降低的钛基底基台和一套特殊设计的螺丝及螺丝刀组成。经过合理的设计，螺丝通道能够实现最

大25°的角度转动。基台螺丝的头部有6个斜面，这使得螺丝刀的顶端可以在有角度的情况下拧紧螺丝。

图15-14中需行种植治疗的患者患有严重牙周疾病。制定进行下颌牙牙周治疗和全部上颌牙拔除的治疗方案。我们采用分段式设计方案：在上颌植入8颗种植体，用来支持4个独立的三单位固定义齿。

在这种情况下，考虑到牙周炎患者在粘接剂残留的情况下更容易罹患种植体周炎，我们优先考虑选用螺丝固位修复体完成修

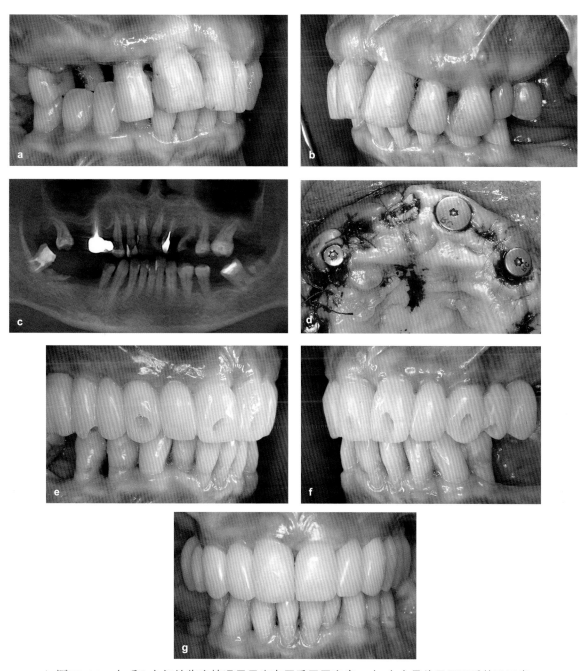

图15-14 （a和b）初始临床情况显示患有严重牙周疾病。（c）全景片显示严重的牙周病，需要拔除上颌全部牙齿。（d）上颌植入8颗种植体用来支持4个固定桥。（e和f）前牙种植体植入的角度和位置都不理想。在临时修复体中可以看见螺丝开孔位于修复体唇面，意味着会出现不美观的效果。（g）在临时修复阶段用复合树脂封闭螺丝孔，但这对最终修复体来说是不被接受的。

→

复。对于牙周病患者而言，首要的要求是尽可能地去净残留的粘接剂，以避免种植体周炎。正如在第12章中所讨论的，残留粘接剂就像牙结石一样，对种植体周软组织具有刺激性，而且即便是使用个性化基台，我们也不可能100%清除残留粘接剂。

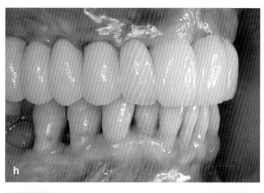

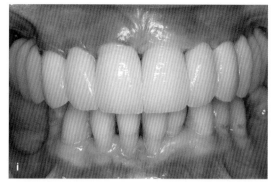

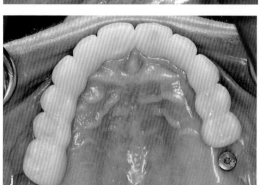

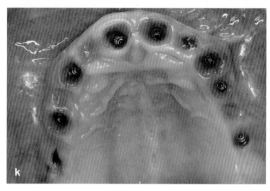

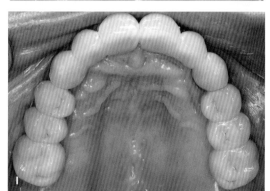

图15-14（续）　（h和i）将前牙区4个螺丝孔转移到腭侧，这在不使用个性化基台和粘接剂的情况下极大地改善了美观效果。（j）临时修复体的咬合面观，因为植入位点不佳导致螺丝开孔不在腭侧。（k）8颗种植体的咬合面观，它们将支持4个独立的三单位固定桥，这也是分段式设计理念的一个实际临床案例。（l）最终修复体的咬合面观，螺丝开孔位于腭侧。

## 决策树（Decision Tree）

　　决策树有助于我们在特定临床情况下选择合适的基台和修复方式。如果种植体植入在一个理想的三维（3D）位置，可以选用粘接/螺丝复合固位修复体（图15-15a和b）。这是符合零骨缺失种植理念的首选治疗方案。然而，如果种植体植入位置不佳但在可接受范围时，选用螺丝固位方案将导致美学或功能问题（图15-15c），此时推荐使用以下两种方案：①在后牙区使用龈上边缘的个性化基台（图15-15d），在前牙区使用0.5mm龈下边缘的个性化基台（图15-15e）；②使用角度基台进行螺丝固位修复（图15-15f）。角度基台通常使用更低的扭矩（15～25N·cm）拧紧。因此，只适用于前牙区，而不能用于承受更大咬合力的后牙区。

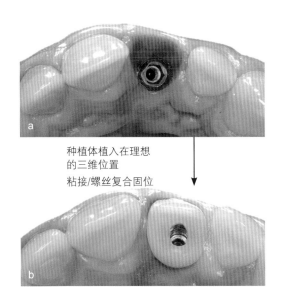

种植体植入在理想
的三维位置

粘接/螺丝复合固位

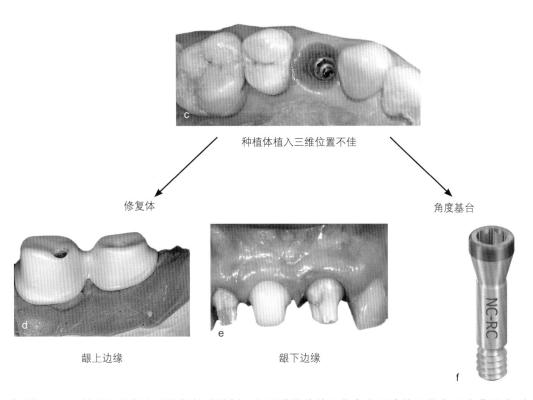

种植体植入三维位置不佳

修复体

角度基台

龈上边缘

龈下边缘

图15-15 基台和修复方式选择的决策树。如果种植体植入位点在正确的三维（3D）位置（a），选用粘接/螺丝复合固位修复方案（b）。在前牙区，正确的三维位置意味着螺丝开孔位于腭侧舌隆突处，而位置不佳，螺丝开孔将位于前牙切缘或唇侧，这会影响美观。在后牙区，螺丝孔应位于修复体的咬合面中央窝处；植入位置不佳将导致螺丝孔位于颊侧或工作尖上。如果植入位置不佳（c），一种选择是使用个性化基台；在后牙区使粘接边缘位于龈上1mm（d），在前牙区使粘接边缘位于龈下0.5mm（e），并使用塑料或蜡基台代型来确认边缘位置的精确性。只建议在前牙区使用角度基台（f），因为其螺丝扭矩达不到推荐的35N·cm；通常只有15～25 N·cm。角度基台螺丝和螺丝刀也只能一次性使用。

## 本章小结

在后牙区，个性化基台应设计成龈上边缘且无倒凹，推荐使用氧化锆材料。

在前牙区，应该使用塑料或蜡基台代型确认修复体边缘的位置。

在不影响美观的前提下，角度基台可用于前牙区的螺丝固位修复。

在美学区，推荐在开窗式印模技术中使用光固化复合树脂材料制作个性化印模帽，用米记录和转移龈缘位置。

## 参考文献

[1] Dumbrigue HB, Abanomi AA, Cheng LL. Techniques to minimize excess luting agent in cement-retained implant restorations. J Prosthet Dent 2002;87:112–114.

[2] Linkevičius T, Vindašiūtė E, Puišys A, Pečiulienė V. The influence of margin location on the amount of undetected cement excess after delivery of cement-retained implant restorations. Clin Oral Implants Res 2011;22:1379–1384.

[3] Linkevičius T, Švedienė O, Vindašiūtė E, Linkevičienė L. A technique for making impressions of deeply placed implants. J Prosthet Dent 2011;106:204–205.

[4] Linkevičienė T, Švedienė O, Vindašiūtė E, Puišys A, Linkevičienė L. The influence of implant placement depth and impression material on the stability of an open tray impression coping. J Prosthet Dent 2012;108:238–243.

# 穿龈轮廓的影响

## INFLUENCE OF THE EMERGENCE PROFILE

长久以来，人们并不认为种植修复体的穿龈轮廓也是零骨丧失的影响因素，但是现在我们已经意识到修复体的形态对维持嵴顶骨的稳定性有一定影响。相对于平牙槽嵴的种植体，修复体的形态对嵴顶骨下的种植体影响更大，其中又以钛基底的形态和高度对种植体周骨的影响最大。

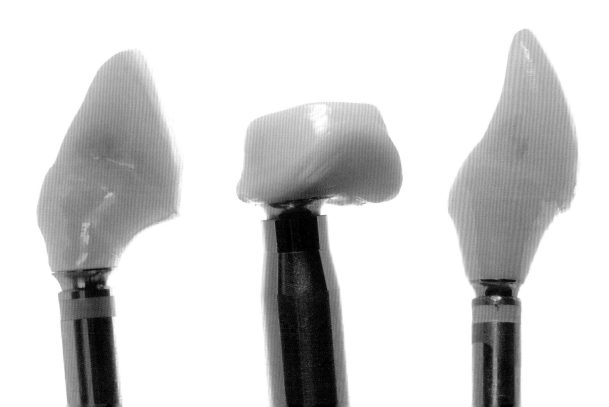

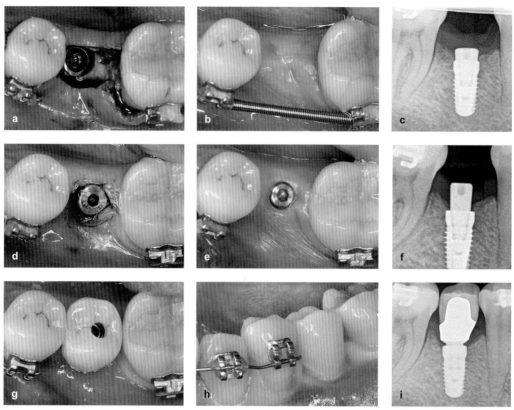

图16-1　钛基底的穿龈高度和形态对嵴顶骨稳定性的影响。（a~c）在右侧下颌骨牙槽嵴顶下1.5~2mm处植入种植体。为便于二期手术操作，连接2mm愈合基台而不是覆盖螺丝，因为骨组织不会长到愈合基台上。（d~f）在二期手术中，接入一个4mm愈合基台。组织愈合良好，在连接愈合基台后并未出现骨丧失。此时，在种植体周形成了生物学宽度和骨。（g~i）接入螺丝固位修复体出现广泛的骨吸收。对比种植体植入时、二期手术时和修复完成时的影像资料，发现了明显的骨吸收。

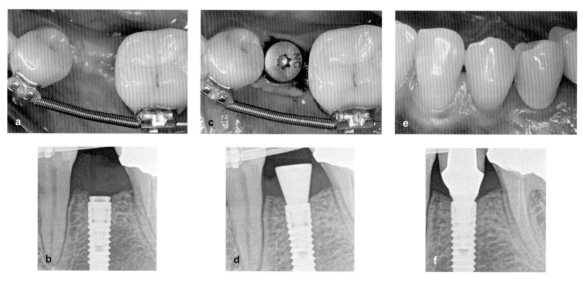

图16-2　（a和b）在下颌骨左侧，同样进行了嵴顶骨下种植，但连接了覆盖螺丝。（c和d）在二期手术时放置愈合基台，此时并无牙槽骨丧失。（e和f）在最终修复体戴入时，仍然没有发生骨丧失。对比这三个阶段的X线片发现骨高度在整个过程中都是稳定的。

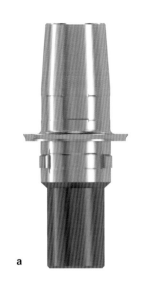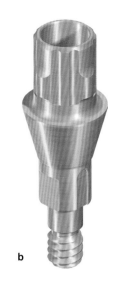

图16-3 钛基底的形态和穿龈高度对骨稳定性的影响。（a）右侧种植体周出现了骨丧失。使用的钛基底具有短而陡的穿龈轮廓。（b）左侧种植体周并未发生骨丧失。使用的钛基底穿龈高度更高且宽度是渐变式增宽的。

## 穿龈轮廓和骨丧失

那么关于这个观点有没有科学证据支持呢？这个观点很新，以至于当前文献中相关的研究非常少。Souza等[1]发现，与使用较窄的愈合基台（15°穿龈轮廓）的种植体相比较，使用较宽的愈合基台（即>45°）的种植体周发生了更多的骨丧失。而另一项研究[2]得出了相反的结果：与较窄愈合基台相比，宽解剖式愈合基台更有利于牙槽骨的保存。总结目前的科学证据，我们可以得出以下结论：①现有研究数据均来源于动物研究；②研究结果尚有争议；③目前尚无可用的临床研究结果。因此，我们现在还处于靠病例报告和临床经验来获取证据的阶段。

### 病例1：双侧不同的穿龈轮廓

这个病例可用来解释穿龈轮廓的形态是如何影响嵴顶骨稳定性的（图16-1和图16-2）。患者双侧下颌第一磨牙缺失，缺牙区垂直向软组织薄。由于患者缺牙区骨高度充足，因此选择的垂直向软组织增量方法是牙槽嵴顶骨下种植（见第5章）。种植体植入

到牙槽嵴顶下1.5~2mm，并分别连接愈合基台（右侧种植体）和覆盖螺丝（左侧种植体）。两侧选用不同品牌有平台转移和稳定锥度连接的牙槽嵴顶骨下种植体。一期愈合良好，术后2个月进行二期手术。在二期手术过程中，连接高度更高的愈合基台。种植体采用钛基底支持的氧化锆基二硅酸锂全冠修复。

复查X线片时（图16-1i和图16-2f），我们发现左右侧种植体在嵴顶骨的稳定性上明显不同，右侧种植体周发生了骨丧失。然而，在愈合基台连接阶段，两侧种植体都完成了生物学宽度的形成，而且并未出现骨丧失。所以，骨丧失可能只发生在修复体戴入之后。

为了研究骨丧失为何只发生在一侧而不发生在另一侧，我们对两侧的钛基底进行了对比。右侧种植体的钛基底的穿龈轮廓凸度很大（图16-3a），而左侧的钛基底从与种植体连接处开始渐进性增宽（图16-3b）。穿龈轮廓之所以起到了如此重要的作用是因为其紧邻骨组织并且可以对骨改建产生影响（即决定骨稳定或是骨吸收）。

两侧种植位点的最大不同在于钛基底

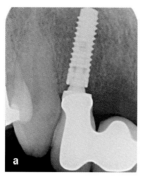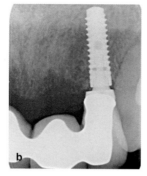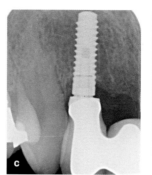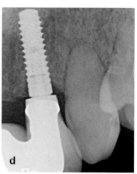

图16-4 （a和b）多单位修复体戴入即刻的骨高度。（c和d）随访1年后的骨高度（Courtesy of Dr Amit Patel，Birmingham，United Kingdom）。

的形态和穿龈高度。当然，种植体的直径也是不同的，但重点是这不会改变钛基底的穿龈轮廓这个事实。右侧种植体的钛基底陡而短。值得注意的一个小细节是在使用氧化锆基修复体时，钛基底的形态更为重要。这是因为氧化锆基底必须达到一定的厚度才能抵抗折裂的风险。

### 病例2：修复体形态与骨丧失的关系

为了回答这个问题，我们首先要考虑种植体的植入位点。种植体植入深度不同，修复原则也不同。图16-4中的病例说明了修复体的形态同样会造成骨丧失。我们常使用的设计是在螺丝固位修复体中采用复合基台来避免修复体与种植体间的直接接触。其理论基础是这种设计可以减少种植体的内应力，进而降低机械并发症和骨丧失的发生率。然而，我们却得到了相反的结果，尽管采用了复合基台连接，在1年后的随访中仍然发现了大范围的骨丧失。这一结果说明了以下两点：①复合基台看似合理的被动适合性不能保障嵴顶骨的稳定；②修复体的形态会影响骨的稳定性。

这两个病例的相同点是，种植体都是行牙槽嵴顶骨下植入，并按传统方法进行修复，都没有考虑到牙槽嵴顶骨下种植体需要采用特殊的处理方式。回顾这两个病例，可以发现出现骨丧失的植体所对应的修复体其穿龈轮廓要么太凸，要么太接近骨面。因此，穿龈轮廓的形状设计应取决于种植体的植入深度。平牙槽嵴顶和牙槽嵴顶骨下种植体的修复策略应有所区别。

## 钛基底的穿龈高度

当选择使用钛基底（最常用的选择）进行修复时，我们不应该只考虑固位的部分；穿龈高度同样很重要，尤其在考虑到不同的种植位点（穿龈高度也不同）时。钛基底的穿龈高度决定了修复体穿龈轮廓的起始点，并决定了其对周围软组织产生何种影响。

一直以来，钛基底只有一个穿龈高度（通常是1mm）可供选择。这往往导致了很多修复问题，这些问题始于印模制取，因为骨壁可能会阻碍印模帽与种植体的完全就位。对于牙槽嵴顶骨下种植来说，这主要会影响骨组织的稳定。因此，如果钛基底的穿龈高度不超过1mm时，钛基底的宽度不应超过种植体直径，否则就会对周围组织产生应力从而导致骨丧失（图16-5）。

虽然有时修复医生可能不重视钛基底

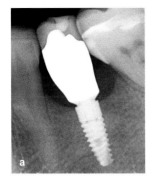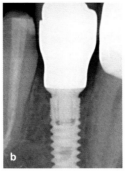

图16-5　（a）对于种植体而言，选用的钛基底太宽了，比种植体都宽。但是由于种植体是平嵴顶骨种植，所以并没有发生骨丧失。（b）同样的钛基底用于嵴顶骨下种植修复时发生了骨丧失。

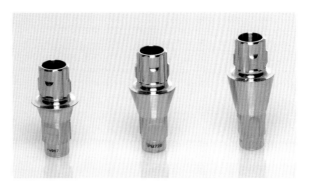

图16-6　不同穿龈高度的钛基底（1mm、2mm、3mm）。

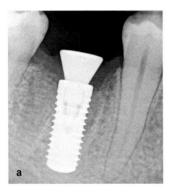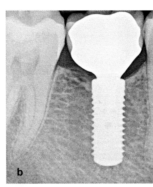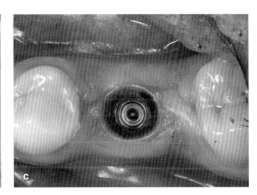

图16-7　（a~c）在垂直向软组织厚度充足时，平嵴顶骨植入的种植体选用1mm穿龈高度的钛基底进行修复。因为种植体是平嵴顶骨植入的，并未对骨组织产生不利影响。

的选择，但是一旦选择错误就会造成严重的后果。如果钛基底的穿龈轮廓过短（例如1mm），则将会对骨组织产生应力，并造成各种并发症，甚至导致种植体失败。有时候，仅仅通过选用一个2mm穿龈高度的钛基底就能避免这些并发症的出现。我们必须要明白：修复体的制作无法改变钛基底对骨组织的应力，因为技师只能从钛基底的边缘开始制作修复体的穿龈轮廓。任何对钛基底和修复体宽度的缩减都会严重损害其完整性，进而导致钛基底和修复体的折裂。在对前期进行了骨增量术的种植体进行修复时应更谨慎，因为与自体骨相比，骨增量后的骨组织对应力更敏感。

目前，大多数钛基底的制造商都提供了不同穿龈高度的钛基底，这使得修复重建变得更加容易和灵活（图16-6）。因此，根据种植体的植入深度和软组织厚度，我们就可以为具体的临床情况选择最合适穿龈高度的钛基底。

## 平嵴顶骨种植

对于平嵴顶骨的种植体而言，修复体只需克服软组织阻力就能顺利安装到种植体上。因此，种植体周的软组织很容易被塑形，而不会对骨组织造成不利影响。在这种情况下，粘接线的龈下深度比钛基底的形态更重要（图16-7）。但是，如果垂直向软组织高度过高（例如5mm）时，就可以在平嵴

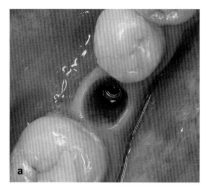
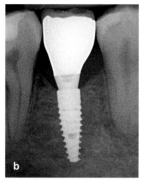

图16-8　（a）平牙槽嵴顶种植时可选用穿龈高度短的钛基底。（b）然而，由于患者垂直向软组织高度过高，所以选用了2mm穿龈高度的钛基底。这样既简化了修复程序，又将粘接线远离骨面。

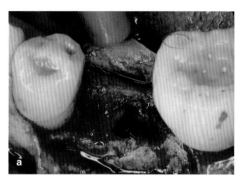
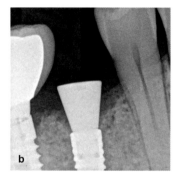
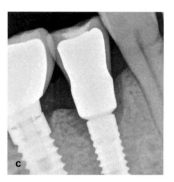

图16-9　（a）种植体嵴顶骨下2mm植入，同期进行了水平向骨增量术，图片显示出获得了良好的骨宽度。（b）X线片显示前磨牙区的种植体位于嵴顶骨下2mm。因此，我们建议选用至少2mm穿龈高度的钛基底。（c）选用的钛基底穿龈高度过短，从而导致了严重的骨吸收。

顶骨植入的种植体上使用穿龈高度较高的钛基底（图16-8）。

### 嵴顶骨下种植

　　当采用嵴顶骨下种植时，情况就完全不同了。嵴顶骨下种植会在种植体和牙槽嵴顶之间形成骨组织环绕的骨隧道或骨通道（Bone Tunnel或Channel）。骨隧道上覆结缔组织。一般来说嵴顶骨下所有区域都应该与钛基底接触。这能保护骨组织不因过大压力而被破坏。但当压力过大时，结果就不可预测了。有时可能只造成轻微的骨重塑，但更多情况下可能会造成严重的骨吸收，甚至种植体的脱落。因此，在有骨隧道的情况下应该使用穿龈高度更高的钛基底，而不能使用穿龈高度低的钛基底（图16-9）。当种植体

近牙槽嵴顶（例如＜1mm）植入时，此时使用1mm的钛基底是可行的（图16-10）。当植入深度超过嵴顶骨下1mm时，所采取的修复方案也应该相应地改变（图16-11）。嵴顶骨下种植遵循的基本原则是钛基底的穿龈高度与种植体在嵴顶骨下的深度一致（例如种植体植入嵴顶骨下2mm时，钛基底的穿龈高度至少为2mm）。有时，嵴顶骨下2mm也会选择3mm的钛基底，这就使粘接线上移至骨上1mm。这样做的目的是使骨组织直接与钛基底接触。当出现超过2mm的嵴顶骨下种植时，我们应该选择穿龈3mm的钛基底，尽管这种情况不太常见。

　　良好的修复效果需要修复医生与技师的通力合作；技师往往需要相关影像学资料而非单纯依靠石膏模型来确定种植体和牙槽嵴顶骨之间的关系。

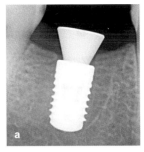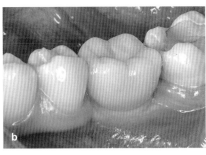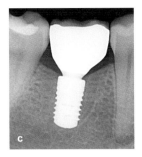

图16-10 （a~c）种植体植入到嵴顶骨下1mm，并选用1mm穿龈高度的钛基底。因为钛基底的宽度是渐变的且不超过种植体的直径，从而获得了良好的骨稳定性。

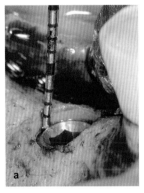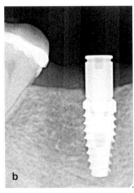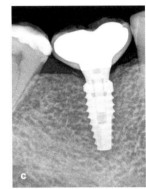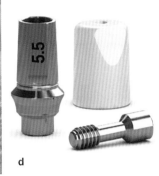

图16-11 （a~d）种植体植入到嵴顶骨下1.5mm，并选用1.5mm穿龈高度的钛基底来支持上部修复体，从而保证了骨稳定。

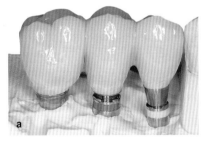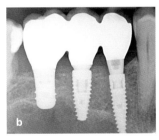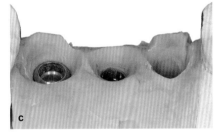

图16-12 （a~c）这个病例很好地展示了修复设计应该基于种植体的植入深度和软组织厚度。软组织水平种植体可以选用最低0.5mm穿龈高度的钛基底进行修复，因为种植体采用的是平嵴顶骨种植。中间位点的种植体植入到嵴顶骨下1mm，选用1mm的钛基底。最右侧的种植体植入到嵴顶骨下2mm，也选用了相应穿龈高度的钛基底。

## 病例3：不同的穿龈高度

图16-12中的患者已经植入了3颗种植体，种植体分别植入在不同的骨水平：嵴顶骨下2mm、嵴顶骨下1mm和平嵴顶骨。根据植入深度，每颗种植体选择相应穿龈高度的钛基底。由于选用了合适的修复组件进行嵴顶骨下种植修复，这种以修复为导向的修复方式维持了良好的骨高度。

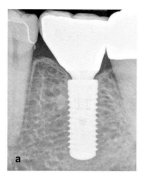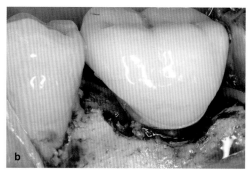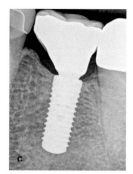

图16-13 （a~c）钛基底穿龈高度不足以及修复体对骨组织产生过大的应力，这是导致骨吸收的两个因素。

### 病例4：与穿龈轮廓相关的并发症

有时，修复组件选择不当可能会导致严重的并发症。如图16-13的患者，考虑到薄型垂直向软组织的因素，进行了嵴顶骨下种植。种植体获得了良好的骨结合，使用个性化基台和粘接固位冠进行修复。然而，在修复体戴入完成后，患者开始抱怨修复体出现疼痛问题。首先，我们进行了咬合调整，但并没有解决问题。因为采用的是粘接固位修复体，我们推测问题根源可能是粘接剂的残留。因此，我们进行翻瓣后发现在种植体的近中位置有骨吸收。我们明显可以看见基台与冠修复体的穿龈轮廓过宽，而钛基底的穿龈高度过短，修复体对骨组织产生了过大压力，从而都导致了骨丧失。

## 粘接线

最近的几项研究都提出了这个问题，即钛基底与上部结构之间的粘接线位置是如何影响骨稳定性的。有研究表明，钛基底的穿龈高度和修复材料可能会对骨稳定产生不利影响。作者和他的团队进行了一项研究，使用0.5mm高的钛基底来支持二硅酸锂冠[3]。钛基底的穿龈高度较短意味着其粘接边缘也邻近骨组织。尽管修复体的粘接是在技工室的模型上完成的，但是，在边缘位置总会残留一薄层水门汀，并将暴露在种植体周软组织中。因为钛基底只有0.5mm高，所以树脂水门汀薄膜离骨面也只有0.5mm。众所周知，常用的粘接树脂水门汀可能对软组织有毒。Kraus等[4]的研究表明，树脂水门汀中的单体对成骨样细胞是有害的。包括Nóvoa等[5]在内的几项临床研究均发现1mm高的复合基台周围骨丧失明显多于2.5mm或3mm高的[6]。但是，我们也应该注意到，每项研究中种植体的植入深度是不同的，这就降低了结果的可信度。Galindo-Moreno等[7]的研究也得出了类似的结果，穿龈高度<2mm的复合基台发生了更多的骨丧失（尽管这是一项回顾性研究）。因此，我们可以认为，从对骨稳定性的影响来看，钛基底与修复体的粘接线临近骨组织对骨稳定性的影响不及由钛基底穿龈高度决定的穿龈轮廓。

### 病例5：种植体周炎与较深的粘接边缘之间的关系

目前，尚不明确粘接边缘位置在嵴顶骨

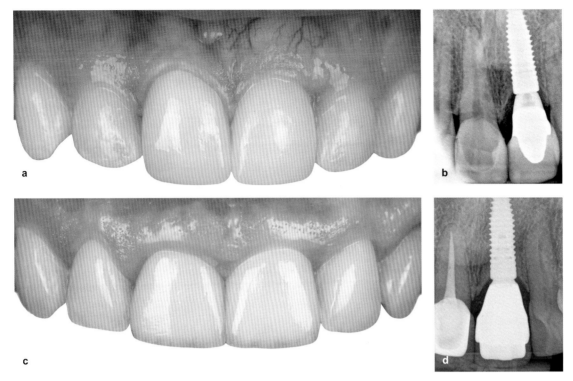

图16-14 （a和b）远离骨面2mm的粘接线获得了良好的骨稳定。（c和d）远离骨面1mm粘接线同样获得了良好的骨稳定。

图16-15 钛基底穿龈高度过短可能会导致少见的种植体周炎。（a）植入种植体，并安装愈合基台。（b）修复体戴入时。（c）随访6个月后出现骨丧失。

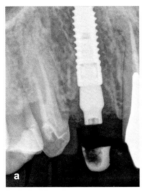
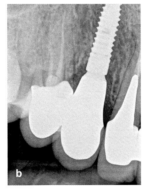
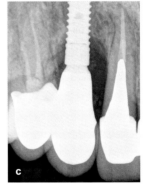

稳定性中是否重要（图16-14）。然而，穿龈高度短的钛基底（例如1mm穿龈高度）可能导致钛基底和修复体之间的粘接线太靠近骨组织，这可能会导致种植体周软组织的相关问题。图16-15的病例植入了1颗种植体，并完成了钛基底支持的螺丝固位修复，但随后却开始出现不常见的种植体周炎。从X线片上可以看到，用于冠固位的钛基底穿龈高度很短，这就导致了粘接线位于龈缘下很深的

位置，甚至位于邻面嵴顶骨下。这可能是导致种植体周炎的一个因素。在这种情况下，使用穿龈高度更高的钛基底是更明智的选择。

对于植入深度非常深的种植位点，另一个解决办法是即刻使用中间基台（见第5章），这将使种植体与基台连接不受干扰，因为修复程序发生在基台水平，而非种植体水平。

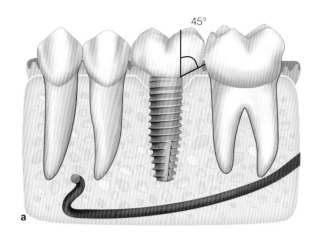

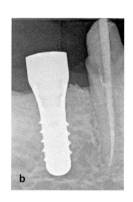

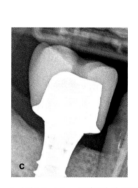

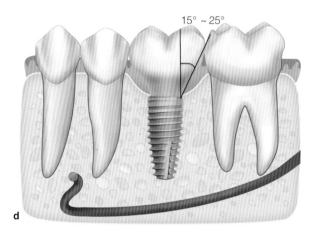

图16-16　修复体穿龈轮廓角对骨稳定性的影响。（a）如图所示，当角度达到或者超过45°时，无论软组织的厚薄，都可能会出现骨丧失。（b和c）对比种植后和修复后的骨高度，发现修复后发生了骨吸收，这是由于修复体的穿龈轮廓角太陡太宽导致的。（d）为避免这种情况，应该在种植体植入前磨除部分骨组织，以获得更深的牙槽嵴顶骨下种植和更平缓的修复体穿龈轮廓。

## 修复体的穿龈轮廓角

　　我们可能会提出的另一个问题是修复体相对于种植体来说最佳的穿龈轮廓角是多少。动物研究[1-2]发现，15°~25°的角度不会影响骨稳定性。穿龈轮廓起始处的角度大于45°可能会导致骨丧失，但在过小牙和殆间距不足的情况中，过大的穿龈轮廓角有时是无法避免的。在这些情况下，可以通过去骨或骨平整（见第6章）来改变这种关系，以便获得更加平缓的穿龈轮廓（图16-16）。

## 本章小结

穿龈部分短而宽的钛基底用于嵴顶骨下种植修复时可能会导致骨丧失，而用于平牙槽嵴顶骨种植修复时就不会带来任何影响。

嵴顶骨下种植时，钛基底的穿龈高度应当与种植体植入嵴顶骨下的深度相协调。

有研究证实，修复体的穿龈轮廓角应尽量＜25°以避免骨丧失。

## 参考文献

[1] Souza AB, Alshihri A, Kämmerer PW, Araújo MG, Gallucci GO. Histological and micro-CT analysis of peri-implant soft and hard tissue healing on implants with different healing abutments configurations. Clin Oral Implants Res 2018; 29:1007–1015.

[2] López-López PJ, Mareque-Bueno J, Boquete-Castro A, Aguilar-Salvatierra Raya A, Martínez-González JM, Calvo-Guirado JL. The effects of healing abutments of different size and anatomic shape placed immediately in extraction sockets on peri-implant hard and soft tissues. A pilot study in foxhound dogs. Clin Oral Implants Res 2016;27:90–96.

[3] Linkevičius T, Linkevičius R, Alkimavičius J, Linkevičienė L, Andrijauskas P, Puišys A. Influence of titanium base, lithium disilicate restoration and vertical soft tissue thickness on bone stability around triangular-shaped implants: A prospective clinical trial. Clin Oral Implants Res 2018;29:716–724.

[4] Kraus D, Wolfgarten M, Enkling N, et al. In-vitro cytocompatibility of dental resin monomers on osteoblast-like cells. J Dent 2017;65:76–82.

[5] Nóvoa L, Batalla P, Caneiro L, Pico A, Liñares A, Blanco J. Influence of abutment height on maintenance of peri-implant crestal bone at bone-level implants: A 3-year follow-up study. Int J Periodontics Restorative Dent 2017; 37:721–727.

[6] Blanco J, Pico A, Caneiro L, Nóvoa L, Batalla P, Martín-Lancharro P. Effect of abutment height on interproximal implant bone level in the early healing: A randomized clinical trial. Clin Oral Implants Res 2018;29:108–117.

[7] Galindo-Moreno P, León-Cano A, Monje A, Ortega-Oller I, O'Valle F, Catena A. Abutment height influences the effect of platform switching on peri-implant marginal bone loss. Clin Oral Implants Res 2016;27:167–173.

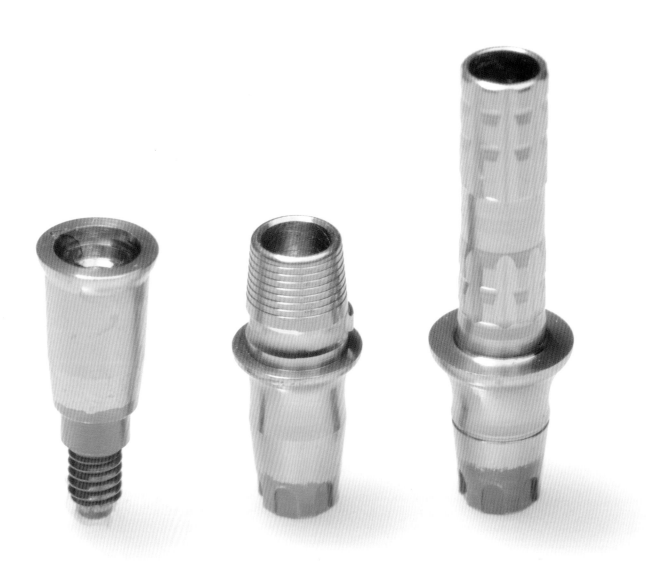

# 修复材料
## PROSTHETIC MATERIALS

什么是种植修复的最佳修复材料呢?这看上去是一个简单的问题,然而在回答这个问题之前,绝大部分研究员、科学家、学者和临床医生在都会产生迟疑。看起来,这是一个很小的决定,但若选择不正确,可能会导致很严重的后果。在选择修复材料时,我们有很多类型可以选择,同时也有很多因素需要考虑,而且每个因素都可能会对结果产生影响。在研究修复材料对嵴顶骨稳定性的影响时,主要存在以下两个难点:一是可用材料的种类太多;二是对种植修复体行使功能的过程缺乏了解。

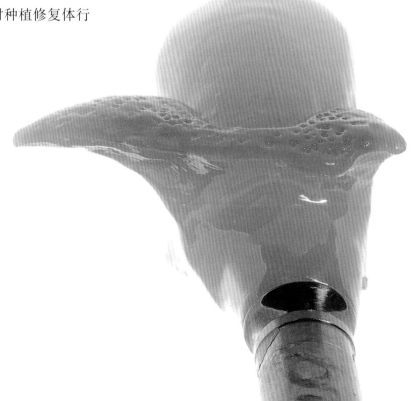

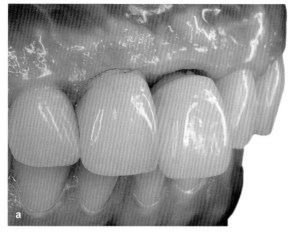

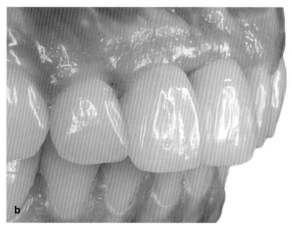

图17-1 （a和b）螺丝固位种植修复体的龈下部分和龈上部分。注意到两个部位使用了不同的材料：龈下部位使用氧化锆材料，而冠部使用长石质陶瓷。

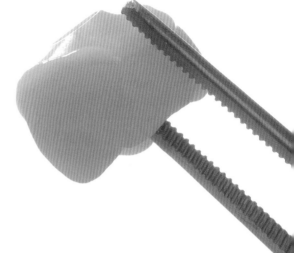

图17-2 同一个修复体中使用了两种不同的材料，两种材料都能在各自部位发挥出最佳的性能。

种植体可选用的修复材料多种多样，包括氧化锆、钛、二硅酸锂、饰面瓷、聚醚醚酮（PEEK）、金属和黄金等。目前，修复材料仍在不断更新，而制造商也常在临床试验完成前就将新材料引进临床使用，所以不断有最新数据报道。这就导致了可能要在新材料上市很久以后才能确定材料质量和有效性，这也为临床医生和研究人员提供了验证和测试新材料的机会。例如，黄金在停止使用之前，由于其高精度和可接受的美学效果，一直是修复材料公认的的"金标准"。而现在人们已经知道，黄金具有与其高成本不匹配的低精度和较差的生物相容性。Welander等[1]的研究表明，金基台上无法形成理想的上皮附着，从而导致骨丧失和软组织退缩。此外，已有研究表明，铸造加工制作的个性化基台的精度低于切削制作的。

多年来从未将修复材料作为一个整体来进行讨论。众所周知，氧化锆是一种良好的种植修复材料，实际情况也确实如此。然而，种植修复体处于修复体的部位不同，对材料性能的要求也不同；例如螺丝固位修复体一部分位于龈下，而另一部分位于口内，用于行使咬合功能和实现美观效果。对位于软组织龈缘下的这部分修复体来说，氧化锆可能是极佳的材料，但其却不适用于修复体的殆面。尤其对于单颗修复体来说，修复体完全由单一的氧化锆制作可能会存在种植体或基台折裂的风险。又例如，长石质饰面瓷具有最佳的光学和美学性能，被公认为是模仿天然牙齿结构的"金标准"；然而，如果长石质瓷用于软组织龈缘以下部位时，就会产生不同的后果。

这就产生了一个新观点，即有必要将可选用的种植修复材料根据所在修复体的位置划为分龈下材料和龈上材料（图17-1和图17-2）。这种划分将有助于明确每种材料能发挥的具体功能。这也将有利于制定最佳决策和分析病例失败的潜在原因。例如，从美学角度看，饰面瓷是不可替代的，但其生物相容性并不是最佳的。因此，一个修复体上必须融合两种材料（图17-3）。根据修复材料行使功能的部位来进行修复材料的分类，这是现在研究修复因素对嵴顶骨稳定性和种植体周软组织影响的全新方法。

后牙区的另一个病例报告展示了氧化锆底冠和二硅酸锂外冠的联合使用（图17-2）。单晶陶瓷就像一层坚硬的饰面材料可用来减少𬌗面瓷层的折裂，而对于种植体周软组织的健康而言，氧化锆仍然是最理想的材料。

## 参考文献

[1] Welander M, Abrahamsson I, Berglundh T. The mucosal barrier at implant abutments of different materials. Clin Oral Implants Res 2008;19:635–641.

图17-3　氧化锆基种植修复体，龈下部分使用全氧化锆，龈上部分使用饰面瓷。

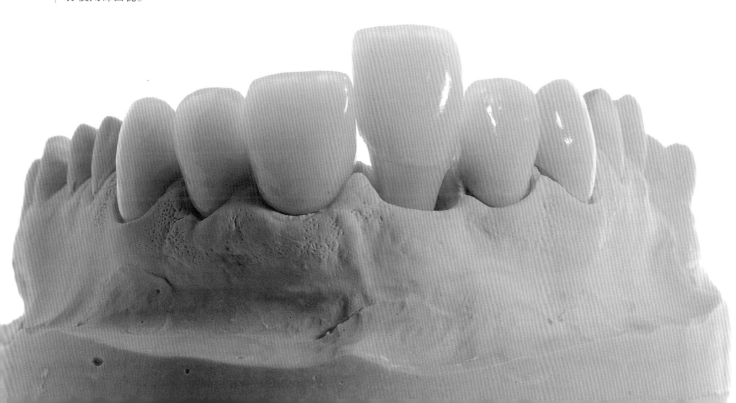

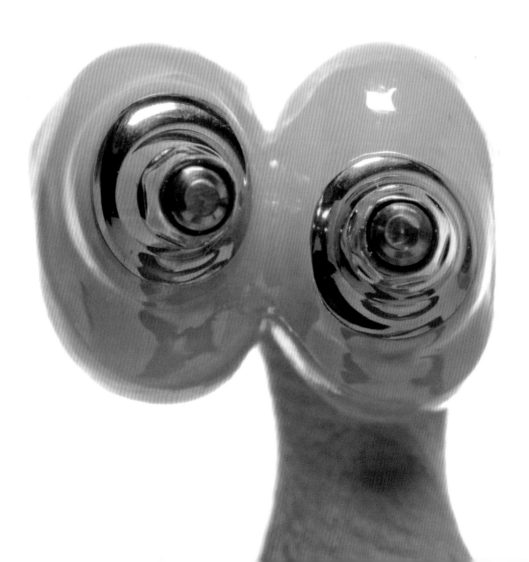

# 龈下修复材料

## SUBGINGIVAL MATERIALS

本章主要关注种植修复体的龈下材料。为了选择最佳的材料，需了解软组织自身的功能。也需要从生物学角度考虑种植体周软组织高度可能会发生的变化。

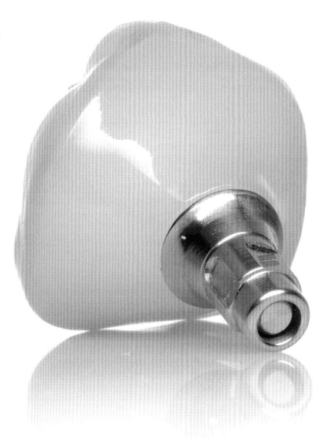

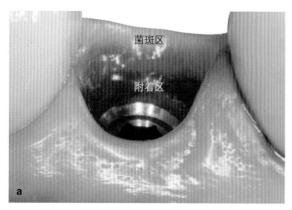

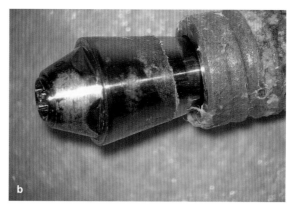

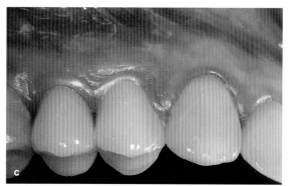

图18-1　（a）种植体周软组织分为附着区和菌斑区。（b）这些部位也可称为洁净区和污染区；基台上清楚地显示了这两者之间的分界线。（c）修复治疗的最终目标是实现种植体周软组织与种植修复体（第一前磨牙）龈下修复材料的附着，因为此时修复体能最大限度地扩展附着区的范围。

## 菌斑区和附着区

　　种植体周软组织可界限清楚地分为菌斑区和附着区（图18-1）。因为菌斑区位于种植体周软组织龈沟中且被细菌污染，所以也可理解为污染区和洁净区。菌斑区在愈合基台阶段是很明显的，即每个愈合基台顶部都有一个菌斑区。有学者已经测量出菌斑区深约1.4mm（Chu和Linkevičius）。但我们更感兴趣的是附着区，因为这是软组织与修复体真正直接接触的部位。在修复体设计时，需要了解可选用的修复材料与每个部位（菌斑区和附着区）是如何相互作用的。是否存在一种材料既能减少菌斑区又能增加附着区，从而增强对种植体周骨组织的保护？与其他材料相比，是否存在某些材料能与种植体周软组织形成更强的附着？这些都是本章需要回答的问题。

　　很显然，在污染部位内无法获得细胞黏着、附着或其他形式的软组织接触；良好软组织附着是洁净区保持清洁的基础。牙周探诊是评估种植体周软组织健康必要的诊断程序，但是种植体周的探诊也可能同时会破坏种植体周的软组织封闭，这就造成了一个两难的处境。不管怎样，只要探诊抵达骨面，菌斑区的污染可能会被推到附着区的清洁环境中。因此，只有在非常必要时才能进行探诊。这一观点与经典的种植体周文献不同，经典文献认为探诊深度是评定软组织健康状况的必要参数之一；我们将在本章的最后一节重新讨论这个问题。

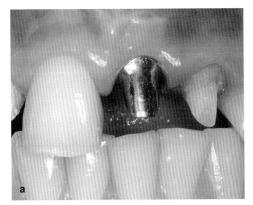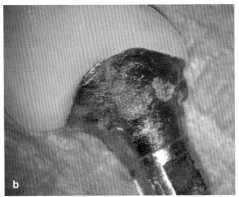

图18-2　金合金的生物相容性随时间的推移变差。（a）2009年，试戴完成时，个性化金合金基台表面是光滑和高度抛光的。（b）2018年，取出后，发现基台的表面纹理和粗糙度发生明显改变。这表明材料发生了腐蚀或活化，这也意味着材料缺乏良好的生物相容性。

## 不同材料的概述

修复材料的选择一直是种植治疗的关键环节。有很多种材料都可用于修复体龈下部位的制作；本章主要关注的是作者团队已有的临床使用经验，并且这些材料已有相关材料学性能研究文献支持。这些材料包括：①氧化锆；②钛；③金合金；④长石质饰面瓷；⑤二硅酸锂陶瓷。此外，本章还将简要介绍有一定实验前景的聚醚醚酮（PEEK）和复合材料。每种材料都有其优缺点，但本章推荐和重点讲解的材料是氧化锆。

### 黄金及复合树脂

长期以来，个性化铸造金基台被认为是最先进的个性化修复方案；然而，由于黄金的生物相容性欠佳并且成本较高，它的使用已经在逐渐减少。动物实验表明，种植体周软组织不能与金基台形成足够的封闭，所以将不可避免地发生软组织萎缩和牙槽骨吸收[1]。此外，长期的临床观察表明，黄金长时间暴露在种植体周软组织和口腔液体环境中，很容易发生腐蚀和表面粗糙度的改变（图18-2）。因此随着时间的推移，黄金会被腐蚀，表面变得粗糙，反而会破坏种植体周屏障的正常保护作用。这也解释了为什么不再推荐黄金作为龈下修复材料。

复合树脂基台修复也曾被认为是种植修复材料的替代方式之一。部分体外试验已证明复合树脂基台具有与氧化锆基台相同的强度[2]；但是，我们主要担心的问题是种植体周软组织对复合材料的反应。一项随机临床试验表明，复合树脂表面存在明显的菌斑聚集，这导致了更多的种植体周黏膜炎的发生（与钛基台相比）[3]。因为复合树脂明显增加菌斑区，而且从长远来看复合树脂不具备良好的生物相容性，所以复合树脂基台的使用仍然有局限性。

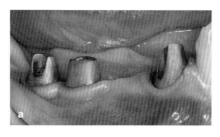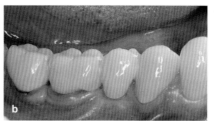

图18-3 （a）就位后的钛基台。（b）种植体修复完成后，透过软组织可看到钛基台的金属色，这导致了美学缺陷。

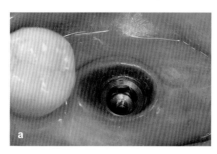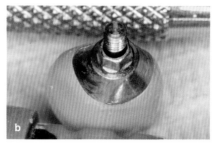

图18-4 （a）即便基台取出后，由于永久性钛颗粒造成的永久性染色，软组织仍呈灰色外观。（b）与种植体周软组织接触的钛基台变得粗糙。

## 钛和氧化锆的比较

由于切削技术的进步，用来制作个性化螺丝固位或粘接固位基台的两种材料分别是氧化锆和钛。数十年来，由于钛的高强度、强抗形变能力以及可用于制作一体化基台，常常是首选材料。系统研究表明钛基台获得了满意的效果，这进一步促进了钛基台的推广[4-5]。然而，钛基台的主要缺点是基台的金属颜色能够透过种植体周软组织，使其呈现出美学上不被接受的灰色外观[6]。相比之下，氧化锆基台具有更好的美学效果，尤其是在种植体周黏膜较薄的病例中[7]。此外，有研究表明氧化锆是生物相容性最好的材料，且细菌对其表面的黏附能力较低，基于此，学者认为氧化锆优于钛[8]。虽然现在对氧化锆强度和成功负荷能力的质疑越来越少，临床医生仍然很难在这两种基台材料之间做出选择。选择氧化锆的原因有以下几点：美观、良好的生物相容性和强度。

美观是选择氧化锆的主要原因。最近的一项系统综述表明，在诱导种植体周黏膜的颜色表现和基于粉色美学评分指数（PES）的美学效果方面，氧化锆基台具有明显优势[9]。而钛基台会产生类似于金属烤瓷修复体边缘的灰色外观（图18-3），这取决于粘接边缘的位置和软组织的水平向厚度。因此，在美学区域应尽量避免使用钛基台。

钛也会对软组织产生长期的不利影响。随着时间的推移，钛离子会浸染种植体周牙龈，使牙龈呈现永久的灰色外观。钛颗粒迁移并渗透到软组织中，这也是软组织对钛的一种反应。这就自然提到了生物相容性的问题（图18-4）。

那么，生物相容性究竟是什么？如果一种材料具有良好的生物相容性，它就能与周围的生物环境和谐共存。二氧化锆优良的生物相容性（例如能在宿主软组织中诱发软组织附着的能力）解释了为什么氧化锆基台能够取得良好而又稳定的临床效果。作者的团队遇到过一例具有突破性意义的临床病例，这完全改变了他们在临床实践中使用氧化锆的方式。这也促进了许多在本章中提到的已完成和正在进行的研究。

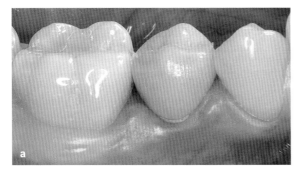
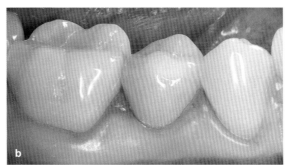
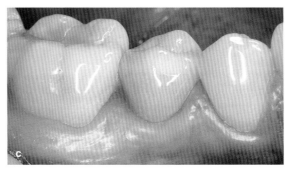

图|18-5　这个病例完美的展示了氧化锆的生物相容性。（a）第二前磨牙的全瓷冠粘接完成后，可清晰地看见氧化锆基台的龈上边缘线。（b）随访6个月后，由于软组织生长并覆盖暴露的氧化锆表面，基台边缘线消失了。（c）随访8年后的临床情况。

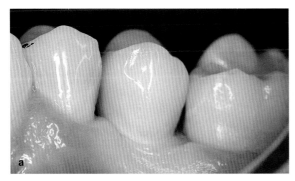
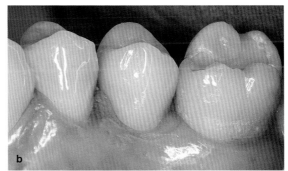

图|18-6　种植体周软组织对暴露的氧化锆的反应。（a）初戴完成时，牙龈乳头丧失，可以看见氧化锆基台与饰面瓷之间的边缘线。（b）随访1年时，牙龈乳头充满邻间隙，氧化锆边缘线被牙龈覆盖。

图18-5中的患者植入了1颗种植体，使用个性化氧化锆基台和全瓷修复体进行修复。基台的颜色与全瓷冠不一致，且基台设计为龈上边缘。在修复体戴入完成时，这种色差很明显，但在修复完成后6个月时色差完全消失，这是因为软组织生长到氧化锆基台上了。虽然这只是一个个例；但是，作者从未在钛或饰面瓷等其他任何材料上观察到这种现象。在图18-6采用螺丝固位修复的患者也出现了类似的现象。

这种现象的出现，说明氧化锆具有其他材料所不具备的特性，与氧化锆特性相关的因素可能有以下几个：

• 结构。
• 无细菌黏附。
• 软组织细胞附着。
• 抛光性能。

虽然系统综述并没有发现氧化锆基台在嵴顶骨组织保存方面优于钛基台，但软组织的反应似乎更有利[9]。

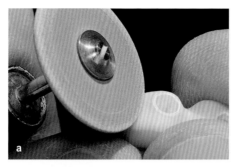
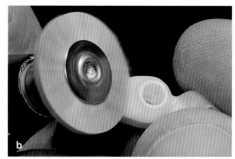
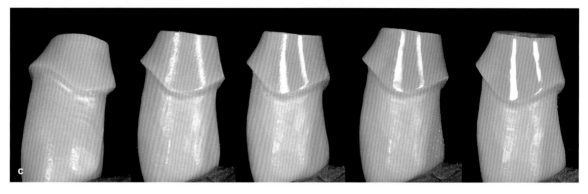
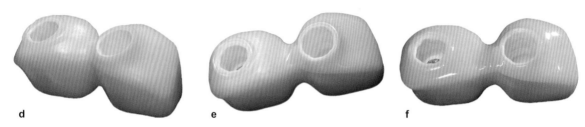

图18-7 （a和b）氧化锆可以抛光成镜面反射状。（c~f）不同抛光程度的氧化锆修复体样品。

## 氧化锆

从结构方面看，大家都知道二氧化锆（准确的说是氧化钇—四方氧化锆多晶，Y-TZP）是用于牙科种植修复的最致密材料之一。其限制裂纹扩展特性进一步提高了材料的性能。此外，氧化锆是一种化学惰性、物理结构致密且稳定的材料，这既降低了氧化锆的腐蚀性，又提高了其生物相容性。换句话说，氧化锆不会被腐蚀，也不会产生任何可能损害宿主的副作用。因此，氧化锆是制作个性化基台最合适的材料。

氧化锆的这一特性具有非常重要的意义，因为这意味着氧化锆本身就可以减少菌斑区，而其他

斑区，而其他材料都不具备这种特性。本章稍后将讨论另一个重要问题：软组织细胞与氧化锆表面的附着或接触。

与钛相比，氧化锆的另一个重要特性是在临床上很少引起炎症反应。Scarano等[8]的研究表明，在10名患者口腔中放置氧化锆片和钛片，钛片上的菌斑聚集明显多于氧化锆片上的。也有研究报道，将氧化锆基台和钛基台进行相同的设计，3个月后钛愈合基台周围的细菌附着量显著增加[10]。研究已经证实，与其他龈下材料相比，氧化锆具有更低的表面自由能，这也是细菌不易附着在氧化锆表面的原因[11]。这点非常重要，因为这意味着氧化锆本身就可以减少菌斑区，而其他

表18-1　不同抛光程度试件的表面粗糙度Ra（μm）的比较

| 组别 | 均值 | SD | 标准误 | 平均值 | 最小值 | 最大值 | IQR |
| --- | --- | --- | --- | --- | --- | --- | --- |
| C | 0.525 | 0.099 | 0.035 | 0.509 | 0.398 | 0.658 | 0.198 |
| Co | 0.252 | 0.038 | 0.013 | 0.252 | 0.210 | 0.314 | 0.069 |
| F | 0.196 | 0.035 | 0.009 | 0.189 | 0.138 | 0.263 | 0.049 |
| SF | 0.114 | 0.031 | 0.008 | 0.113 | 0.060 | 0.166 | 0.051 |
| PP | 0.054 | 0.020 | 0.002 | 0.049 | 0.028 | 0.126 | 0.023 |

IQR：四分位数；SD：标准差

材料都不具备这种特性。

## 抛光性能

研究表明氧化锆可以被抛光成镜面反射状（图18-7）。作者认为抛光性能是氧化锆最重要的特性。已有研究表明，成纤维细胞或上皮细胞等软组织细胞在光滑和粗糙表面上有不同的行为表现。但是，氧化锆的抛光性能是一个较新的理念，目前尚无具体的操作指南来指导氧化锆需要的抛光时间和抛光要使用哪些工具？而且，对于"镜面样"光滑程度的判断现在仍主要依靠主观的观察，这也需要进一步确定更准确、更客观的量化值，并且明确不同仪器所具备的确切的抛光能力。鉴于此，作者团队研究了不同抛光材料的抛光性能[12]。

在这项研究中，按照厂家的说明，烧结制作50个固定尺寸（10mm×10mm×3mm）的矩形氧化锆（Lava Classic，3M）试件。将试件随机分成5个不同的组（n=10）：C（对照组）、Co（粗抛光组）、F（细抛光组）、SF（超细抛光组）和PP（抛光膏抛光组）。C组没有进行任何抛光。其他组使用CeraGlaze抛光系统（Kerr）进行处理，该系统由用于预抛光的绿色抛光轮（P301）、精细抛光的蓝色抛光轮（P3001）和釉面/高光泽的超细抛光的黄色抛光轮（P30001）组成。Co组仅用绿色抛光轮抛光。F组用绿色和蓝色抛光轮抛光。SF组用绿色、蓝色和黄色抛光轮抛光。PP组用所有3种CeraGlaze抛光轮和Zirkopol金刚石抛光膏（Feguramed）抛光。所有操作均由专业的牙科技师按照厂家的说明进行。

进行测试之前，所有试件均在35℃蒸馏水中用超声荡洗10分钟。然后用光学轮廓仪（PLu 2300，Sensofar）在20×物镜下评估试件的表面粗糙度。对每个试件进行3次扫描，计算出每个试件的平均粗糙度（Ra）（表18-1）。扫描电子显微镜（SEM）图像清楚地显示，每多使用一种工具，试件的表面变得更光滑（图18-8）[12]。其他一些研究表明，与粗糙表面相比，成纤维细胞和上皮细胞在抛光氧化锆表面具有更强的增殖能力和更好的稳定性。此外，研究也证实成纤维细胞对抛光氧化锆的增殖和附着性能优于钛[13-14]。

但是，关于氧化锆表面的理想光滑度一直存在争议。目前，主要存在相悖的两种观点。一种观点认为，如果氧化锆表面过于光滑，软组织将不能充分附着，因此基台表面必须保持一定的粗糙度。表面粗糙度低于一定的阈值将导致软组织萎缩、探诊深度增加

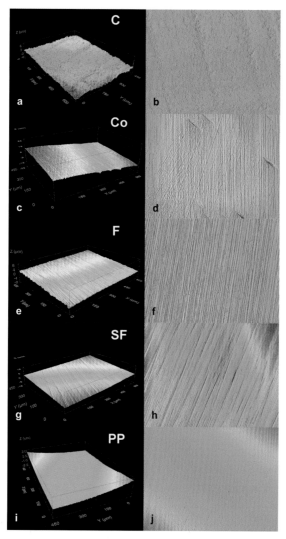

图18-8 （a和b）未进行抛光处理的对照组。（c和d）只进行一次抛光的粗抛光组。（e和f）进行2次抛光的精细抛光组。（g和h）进行3次抛光的超细抛光组。（i和j）进行4次抛光的抛光膏抛光组。

和探诊出血。

该理论基于Quirynen等[15]和Bollen等[16]的两项研究。在第一项研究中，15名受试者分别使用4种不同表面粗糙度（从高度抛光Ra=0.05μm到标准抛光Ra=0.2μm）的基台进行修复。在临床上观察到，表面最粗糙的基台（Ra=0.2μm）在3个月内获得0.2mm的附着增加，而其他基台出现从0.8mm到大于1mm的附着丧失。这表明可能存在一个阈值，超过这个阈值，基台表面粗糙度就不会对细菌黏附和定植产生进一步影响。然而，Quirynen的研究使用的是钛基台，因为钛与氧化锆的材料性能不同，所以上述研究结论不适用于氧化锆。上述研究将0.2μm定为钛基台光滑程度的阈值。只要基台表面光滑程度低于0.2μm，软组织的适应性就会降低，从而导致软组织的萎缩。那么，如何测量软组织适应性？迄今为止，牙周探诊深度（PPD）记录仪被认为是一种测量软组织适应性的可靠工具。探诊深度越小、探诊阻力越大，认为软组织的适应性就越好。

第二项研究[16]实际上得出了相反的结果，在功能负荷12个月后，表面粗糙度为0.2μm（当前使用的阈值）的钛基台的平均PPD为3.02mm，而在表面高度抛光（粗糙度为0.06μm）的氧化锆基台周围的平均PPD为2.91mm。在这项研究中要注意这两个问题，一是与粗糙的钛表面相比，高度抛光的氧化锆基台周围的探诊深度更小；二是本项研究只有6名患者，样本量过小而无法得出任何结论。然而，值得注意的是，van Brakel等[10]的研究纳入了20名患者和40颗基台，结果也表明氧化锆基台周围的PPD明显低于钛基台。

因此，目前证据表明，与其他材料相比，抛光氧化锆基台周围软组织的PPD更低。事实上，已经观察到与抛光氧化锆直接接触的软组织获得了良好的软组织适应性。最新的体外研究结果表明，材料的表面粗糙度是影响氧化锆或钛基台上软组织细胞行为的重要因素。研究发现，与钛相比，抛光氧化锆表面的上皮细胞形成了更好的附着[13]，因此具有良好的近远期软组织反应（图18-9和图18-10）。我们可以推测，细胞与基台的良好附着可能会降低种植体周的PPD，但这有待于进一步验证。

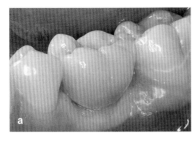
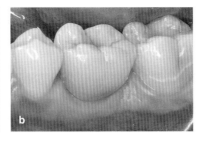
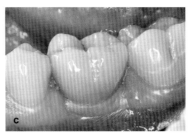

图18-9　种植体周软组织对超抛光氧化锆的反应。（a）初戴完成时修复体情况（可看见软组织受压变白）。（b）随访1年后的修复体情况。（c）随访3年后的修复体情况。在超抛光氧化锆修复体上可见附着的软组织带。

图18-10　（a和b）随访8年后，抛光氧化锆周围软组织的情况。由于附着区的增加和菌斑区的减少，种植体周角化的附着软组织带面积增宽。虽然种植体间距小于3mm，但种植体之间的嵴顶骨仍然存在。

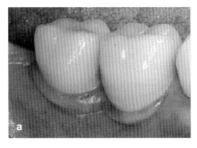
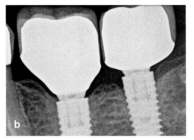

## 基台清洁

螺丝固位修复体制作的最后一个步骤是清洁。CAD/CAM的个性化氧化锆基台必须经过各种制作工艺（包括抛光），这都会造成基台的污染。基台穿龈部分的有机污染可能会引起种植体周软组织的炎症反应。通常，制造商在制作结束后须采用蒸汽洗涤的方法去除基台上的污染物。然而，有证据表明蒸汽无法彻底清洁基台表面，因此要采用额外的去污方案。Canullo等[17]表明，氩激光能去除制作过程中产生的所有残留物，但并不是每个实验室都能够使用氩激光。因此，我们需找到一种可以在实践中使用的、有效且简单的基台清洁方案。

本项研究[8]使用的试件是烧结制作的固定尺寸（10mm×10mm×3mm）的矩形氧化锆块（Lava Classic）。所有试件均用CeraGlaze抛光轮和Zirkopol金刚石抛光膏抛光，并用蒸汽清洁。然后将试件随机分成A组、B组、C组3组（n=6）。A组不进行额外的清洁；B组在水浴中用超声清洁10分钟；C组在Siladent洗涤剂溶液中用超声清洁10分钟。清洁程序结束后，立即用能量色散X线光谱（EDS）对试件进行检测。统计单位面积的碳原子数，并计算出有机物的含量。

EDS分析结果显示，与其他清洁方案相比，A组试件表面碳原子含量最高（9.29±3.67）。B组碳原子含量较A组低（6.69±3.56），但两者的差异无统计学意义（$P=0.44$）。C组所有标本均未检测出碳原子，与A组（$P=0.02$）、B组（$P=0.04$）的差异均有统计学意义（图18-11）。

根据以上结果可以得出以下结论：
- 遵循C组的清洁方案，可彻底去除基台表面残留的有机化合物。
- 在试戴前，建议在洗涤剂溶液中用超声波来清洁个性化基台。
- 基台表面的去污处理有利于种植体周软组织健康。

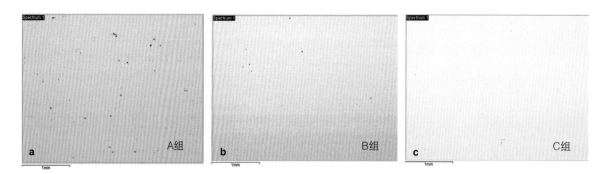

| 图18-11　（a~c）各实验组扫描电镜图像。C组清洁彻底，无有机物残留。

虽然这仍需临床进一步证实，但我们必须按照标准的流程进行基台清洁。鉴于此，推荐采用以下方法：

（1）蒸汽清洁。

（2）在含抛光膏的清洁剂中用超声清洁10分钟。

## 其他龈下的材料

由于氧化锆并不是用于基台和修复体的唯一材料，因此本章还将讨论其他材料（例如二硅酸锂和饰面瓷）的生物相容性和软组织附着性。

### 饰面瓷

据报道，饰面瓷无法与种植体周软组织形成稳定的结合，因此建议尽量避免在龈下部位使用。一项著名的研究表明，饰面瓷不是建立可靠软组织附着的合适材料。实际上，长石质陶瓷的效果最差，因为这种材料会导致最高限度的软组织萎缩和骨丧失[1]。

这可能是由于饰面瓷的粗糙表面所导致的。已有研究证明，饰面瓷是最粗糙的龈下修复材料（图18-12）。正因为这样，饰面瓷不利于引导上皮细胞的附着。因为上皮细胞不易迁移和附着在饰面瓷材料粗糙的表面上，所以难以建立种植体周的有效封闭。此外，饰面瓷还缺乏类似氧化锆阻止细菌附着的特性。临床上常表现为牙龈萎缩、探诊出血和牙龈炎症。当然，这并不意味着用饰面瓷制作的修复体不能像氧化锆一样行使功能；只是，可以明显观察到种植体周软组织的不良反应（图18-13）。

在必须使用金属烤瓷冠修复的情况下（例如出于经济原因），就需要使用饰面瓷来遮掩金属的颜色。可以使用穿龈高度增加的钛基底来避免软组织直接接触饰面瓷导致的不良反应（图18-14）。

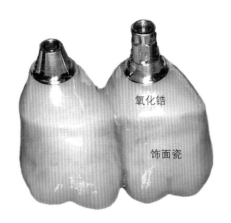

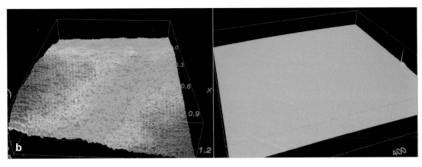

图18-12 （a）氧化锆与陶瓷的临床对比图像。（b）SEM图像清晰地显示了饰面瓷（左）与氧化锆（右）的粗糙度。

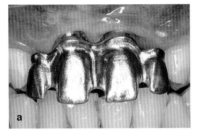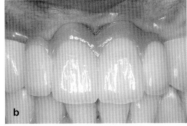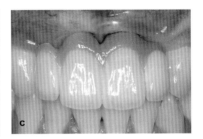

图18-13 种植体周软组织对金属烤瓷种植修复体的反应。（a）在切削制作完成的铬钴金属内冠上用长石质饰面瓷上瓷。（b）义齿初戴完成时，可以看到饰面瓷位于龈下。（c）随访2年时，观察到种植体周软组织出现明显异常。

图18-14 （a）采用穿龈高度较短的钛基底进行修复。（b）这个修复体使用了穿龈高度较高的钛基底，这有效阻止了金属烤瓷冠的龈下延伸。因为与长石质饰面瓷相比，钛具有更好的生物相容性。

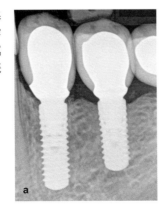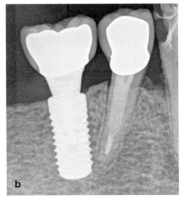

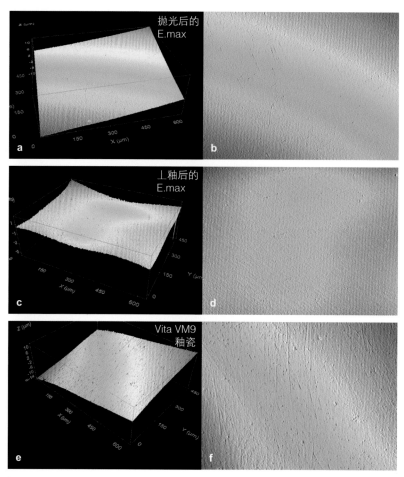

图18-15 （a和b）抛光后的E.max的平均表面粗糙度（Ra）为0.081μm。（c和d）上釉后的E.max平均表面粗糙度（Ra）为0.128μm。（e和f）釉瓷平均表面粗糙度（Ra）为0.147μm。

表18-2 不同材料和不同加工程序材料表面粗糙度的比较Ra（μm）

| 组别 | 均值 | SD | 标准误 | 平均值 | 最小值 | 最大值 | IQR |
|---|---|---|---|---|---|---|---|
| 抛光E.max | 0.081 | 0.057 | 0.004 | 0.052 | 0.036 | 0.095 | 0.019 |
| 上釉E.max | 0.128 | 0.057 | 0.012 | 0.100 | 0.060 | 0.195 | 0.082 |
| 上釉饰面瓷 | 0.147 | 0.078 | 0.077 | 0.077 | 0.050 | 0.142 | 0.028 |

IQR：四分位数；SD：标准差

## 二硅酸锂陶瓷

另一种影响软组织反应的修复材料是单晶二硅酸锂。最近这种材料已成为许多临床医生的选择。单晶二硅酸锂具有高达400MPa的强度足够承受咬合负荷，并可用先进的数字化技术对其加工，但它的生物相容性却饱受质疑。Messer等[19]和Brackett等[20]均提出，与复合材料或其他牙科材料相比，二硅酸锂材料不仅不是生物惰性材料，甚至具有较高的细胞毒性。

在使用螺丝固位一体冠进行种植修复的

图18-16 （a）E.max修复体上釉后的临床表现。虽然软组织看起来是健康的，但是软组织与龈下的长石质饰面瓷无法形成稳定的附着。（b）观察到明显的骨丧失。（c）抛光E.max的临床表现。软组织对修复体有更好的适应性。（d）这可能反而有利于骨稳定。

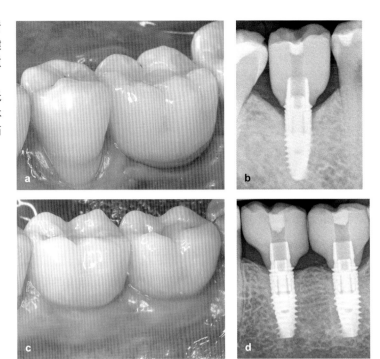

病例中，二硅酸锂位于龈下，与种植体周软组织直接接触且紧邻牙槽骨。这可能导致种植体周软组织的不良反应和后期的骨丧失。基于氧化锆突出的生物学特性，氧化锆是龈下修复的更好选择[8,21]。而二硅酸锂可能更适合于龈上修复，可以使用粘接或熔合技术将二硅酸锂连接到氧化锆上（见第20章）。

另一项研究发现，成纤维细胞对抛光二硅酸锂具有良好的附着性，据此推测二硅酸锂具有良好的生物相容性[22]。然而，在二硅酸锂表面进行的最后加工过程（例如抛光和上釉）可能会影响细胞的附着性和生物学效果。也就是说，二硅酸锂缺乏类似氧化锆的生物相容性；但是与上釉比较，抛光更有利于软组织的反应。为了证实这一观点，作者的团队使用了研究氧化锆不同抛光程度

相类似的方法，测量了不同品牌二硅酸锂（E.max，Ivoclar Vivadent）上釉或抛光后的表面粗糙度（Linkevičius，未公开的数据）。同时也测量了上釉后的饰面瓷试件的表面粗糙度。结果发现：抛光后的二硅酸锂表面粗糙度最低（图18-15和表18-2）。因此，在将二硅酸锂修复体粘接到钛基底之前，对二硅酸锂合适的预处理至关重要。标准程序包含对二硅酸全冠进行最后的上釉。然而，釉瓷是长石质陶瓷的一种类型，众所周知，长石质陶瓷无法维持软组织的附着，从而导致软组织萎缩和骨丧失[1]。

因此，如果修复体进行了上釉处理，这意味着修复体的生物相容性大大降低了（图18-16）。

**表18-3　不同材料表面粗糙度的比较**

| 试件 | 平均粗糙度 Ra（nm） | SD |
|---|---|---|
| 高度抛光氧化锆 | 48 | 28 |
| 切削氧化锆 | 525 | 100 |
| 上釉E.max | 128 | 52 |
| 抛光E.max | 81 | 57 |
| 表面上饰面瓷的氧化锆 | 147 | 78 |
| Straumann基台* | 379 | 183 |
| Nobel 基台† | 575 | 102 |

SD：标准差
*Straumann CARES 全氧化锆基台
†Nobel Biocare NobelPearl 基台

当然，体外研究和动物实验的研究结果并不能得出二硅酸锂陶瓷不能用于龈下修复这个明确的结论。事实上，我们无法确定二硅酸锂（例如E.max）的抛光度能否达到氧化锆的程度。但是，可以确定的是二硅酸锂陶瓷缺乏氧化锆的生物惰性。表18-3表明，材料的表面处理方式和材料自身的性能都会影响其表面粗糙度。需要注意的是，材料的光滑度会影响材料表面上皮细胞的附着。

我们提出了一种特殊的解决方案来提高二硅酸锂陶瓷的生物相容性。如前所述，上釉常常是制作二硅酸锂种植一体冠的最后步骤，而釉瓷本质上是一种表面粗糙度较高的饰面瓷。因此，在上釉完成后，需要采用其他步骤对龈下部分重新抛光以去除釉瓷，暴露出密度更大和更光滑的二硅酸锂陶瓷（图18-17）。

## 软组织附着

要真正理解氧化锆的生物相容性，我们需从另一个角度来观察种植体周软组织及其在临床实际中如何与修复材料相互作用的。

### 成纤维细胞和上皮细胞

在牙科领域，我们对与龈下修复材料直接接触的是哪些软组织缺乏足够的了解。如果临床医生推荐使用氧化锆而非其他材料，通常是因为氧化锆有利于成纤维细胞的附着。成纤维细胞确实是种植体周软组织的主要组成部分，然而，临床情况却与大多数人认为的不同。

每个临床医生都有过拆除种植修复体的经历，也可能都留意到了修复体上残留的软组织。拆除过程有时会出现种植体周软组织出血的现象（图18-18）。为了找到这个现象的原因，我们有必要从原理上重新认识种植体周软组织。所有的组织学研究都报道了，结缔组织和成纤维细胞与种植体或修复体（取决于种植体类型）直接接触的部位在骨上1mm处，实际上这也是成纤维细胞与种植体或修复体唯一直接接触的部位[23-24]。图18-19a显示了结缔组织与钛基底的接触。

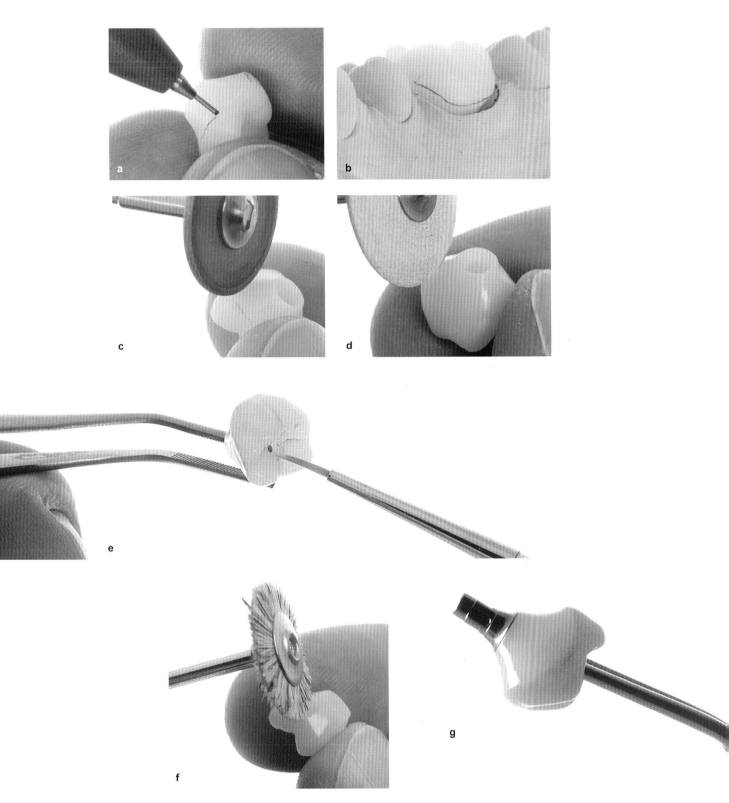

图18-17 （a和b）在模型上就位制作完成的单晶二硅酸锂全瓷冠，标记出龈缘线。（c和d）对龈下部位进行高度抛光直到获得80nm的光滑度。（e）只对龈上部位进行上釉和染色处理。（f）边缘进行重新抛光非常重要，因为在上釉过程中，一些饰面瓷可能会流入到龈下部位。（g）在钛基底上粘接，完成修复体的制作。

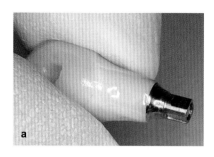
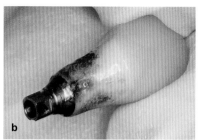

图18-18 （a）修复体取出时很干净，没有出现出血。（b）取出的修复体上有软组织残留。

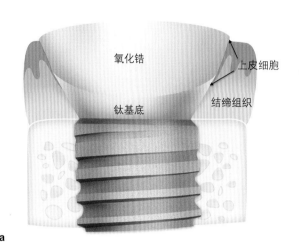

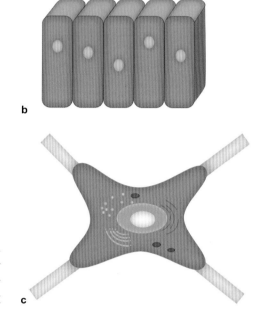

氧化锆

上皮细胞

钛基底

结缔组织

图18-19 （a）种植体周软组织与钛基底支持的粘接/螺丝复合固位氧化锆修复体的直接接触区示意图。结缔组织和成纤维细胞与钛基底接触，而上皮细胞衬于结缔组织上，并逐渐靠近氧化锆修复体。（b）结合上皮的示意图。（c）成纤维细胞示意图。

　　而在更冠方的部位，上皮细胞直接与氧化锆和钛基底的冠方部分发生接触。许多研究探讨了成纤维细胞与氧化锆的关系，但实际上这两者之间有一薄层上皮细胞带阻隔，并没有发生直接接触。细菌防御的第一道屏障是上皮细胞，而不是更接近骨组织而远离龈下修复体的成纤维细胞（图18-19b和c）。

　　Eric Rompen教授团队的研究展示了新的证据（未发表的数据）。他们研究分析了钛基底支持的氧化锆全瓷修复体使用6个月后的情况。种植体周软组织与粗糙的氧化锆接触。软组织学分析显示成纤维细胞位于钛基

底上，这与前述的内容完全吻合（图18-20a和b），而上皮细胞附着在氧化锆基台软组织以下的表面（图18-20c和d）。有趣的是，氧化锆表面并没有发现成纤维细胞，这与人们普遍认为的结缔组织直接与氧化锆接触的观点相悖。然而，这确实支持了这个观点：上皮细胞排列在成纤维细胞上方，使成纤维细胞远离氧化锆以阻止直接接触。

　　这也解释了为什么抛光后的氧化锆能引起种植体周良好的软组织反应（例如附着）。因为，上皮细胞更喜欢光滑的表面，表面越光滑，细胞增殖得越好。

　　研究表明，氧化锆是最光滑的种植修复

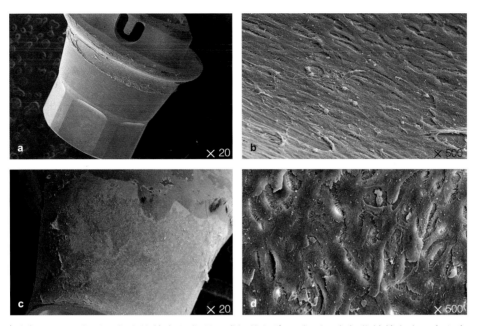

图18-20 （a和b）在钛基底上发现了成纤维细胞。（c和d）氧化锆基台表面有上皮细胞附着，但未发现成纤维细胞。但是，在使用长石质饰面瓷上釉的部位，上皮细胞消失（C. Grenade和A. Mainjot提供）。

材料，并且可以使用合适的工具来控制其表面光滑度。光滑的表面也能促进上皮细胞实现更好的附着。而且，氧化锆的低表面自由能可以抑制细菌黏附，从而降低炎症水平和形成良好的软组织适应性。

上皮细胞通过半桥粒样结构附着在氧化锆上，但其在釉瓷上的附着性较差或根本不附着（图18-20c）。这清楚地表明了不应该在种植修复体的龈下部位使用釉瓷的事实。此外，如前所述，饰面瓷不是建立可靠软组织附着的合适材料[1]。文献分析表明，目前还没有上皮细胞能够附着在氧化锆表面的组织学证据。因此，只能参考钛的研究数据。实验表明，半桥粒是一种上皮组织来源的高度分化的细胞超微结构，主要由桥粒蛋白和丝蛋白组成附着斑块，附着斑块从细胞质穿出，透过细胞膜向钛表面附着[25-26]。钛表面的这种直接上皮细胞接触说明，上皮连接可以在基台表面形成具有生物力学抗性的附着[27]。然而，

另一些关于上皮附着超微结构的研究发现，钛基台上并不存在半桥粒结构[26,28]。

正如Kawahara等[28]所观察到的那样，这些特殊的附着机制可以解释为什么上皮细胞比成纤维细胞能更有效地附着在钛基台表面上。Kawahara等[28]还注意到，当从口内移除修复体时，仍可以看到有一层上皮细胞附着在基台上。这意味着，上皮组织与钛基台的结合强于上皮细胞间的结合。钛基台表面存在更紧密的上皮细胞附着，这增强了种植体周软组织封闭作用，从而增强了对细菌和创伤性应力的抵抗力。因此，理想的上皮附着可确保种植体周软硬组织的稳定。只要种植体周黏膜是健康的，即使发生骨丧失，种植体也可以是稳定的。因此，修复材料上良好上皮附着的形成是其具有良好生物相容性和作为修复工具合理性的强有力证据。

上皮附着也解释了取出修复体时观察到

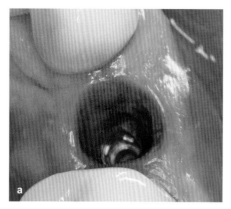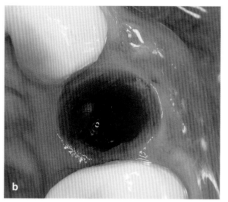

图18-21　种植体周龈沟出血并不一定意味着出问题或感染了。（a）氧化锆基修复体初戴完成前种植体周软组织状况。（b）修复体取出后观察到种植体周软组织出血。这是因为在修复体取出过程中，上皮组织从结缔组织中撕裂出来（图18-18b）。

的出血现象（图18-21）。上皮细胞一端与氧化锆相连，另一端与结缔组织相连。衬于上皮下的结缔组织区富含血管结构，因此在分离时会导出出血（图18-22）。那么就存在一个问题：上皮细胞与结缔组织的附着强还是与氧化锆的附着更强。实验结果表明[28-29]，上皮组织对氧化锆的附着力更强，所以在修复体取出过程中上皮细胞从结缔组织中撕裂出来，从而导致出血。因此，在种植体周软组织健康的情况下，修复体取出时的出血只能发生在结缔组织内，结缔组织与修复体不直接接触，上皮组织将其隔离开；与基台或钛基底直接接触的结缔组织（图18-22中的A区）是类似于瘢痕的无血管组织。但这并不意味着，结缔组织对于种植体的保护不重要。相反，这是非常重要的，因为结缔组织不但为上皮附着提供了基础，还为上皮细胞提供营养。上皮细胞和成纤维细胞对种植体周的封闭都很重要；但是，我们要清楚其各自的功能。

## 上皮附着的生物学原理

氧化锆的良好临床效果与两个因素有关：上皮细胞附着到抛光氧化锆的能力，以及氧化锆抑制菌斑和细菌黏附的特性。也就是说，抛光的氧化锆可以增加软组织附着区并减少菌斑区。上皮细胞具有半桥粒样结构，既可以与抛光的氧化锆接触，其蛋白质也可以作为软组织间的结合剂（图18-23）。结合上皮是咀嚼上皮的延续，当角质形成细胞迁移到暴露的结缔组织上时，就会形成结合上皮，这也是伤口愈合的一种形式。结合上皮由三到四层梭形细胞组成[30]，向根方延伸约2mm，止于牙槽嵴顶上1～1.5mm处，覆盖下方的结缔组织[23]。

Kawahara等[28-29]认为上皮细胞的根向延伸受结缔组织的限制，因为不同软组织细胞存在附着竞争现象。结缔组织既能阻止健康上皮附着的根方迁移，也能通过血管为上皮组织提供营养[31]。另外，结合上皮还能保护其下方的结缔组织和牙槽骨免受口腔病原体

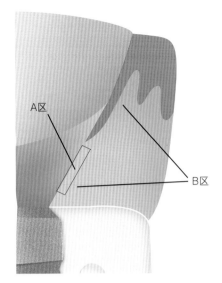

图18-22 种植体周软组织所处的部位不同，其血管密度也不同。A区为无血管区，类似于瘢痕组织。B区的血管化程度更高；这个部位与上皮细胞剥离时，会导致出血。

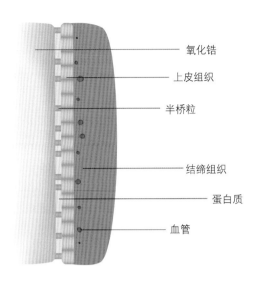

图18-23 上皮附着在氧化锆上的示意图。上皮组织带将结缔组织与氧化锆分开。

氧化锆
上皮组织
半桥粒
结缔组织
蛋白质
血管

的侵袭。在体内模型中观察到白细胞向上皮细胞间隙的迁移，这也是对菌斑的一种炎症保护反应[29]。

动物和人体模型表明，钛表面结合上皮的附着方式类似于天然牙的。钛与上皮的界面由基板和半桥粒样结构组成[27,30,32-33]。基板是由上皮细胞产生的细胞表面蛋白和胞外多糖相互作用而形成的[34]。基板与基质吸收蛋白相结合，形成厚约100nm的缝隙，并将钛表面和细胞膜分隔开。有研究已经确定了一些对上皮附着有重要作用的蛋白质。层粘连蛋白在基板连接到细胞膜方面发挥了重要作用[30,34]。基板外层广泛存在的纤维连接蛋白，可以将基板的胶原蛋白和钛基台表面附着的物质结合在一起[34]。

在上皮细胞和材料表面之间的间隙内存在一些紧密接触点，此处细胞膜距离基质不足15nm。这些紧密连接的部位也可称为局灶

性附着，其特征是：位于相邻细胞质之间，由大量肌动蛋白丝束组成[26]。肌动蛋白丝通过跨膜细胞黏附蛋白（例如整合素）和特异性结合蛋白（例如长春新碱）与细胞外基质发生间接连接。长春新碱与基质上细胞的强附着有关[35]。

也有一些研究发现，与粗糙的钛表面相比，上皮细胞在光滑的钛表面上生长得更好，局灶性附着的发生率更高[35-36]。有研究表明，局灶性附着范围越多，光滑钛表面上获得的上皮细胞附着越强。Hormia等[25]也得出了类似的结论。他指出，与粗糙的钛表面相比，光滑的钛表面上能获得更有效的上皮细胞附着和迁移。也有研究发现，氧化锆也发生同样的情况：表面越光滑，上皮细胞的附着性越好。

总的来说，我们很难测量修复材料和软组织之间的附着强度，因为这需要使用特定

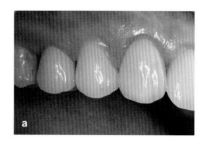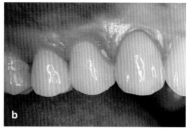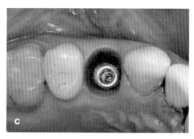

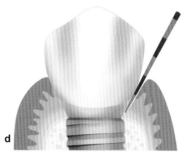

图18-24 软组织附着到高度抛光氧化锆修复体上的效果。（a）第一前磨牙种植位点氧化锆修复体戴入完成后，种植体周软组织的状况。（b）随访3年时的软组织状况。（c）高度抛光氧化锆与种植体周软组织直接接触3年后的种植体袖口情况。（d）探诊是目前评估附着强度的最佳工具。

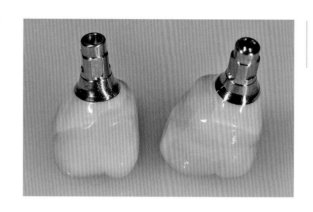

图18-25 预实验使用的是特殊设计的氧化锆修复体。修复体其中一面的龈下修复材料使用是饰面瓷，相对的另一面使用是不含饰面瓷的抛光氧化锆。

的测量工具，而且测量精度也很难达到（图18-24）。

## 骨稳定性和探诊深度

目前，还没有临床证据表明，某种修复材料在维持骨稳定性方面优于其他材料。即便对不同材料进行了对比研究，但由于混杂因素的影响，也很难证实修复材料是导致骨丧失或影响骨稳定性的原因。一项系统综述发现，在维持骨稳定性方面氧化锆和钛基台之间或钛基台和金基台之间并无区别[37]。而

另一项系统研究发现，不同基台在美学和色彩方面存在一定的差异，但在骨稳定性方面没有差异[9]。

后一篇综述的可信度更高，因为纳入的研究为证据等级最高的自身对照研究（即在同一个患者中同时使用两种材料）。还有另一项个体内对照研究（即在同一患者的同一的种植体上使用不同材料）可用于评估材料对嵴顶骨稳定性的影响。Vandeweghe和De Bruyn[38]利用个体内对照的研究设计，研究了平台转移对嵴顶骨稳定性的影响。他们设计了一种特殊的种植体（即种植体近中有

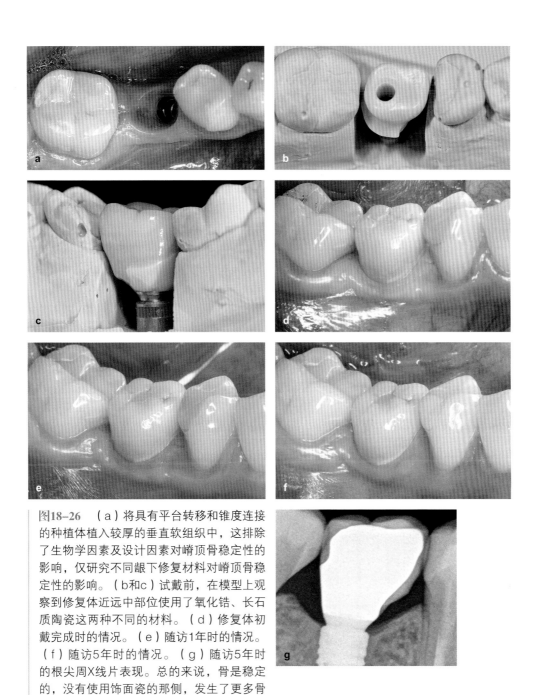

图18-26 （a）将具有平台转移和锥度连接的种植体植入较厚的垂直软组织中，这排除了生物学因素及设计因素对嵴顶骨稳定性的影响，仅研究不同龈下修复材料对嵴顶骨稳定性的影响。（b和c）试戴前，在模型上观察到修复体近远中部位使用了氧化锆、长石质陶瓷这两种不同的材料。（d）修复体初戴完成时的情况。（e）随访1年时的情况。（f）随访5年时的情况。（g）随访5年时的根尖周X线片表现。总的来说，骨是稳定的，没有使用饰面瓷的那侧，发生了更多骨重建，即远中侧。

平台转移，远中非平台转移）。这也启发了制作特殊类型螺丝固位修复体的想法，即在与种植体周软组织接触的修复体近远中部位使用不同的材料。这样就可以观察到不同材料随着时间变化对嵴顶骨稳定性的影响。已

有学者进行了一个病例报告，在厚型垂直向软组织中平牙槽骨植入两颗骨水平种植体，使用氧化锆和长石质饰面瓷这两种最常见的修复材料进行修复（图18-25和图18-26）（Linkevičius，未发表的数据）。

最佳的生物相容性 ➡️ 最差的生物相容性

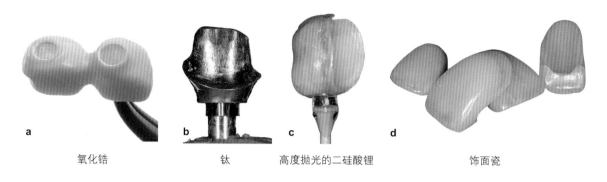

氧化锆      钛      高度抛光的二硅酸锂      饰面瓷

**图18-27** （a~d）龈下修复材料按照生物相容性从高到低排列。这并没有考虑美学因素。

随访5年后的X线片显示，近远中侧的骨稳定性基本相同（见图18-26g），但近中侧的骨丧失明显多于远中侧。修复体的近中侧的材料为长石质陶瓷（位于氧化锆表面），所以此处饰面瓷直接与种植体周软组织接触。一般认为饰面瓷材料表面太粗糙，很难形成良好的种植体周软组织附着。结果也证实，表面粗糙的材料不是上皮细胞附着的最佳基质，这可能会导致骨丧失或骨稳定性降低。远中侧展示出了零骨丧失甚至种植体颈部发生骨再生等更好的骨稳定性。远中侧为不含任何饰面瓷的抛光氧化锆。抛光氧化锆似乎是上皮细胞附着更好的基质，我们也要牢记这点：与其他修复材料相比，氧化锆仍是已知的引起最少细菌黏附的材料。

而且，近远中侧的探诊深度也不同。使用压力敏感探针以0.5N的力对软组织进行探诊。当探诊力度达到0.5N时，探头就会被锁定而无法探入更深的位置。测得的近中颊侧的探诊深度为3.5mm，近中舌侧的为4.0mm，远中颊侧的为1.5mm和远中舌侧的为2.0mm。近远中侧的探诊深度存在明显差异。这说明，与饰面瓷直接接触的近中侧软组织牙龈附着性较差。而与抛光氧化锆直接接触的远中侧软组织形成更强的软组织附着，从而其探诊深度也更低。

病例报告还阐述了，修复材料不同，骨组织的反应也不同。单独来看，一个病例报告不能引起足够重视，但结合其他研究，我们发现骨表现出的不同行为是有意义的。从Abrahamsson等[1]进行的动物研究中得出的结论是，含饰面瓷的基台周围骨丧失最严重。另一项临床研究也表明，氧化锆基台周围的探诊深度低于钛基台[15]。在这个病例中，氧化锆与长石质陶瓷周围的探诊深度差异很小（只有0.4mm）；然而，这只是一个数字上的差距，在其他种植体间可能还会发现更大的差异。氧化锆具有促进种植体周软组织垂直向增长的特性，这也是氧化锆具有良好生物相容性的证据。由于使用了饰面瓷，软组织的附着停止在氧化锆边界线上。

从这类研究中我们能得出什么结论？在确定种植体周修复材料的生物相容性和适应性时，必须牢记这两个特性：一是表面的光滑度或潜在的光滑度，二是菌斑和细菌黏附的可能性。基于以上要求和研究结果，推荐使用的材料是没有任何饰面瓷的氧化锆，其次是钛。因为钛已经成功地使用了很长一段时间，并被公认是最可靠的材料。二硅酸锂的抛光特性决定其也可用于种植修复，但一定要注意，不要给二硅酸锂上釉瓷，因为釉瓷会使表面粗糙。抛光的二硅酸锂可以用于龈下修复。最不推荐的选择是饰面瓷，因为这种材料是最不适合与种植体周软组织接触的（图18-27）。

## 本章小结

氧化锆是龈下修复的最佳材料，主要因为氧化锆的可抛光性和最小的细菌黏附性。

种植体周软组织与修复材料的实际接触是通过上皮附着实现的。当使用钛基底制作修复体时，结缔组织和成纤维细胞不与氧化锆表面直接接触。

根据文章描述的方法，氧化锆可以抛光至48nm。

建议在蒸馏水和特殊洗涤剂中使用超声波进行基台清洁。

如果在龈下使用二硅酸锂陶瓷，则应对二硅酸锂陶瓷进行抛光而不是上釉。

生物相容性最好的材料是氧化锆，其次是钛和抛光的二硅酸锂，最差的是饰面瓷。

## 参考文献

[1] Abrahamsson I, Berglundh T, Glantz PO, Lindhe J. The mucosal attachment at different abutments. An experimental study in dogs. J Clin Periodontol 1998;25:721–727.

[2] Magne P, Oderich E, Boff LL, Cardoso AC, Belser UC. Fatigue resistance and failure mode of CAD/CAM composite resin implant abutments restored with type III composite resin and porcelain veneers. Clin Oral Implants Res 2011;22:1275–1281.

[3] Kanao M, Nakamoto T, Kajiwara N, Kondo Y, Masaki C, Hosokawa R. Comparison of plaque accumulation and soft-tissue blood flow with the use of full-arch implant-supported fixed prostheses with mucosal surfaces of different materials: A randomized clinical study. Clin Oral Implants Res 2013;24:1137–1143.

[4] Sailer I, Philipp A, Zembic A, Pjetursson BE, Hämmerle CH, Zwahlen M. A systematic review of the performance of ceramic and metal implant abutments supporting fixed implant reconstructions. Clin Oral Implants Res 2009;20(suppl 4):4–31.

[5] Zembic A, Kim S, Zwahlen M, Kelly JR. Systematic review of the survival rate and incidence of biologic, technical, and esthetic complications of single implant abutments supporting fixed prostheses. Int J Oral Maxillofac Implants 2014;29(suppl):99–116.

[6] Park SE, Da Silva JD, Weber HP, Ishikawa-Nagai S. Optical phenomenon of peri-implant soft tissue. Part I. Spectrophotometric assessment of natural tooth gingiva and peri-implant mucosa. Clin Oral Implants Res 2007;18:569–574.

[7] Jung RE, Holderegger C, Sailer I, Khraisat A, Suter A, Hämmerle CH. The effect of all-ceramic and porcelain-fused-to-metal restorations on marginal peri-implant soft tissue color: A randomized controlled clinical trial. Int J Periodontics Restorative Dent 2008;28:357–365.

[8] Scarano A, Piattelli M, Caputi S, Favero GA, Piattelli A. Bacterial adhesion on commercially pure titanium and zirconium oxide disks: An in vivo human study. J Periodontol 2004;75:292–296.

[9] Linkevičius T, Vaitelis J. The effect of zirconia or titanium as abutment material on soft peri-implant tissues: A systematic review and meta-analysis. Clin Oral Implants Res 2015;26(suppl 11):139–147.

[10] van Brakel R, Cune MS, van Winkelhoff AJ, de Putter C, Verhoeven JW, van der Reijden W. Early bacterial colonization and soft tissue health around zirconia and titanium abutments: An in vivo study in man. Clin Oral

Implants Res 2011;22:571–577.

[11] Poortinga AT, Bos R, Busscher HJ. Charge transfer during staphylococcal adhesion to TiNOX coatings with different specific resistivity. Biophys Chem 2001;91:273–279.

[12] Alkimavičius J, Ginevičiūtė E, Valantiejienė V, Andrijauskas R, Linkevičius T. The effect of polishing protocols on the surface roughness of zirconium oxide. Presented at the EAO Congress, Vienna, 2018.

[13] Nothdurft FP, Fontana D, Ruppenthal S, et al. Differential behavior of fibroblasts and epithelial cells on structured implant abutment materials: A comparison of materials and surface topographies. Clin Implant Dent Relat Res 2015;17:1237–1249.

[14] Teng FY, Ko CL, Kuo HN. A comparison of epithelial cells, fibroblasts, and osteoblasts in dental implant titanium topographies. Bioinorg Chem Appl 2012;2012:687291.

[15] Quirynen M, Bollen CM, Papaioannou W, Van Eldere J, van Steenberghe D. The influence of titanium abutment surface roughness on plaque accumulation and gingivitis: Short-term observations. Int J Oral Maxillofac Implants 1996;11:169–178.

[16] Bollen CM, Papaioanno W, Van Eldere J, Schepers E, Quirynen M, van Steenberghe D. The influence of abutment surface roughness on plaque accumulation and peri-implant mucositis. Clin Oral Implants Res 1996;7: 201–211.

[17] Canullo L, Micarelli C, Lembo-Fazio L, Iannello G, Clementini M. Microscopical and microbiologic characterization of customized titanium abutments after different cleaning procedures. Clin Oral Implants Res 2014;25: 328–336.

[18] Ginevičiūtė E, Alkimavičius J, Andrijauskas R, Sakalauskas D, Linkevičius T. Comparison of different cleaning procedures of zirconium oxide surface. Clin Oral Implants Res 2018;29(S17):45.

[19] Messer RL, Lockwood PE, Wataha JC, Lewis JB, Norris S, Bouillaguet S. In vitro cytotoxicity of traditional versus contemporary dental ceramics. J Prosthet Dent 2003; 90:452–458.

[20] Brackett MG, Lockwood PE, Messer RL, Lewis JB, Bouillaguet S, Wataha JC. In vitro cytotoxic response to lithium disilicate dental ceramics. Dent Mater 2008;24: 450–456.

[21] Degidi M, Artese L, Scarano A, Perrotti V, Gehrke P, Piattelli A. Inflammatory infiltrate, microvessel density, nitric oxide synthase expression, vascular endothelial growth factor expression, and proliferative activity in peri-implant soft tissues around titanium and zirconium oxide healing caps. J Periodontol 2006;77:73–80.

[22] Mehl C, Kern M, Zimmermann A, Harder S, Huth S, Selhuber-Unkel C. Impact of cleaning procedures on adhesion of living cells to three abutment materials. Int J Oral Maxillofac Implants 2017;32:976–984.

[23] Lindhe J, Berglundh T. The interface between the mucosa and the implant. Periodontol 2000 1998;17:47–54.

[24] Hermann JS, Buser D, Schenk RK, Cochran DL. Crestal bone changes around titanium implants. A histometric evaluation of unloaded non-submerged and submerged implants in the canine mandible. J Periodontol 2000;71: 1412–1424.

[25] Hormia M, Könönen M, Kivilahti J, Virtanen I. Immunolocalization of proteins specific for adhaerens junctions in human gingival epithelial cells grown on differently processed titanium surfaces. J Periodontal Res 1991;26:491–497.

[26] Jansen JA, de Wijn JR, Wolters-Lutgerhorst JM, van Mullem PJ. Ultrastructural study of epithelial cell attachment to implant materials. J Dent Res 1985;64:891–896.

[27] Hansson HA, Albrektsson T, Brånemark PI. Structural aspects of the interface between tissue and titanium implants. J Prosthet Dent 1983;50:108–113.

[28] Kawahara H, Kawahara D, Hashimoto K, Takashima Y, Ong JL. Morphologic studies on the biologic seal of titanium dental implants. Report I. In vitro study on the epithelialization mechanism around the dental implant. Int J Oral Maxillofac Implants 1998;13:457–464.

[29] Kawahara H, Kawahara D, Mimura Y, Takashima Y, Ong JL. Morphologic studies on the biologic seal of titanium dental implants. Report II. In vivo study on the defending mechanism of epithelial adhesions/attachment against invasive factors. Int J Oral Maxillofac Implants 1998;13:465–473.

[30] Ikeda H, Yamaza T, Yoshinari M, et al. Ultrastructural and immunoelectron microscopic studies of the peri-implant epithelium-implant (Ti-6Al-4V) interface of rat maxilla. J Periodontol 2000;71:961–973.

[31] Atsuta I, Ayukawa Y, Kondo R, et al. Soft tissue sealing around dental implants based on histological interpretation. J Prosthodont Res 2016;60:3–11.

[32] Gould TR, Brunette DM, Westbury L. The attachment mechanism of epithelial cells to titanium in vitro. J Periodontal Res 1981;16:611–616.

[33] Gould TR, Westbury L, Brunette DM. Ultrastructural study of the attachment of human gingiva to titanium in vivo. J Prosthet Dent 1984;52:418–420.

[34] McKinney RV Jr, Steflik DE, Koth DL. Evidence for a junctional epithelial attachment to ceramic dental implants. A transmission electron microscopic study. J Periodontol 1985; 56:579–591.

[35] Baharloo B, Textor M, Brunette DM. Substratum roughness alters the growth, area, and focal adhesions of epithelial cells, and their proximity to titanium surfaces. J Biomed Mater Res A 2005;74:12–22.

[36] Diener A, Nebe B, Lüthen F, et al. Control of focal adhesion dynamics by material surface characteristics. Biomaterials 2005;26:383–392.

[37] Linkevičius T, Apse P. Influence of abutment material on stability of peri-implant tissues: A systematic review. Int J Oral Maxillofac Implants 2008;23:449–456.

[38] Vandeweghe S, De Bruyn H. A within-implant comparison to evaluate the concept of platform switching: A randomised controlled trial. Eur J Oral Implantol 2012;5: 253–262.

# 避免"没起氧化锆作用"的氧化锆修复体

## AVOIDING "ZIRCONIA WITHOUT ZIRCONIA" RESTORATIONS

氧化锆（$ZrO_2$）材料具有许多优势，包括更低的细菌黏附性、更少的菌斑积聚、更好的软组织和上皮细胞附着，甚至更低的探诊深度[1-4]。由于氧化锆具有优良的生物相容性，越来越多的临床医生推荐使用氧化锆，也越来越多的病人选择氧化锆修复体。氧化锆与种植体周软组织直接接触带来的好处是明显的，因此当前的目标是尽可能地增加软组织与氧化锆的直接接触区。然而，一些以氧化锆为基底的修复体在制作时就阻止了氧化锆与软组织的直接接触，所以我们要大力提倡的是氧化锆和软组织接触，而不是避免直接接触。修复体固位方式不同（粘接固位还是螺丝固位），实现软组织接触的方式也不相同。

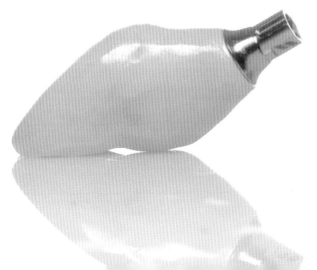
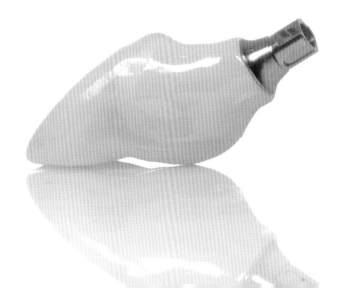

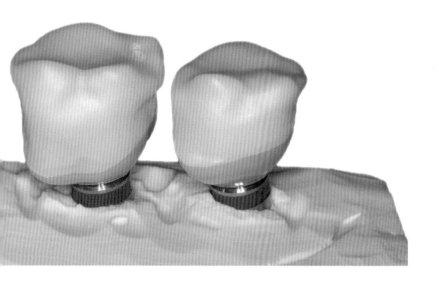

图19-1　在这些修复体中，可以看到氧化锆（白色）和饰面瓷（自然牙齿颜色）之间的明显分界线。该过渡线的位置应尽可能高来确保氧化锆与软组织之间的直接接触。

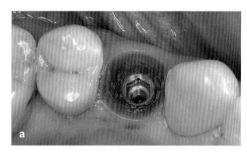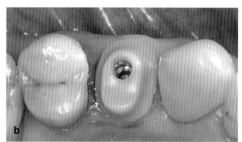

未上釉

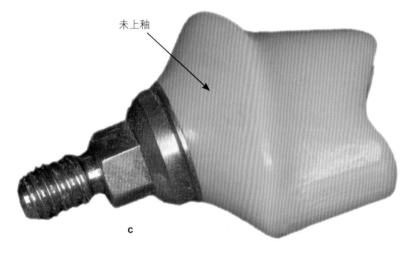

图19-2　使用氧化锆基台时，要实现氧化锆最大限度地与种植体周软组织接触。（a）进行最终修复前的种植体周软组织状况。（b）龈上边缘设计的个性化基台，可以实现氧化锆最大限度地与软组织接触。（c）不应该在氧化锆表面上釉瓷；应该用抛光技术使氧化锆表面光滑。（d）龈上边缘的基台设计有利于清除多余的粘接剂。（e）随访5年后，可看到软组织状况良好。

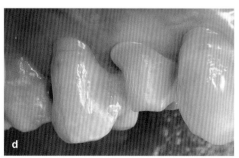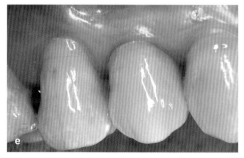

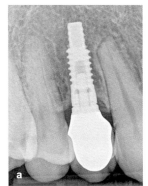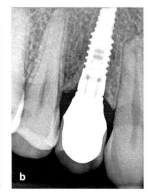

图19-3 未上釉的氧化锆最大限度地与种植体周软组织直接接触，可见无粘接剂残留，实现了良好的软组织健康和嵴顶骨稳定。（a）牙冠粘接后的X线片。（b）随访5年时的X线片。

## 粘接固位修复体

在粘接固位修复体中，只要使用了个性化基台，种植体周软组织自然就与基台材料直接接触。将个性化基台的粘接边缘设计在平龈或者龈上的位置，这点非常关键。因为龈上边缘具有两个优势：一是可以最大限度地清除残留的粘接剂，二是可以实现氧化锆最大限度地与种植体周软组织接触（图19-1）。临床上，后牙区可以实现氧化锆与软组织最大限度地直接接触，因为后牙区可以不考虑美学因素，而将边缘放在龈上位置（图19-2和图19-3）。而在更关注美学的前牙区，即便使用的是氧化锆的龈上粘接边缘也会导致不美观。因此，在前牙美学区倾向于使用螺丝固位修复体，这有利于避免粘接边缘位置设计上的困难。

在任何情况下都要禁止对基台的龈下部位上釉瓷，这点非常重要。但是，切削制作的氧化锆表面非常粗糙，加工厂会下意识地对其表面进行上釉处理，从而将基台的粗糙表面隐藏在釉瓷下面。这将导致修复体的龈下部位为釉瓷表面，文献已经明确饰面瓷不是软组织附着的最佳材料。

## 螺丝固定修复体

修复体的龈下部位就好比天然牙根，牙釉质位于龈上，牙骨质与牙周纤维相连（图19-4）。在氧化锆基的螺丝固位修复体中，饰面瓷就像位于龈上的牙釉质，氧化锆相当于牙骨质（图19-5）。当然修复体的龈下部位和天然牙根之间也存在区别：牙骨质是粗糙的，而氧化锆是光滑的，也正因为如此，软组织纤维嵌入在牙骨质上，而附着在氧化锆上。但是，天然牙和修复体都具有两个部位——龈下区（即软组织接触区）和龈上区。对于修复体而言，龈上区可认为是上瓷区或饰面瓷区（图19-6）。

图19-7展示的是临床上就位后的氧化锆底冠。底冠的边缘线精美，相当于粘接线，这也是分层上瓷的起始位置。在软组织接触区，不能使用任何饰面瓷材料，保证只有抛光氧化锆与软组织直接接触。在上瓷区，使用了饰面瓷材料（例如长石质陶瓷、二硅酸锂或釉瓷）。图19-8描述了包含软组织接触区和上瓷区的氧化锆修复体的详细制作步骤。

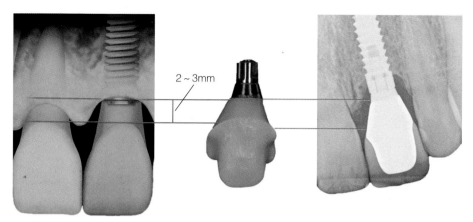

图19-4 在天然牙和种植修复体上都能清晰地分辨出龈下部位。对于种植修复体而言，龈下部位只能由纯氧化锆组成。

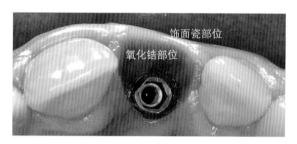

图19-5 氧化锆位于龈下部位，饰面瓷位于龈上部位。

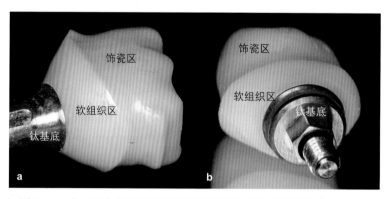

图19-6 （a和b）从两个角度观察氧化锆修复体的不同部位。

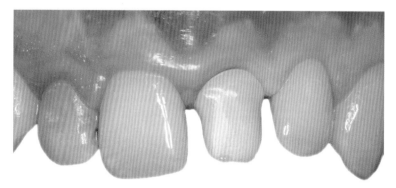

图19-7 完美的氧化锆底冠。氧化锆与饰面瓷之间的边缘正好位于种植体周软组织的边缘处。

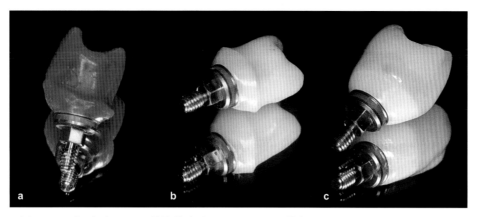

图19-8 （a）在4.5mm的钛基底（Laser-Lok 钛基底，BioHorizons）上制作氧化锆底冠蜡型。（b）扫描蜡型，并切削制作氧化锆底冠。（c）仅在修复体龈缘轮廓线以上使用长石质瓷（VITA VM9，VITA），避免长石质瓷与种植体周软组织的直接接触。

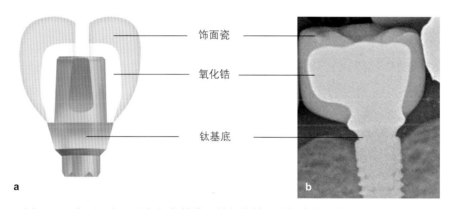

图19-9 （a和b）"没起氧化锆作用的氧化锆"修复体的示意图。要注意的是饰面瓷位于软组织龈缘下方，从而阻碍了氧化锆与种植体周软组织的直接接触。参见图19-12。

然而，有时制作并未完全遵循此程序。

临床经验发现，在螺丝固位修复体中实现氧化锆与软组织直接接触的理念较难，在钛基底支持的粘接/螺丝复合固位冠中更难。螺丝固位修复体常见的制作步骤是，用饰面瓷覆盖整个底冠，并延伸到冠的最根方。因此，将制作完成的修复体连接到种植体后，此时饰面瓷位于龈下，并与种植体周软组织直接接触，这并未体现组织区和龈上区之间的区别（图19-9）。如果遵循这样的传统方案，饰面瓷就阻隔了氧化锆底冠与软组织的直接接触，这样的修复体就是所谓的"没起氧化锆作用的氧化锆"修复体，因为氧化锆与软组织之间并没有直接接触或只有极少的接触。这时，与种植体周软组织接触的主要是生物相容性远不如氧化锆的饰面瓷，患者也并未真正获得氧化锆的任何好处。

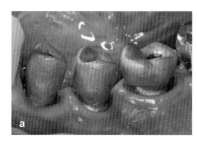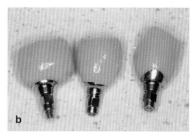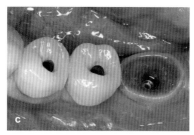

图19-10　（a）在口内试戴金属底冠。（b）最后的制作步骤包括：将制作完成和上釉后的金属烤瓷修复体粘接在充当钛基底使用的标准基台上。（c）粘接完成后，金属烤瓷修复体拧紧在种植体上。观察到饰面瓷部位位于龈下。

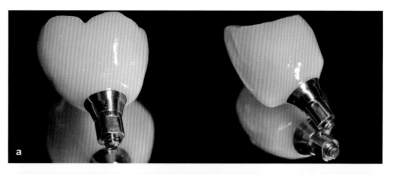

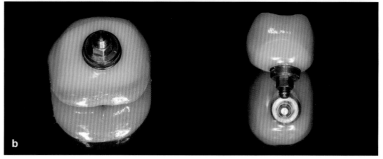

图19-11　（a）没起氧化锆作用的氧化锆全瓷修复体。因为饰面瓷覆盖在氧化锆上，氧化锆的生物相容性降低到金属烤瓷修复体相同的水平。（b）真正的氧化锆全瓷修复体：仅在龈上部位使用饰面瓷，龈下部位为纯的抛光氧化锆。

## 上瓷的原因

推荐在氧化锆底冠上使用长石质瓷的理论基础可能是，因为在口腔环境中，氧化锆会老化，随之性能也会变弱[5]。而饰面瓷能通过阻止氧化锆与唾液接触而起到保护作用，从而阻止材料强度的衰减。然而，最新的研究并不支持唾液会使氧化锆的强度随时间衰减这一观点[6]。因此，我们可以推测，如果采用传统方法制作氧化锆螺丝固位修复体，种植体周软组织的反应与金属烤瓷修复体的并无差异。因为不管是氧化锆还是金属上的饰面瓷，其生物学特性是相同的。

因为氧化锆已证实的优点，人们可能不清楚为何以前要在氧化锆上用饰面瓷上釉。这种做法起源于氧化锆还未被用作修复材料的金属烤瓷修复时期。其目的是使用饰面瓷来遮盖金属的颜色，来达到更美观的效果。现在仍然有临床医生使用金属烤瓷修复体，因为与氧化锆相比，使用金属烤瓷修复体更快捷更经济。在过去，粘接/螺丝复合固位修复体是用标准基台制作的，充当钛基底使用的标准基台用来支持金属底冠，并在金属底冠上上饰面瓷（图19-10）。

如果患者同意使用金属烤瓷修复体（这些修复体仍在使用），这仍是一种可以接受

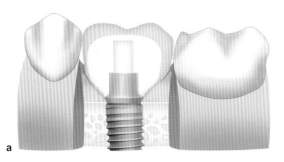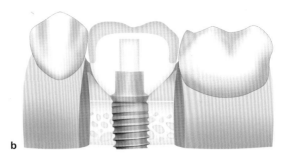

图19-12 "无氧化锆作用的氧化锆"修复体（a）和真正氧化锆修复体（b）的示意图。在"无氧化锆作用的氧化锆"修复体中，整个氧化锆底冠上都被饰面瓷（棕褐色）覆盖。而在真正的氧化锆修复体中，龈下部位全部与氧化锆（白色）接触。

的方法。但是，只要患者是因为氧化锆优良的美观性和生物相容性而选择其氧化锆作为修复材料，那我们就必须发挥氧化锆的作用。而当氧化锆被饰面瓷或釉瓷阻隔时，其优点无法体现（图19-11和图19-12）。这样使用氧化锆并没有带来相应的好处，本质上是为患者提供与其需求和花费不匹配的治疗。

## 病例分析

图19-13展示的临床病例，显示了临床上使用氧化锆修复体的正确步骤。在种植体植入位点软组织厚度充足，使用螺丝固位的氧化锆基修复体进行修复。牙冠龈下部位的氧化锆使用硅橡胶抛光轮在低速下进行抛光，直到在显微镜下和肉眼下都达到合适的光滑度。上釉瓷后，用树脂粘接剂（Multilink Hybrid Abutment，Ivoclar Vivadent）将修复体粘接到钛基底上，并用锋利的手术刀片去除多余的粘接剂。在临床上，按照Canullo等[7]的建议，修复体在乙醇和抗菌溶液中超声清洗10分钟。消毒后，用固位螺丝将修复体固定在种植体上，这时修复体会对软组织产生轻微的压迫，临床上可观察到软组织发白，并大约在15分钟后消失。用光固化复合树脂

（Gradia，GC）封闭胎面螺丝开孔处。

随访3年后可见，修复体上软组织轮廓线呈凸形，与相邻前磨牙的无明显差异。种植体周软组织健康，与龈下区域的氧化锆形成稳定的接触，并未见软组织退缩。采用压缩空气对牙冠边缘进行吹气试验，结果显示种植体周黏膜与修复体之间并没有出现明显的分离。而且并未出现探诊出血，探诊深度在公认的参考值范围内。为了更仔细地检查软组织同时对种植体内部进行清洁，取出修复体。在取出过程中出现种植体周软组织的出血，这也表明半桥粒附着在氧化锆表面（见第18章软组织附着部位）。检查修复体后，再次将其固定在种植体上。影像学检查显示出稳定的嵴顶骨。

这个病例展示了零骨丧失理念的精髓，即手术和修复部分都要以最理想的方式进行。遵循这样的理念，临床医生和患者都充满了自信，随着时间的推移，种植体并不会出现并发症。氧化锆与种植体周软组织最大限度的直接接触可增强软组织对抛光氧化锆的反应。氧化锆对角化组织带产生有利的影响（图19-13j）。

图19-14展示的是另一个病例，遵循上述流程进行修复，可以在即刻种植体的周围观察到预期的软组织再生。

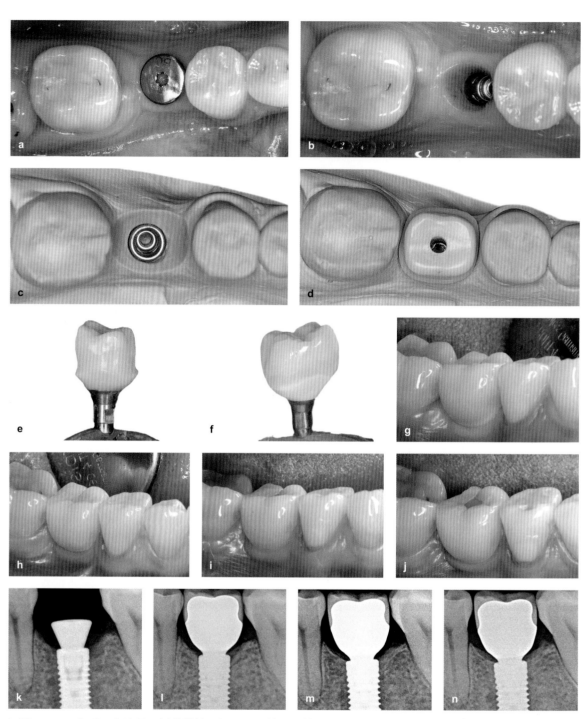

图19-13 （a和b）这是一例简单的下颌后牙区单颗牙缺失的病例。因为是单颗牙缺失，所以并未进行临时冠修复，直接制取终印模。（c和d）灌制石膏模型，技师在模型上修整出修复体的穿龈轮廓。穿龈轮廓随后转移到种植体周软组织上。（e和f）没有上饰面瓷的氧化锆底冠和上了饰面瓷的氧化锆底冠；注意到氧化锆和饰面瓷的不同颜色。（g）这是一个真正的氧化锆修复体，所以仍可以清晰分辨出底冠未上饰面瓷的龈下部分。（h）随访1年后，修复体的临床状况。（i）随访3年后，修复体的临床状况。（j）随访6年后，修复体的临床状况。（k）修复前的X线片。（l）修复完成即刻的X线片。观察到由于修复程序的影响，种植体颈部周围发生了部分骨丧失。（m）3年后的X线片显示无牙槽骨丧失。（n）6年后的X线片显示稳定的嵴顶骨。只要冠部无干扰，骨就会发生改建和再矿化。

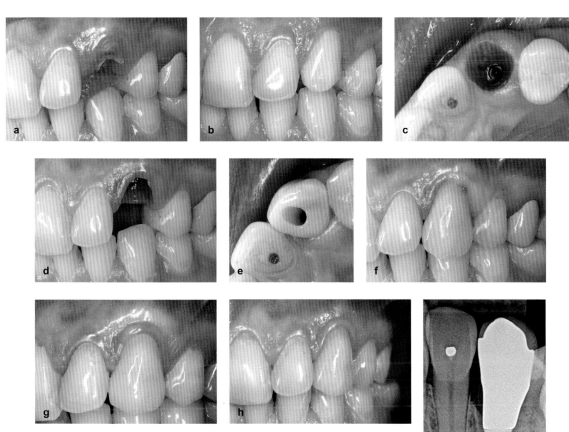

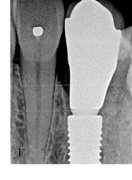

图19-14 即刻种植治疗方案中，氧化锆对种植体周软硬组织的影响。（a）病例的初始情况，根折的牙齿需要拔除。（b）即刻植入种植体后，进行即刻临时修复。（c）愈合完成时种植体周软组织的殆面观。（d）临时修复体诱导尖牙种植体周软组织的轮廓的塑形。（e）氧化锆基的螺丝固位修复体拧紧到种植体上。（f）戴入即刻氧化锆修复体的颊面观。（g）随访1年时。（h）随访3年时，因为氧化锆与软组织直接接触，可见角化组织带的出现。（i）X线片显示良好的骨稳定性，可见抛光氧化锆表面有长结合上皮附着。

## 氧化锆与种植体周软组织直接接触的远期效果

实现高度抛光的氧化锆与种植体周软组织直接接触是一种全新的修复治疗方案。首次证实其有效性的是作者在2017年发表的一例随访3年的病例报告[8]。因为尚无更多可靠的证据支持其有效性，读者再谨慎都不为

过。但是，几例长期观察的临床病例已经证实，这种治疗方案可达到的预期效果。前几章也纳入了一些病例（图9-11，图18-5和图18-6）。氧化锆与种植体周软组织直接接触可获得以下几种好处：

- 促进骨再矿化。
- 增加水平向种植体周软组织量。
- 诱导软组织垂直方向的生长。

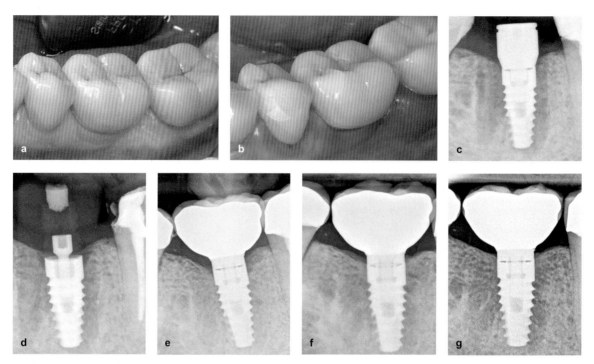

图19-15　不同修复方案对种植体周骨再矿化的影响。（a）种植体植入位点垂直软组织厚度充足，用氧化锆基螺丝固位修复体进行修复。（b）随访6年时，发现饰面瓷的磨损和磨耗。（c）由于种植外科手术的误差，种植体植入的位置过深。（d）因为基台与临时修复体之间的微间隙位于龈下较深的位置，临时修复阶段出现了明显的预期的骨丧失。（e）遵循零骨丧失修复方案，粘接/螺丝复合固位修复体的龈下部位为高度抛光纯氧化锆，并完成最终修复体的戴入。（f）随访3年时可以看到开始出现了骨组织的再矿化。（g）随访6年显示了完全的骨组织再矿化，这消除了种植体设计因素对嵴顶骨稳定性的影响。

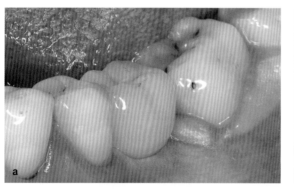

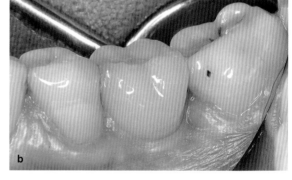

图19-16　氧化锆对垂直向和水平向软组织体积的影响。（a）戴入完成的龈下部位无饰面瓷的螺丝固位氧化锆修复体。（b）随访3年时显示水平向软组织轮廓的明显改善；该病例并没有进行软组织增量。（c和d）戴入完成时和随访3年时的X线片，显示了明显的骨组织再矿化。

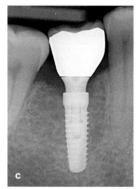

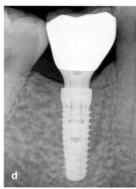

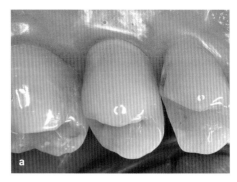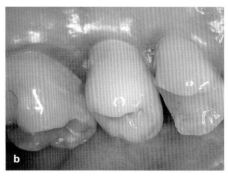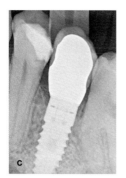

图19-17　（a）氧化锆基修复体戴入后仅仅1周，软组织已经与牙冠完全适应了；但是，仍可以在龈上观察到抛光氧化锆的界限，第一磨牙的牙龈乳头未充满邻间隙。（b）使用5年后，腭部软组织已经逐渐向上爬行并且完全覆盖了暴露的抛光氧化锆。而且此时牙龈乳头已经充满了邻间隙。（c）X线片显示，邻间软组织均与氧化锆直接接触。

## 再矿化

第1章简要讨论了再矿化现象：在一定条件下，随着时间的推移，可以重新获得骨的稳定性。文献中首次描述再矿化现象的是一个临床病例，在这个病例中由于粘接剂残留引起了嵴顶骨的吸收[9]。而在去除残留粘接剂后，软组织炎症消失了，骨组织也发生了再矿化。这类似于天然牙周围可预期的牙槽骨再矿化。研究表明，患者在保持最理想的口腔卫生状况时，骨内袋可以发生骨再生[10]。在感染和刺激因素去除后，骨组织的有机基质会发生再矿化。

在上述病例中，残留的粘接剂对软组织来说是一个明显的刺激，但也有部分病例，在无明显原因的情况下，随着时间的推移，骨组织也会发生再矿化（图19-15）。鉴于此，在原发性骨丧失的病例中有以下几点建议：

- 选择粘接/螺丝复合固位修复体来防止可能的粘接剂残留。
- 在龈下部位选择抛光氧化锆，以便获得更好的上皮附着和更少的细菌黏附。
- 确保修复体周围有充足的不可动的软组织（附着龈）来实现软组织附着。

## 在水平向和垂直向上增加软组织量

以前从未描述过此类现象，所以其确切机制还不清楚。但是，很明显，氧化锆与软组织直接接触能够增加软组织的体积，至少在图19-16展示的病例是如此。而且在这个病例中我们也观察到了骨组织的再矿化。很显然，厚型垂直软组织为软组织其他方向的进一步增长和其他积极的骨行为（例如再矿化或皮质化）创造了良好的环境。

在图19-17展示的病例报告中，可以看到软组织垂直向生长到粘接边缘线的龈上部位。有临床医生将此定义为当前正在探讨的"爬行附着"，但这并不特指与氧化锆有关。而在氧化锆腭侧软组织上也观察到类似的软组织行为。一般来说，爬行附着不常发生在腭侧，所以这种行为可能与抛光氧化锆与软组织的直接接触有关。

## 本章小结

氧化锆修复体的龈下部位不应该用陶瓷覆盖，这将产生"没起氧化锆作用的氧化锆"修复体。

氧化锆基台或螺丝固位修复体的所有龈下部位应为抛光氧化锆，而不应使用任何饰面瓷材料。

修复体只能在龈上部位进行染色和上釉瓷，龈下部位只能进行抛光。

龈下部位抛光氧化锆与软组织的直接接触可能会促进骨组织的再矿化和增加种植体周软组织体积。

## 参考文献

[1] Degidi M, Artese L, Scarano A, Perrotti V, Gehrke P, Piattelli A. Inflammatory infiltrate, microvessel density, nitric oxide synthase expression, vascular endothelial growth factor expression, and proliferative activity in peri-implant soft tissues around titanium and zirconium oxide healing caps. J Periodontol 2006;77:73–80.

[2] Scarano A, Piattelli M, Caputi S, Favero GA, Piattelli A. Bacterial adhesion on commercially pure titanium and zirconium oxide disks: An in vivo human study. J Periodontol 2004;75:292–296.

[3] Nothdurft FP, Fontana D, Ruppenthal S, et al. Differential behavior of fibroblasts and epithelial cells on structured implant abutment materials: A comparison of materials and surface topographies. Clin Implant Dent Relat Res 2015;17:1237–1249.

[4] van Brakel R, Cune MS, van Winkelhoff AJ, de Putter C, Verhoeven JW, van der Reijden W. Early bacterial colonization and soft tissue health around zirconia and titanium abutments: An in vivo study in man. Clin Oral Implants Res 2011;22:571–577.

[5] Ban S, Sato H, Suehiro Y, Nakanishi H, Nawa M. Biaxial flexure strength and low temperature degradation of Ce-TZP/Al$_2$O$_3$ nanocomposite and Y-TZP as dental restoratives. J Biomed Mater Res B Appl Biomater 2008; 87:492–498.

[6] Harada K, Shinya A, Gomi H, Hatano Y, Shinya A, Raigrodski AJ. Effect of accelerated aging on the fracture toughness of zirconias. J Prosthet Dent 2016;115:215–223.

[7] Canullo L, Micarelli C, Lembo-Fazio L, Iannello G, Clementini M. Microscopical and microbiologic characterization of customized titanium abutments after different cleaning procedures. Clin Oral Implants Res 2014; 25:328–336.

[8] Linkevičius T. The novel design of zirconium oxide-based screw-retained restorations, maximizing exposure of zirconia to soft peri-implant tissues: Clinical report after 3 years of follow-up. Int J Periodontics Restorative Dent 2017;37:41–47.

[9] Linkevičius T. Excess cement resulting in peri-implant infection presenting as a draining sinus tract. In: Wismeijer D, Buser D, Chen S (eds). ITI Treatment Guide. Vol 8: Biological and Hardware Complications in Implant Dentistry. Berlin: Quintessence, 2015:123–126.

[10] Rosling B, Nyman S, Lindhe J. The effect of systematic plaque control on bone regeneration in infrabony pockets. J Clin Periodontol 1976;3:38–53.

# 种植修复体的龈上修复材料

## SUPRAGINGIVAL MATERIALS FOR IMPLANT RECONSTRUCTIONS

前几章已经清楚地阐明了，氧化锆能诱导最佳的种植体周软组织反应。修复体的龈下部分仅仅是修复体的一部分，患者更关注美学和功能，而对这个部分的关注极少。尽管生物相容性是选择材料的一个非常重要的考量因素，而且部分患者也确实能感受到氧化锆修复体和金属烤瓷修复体在舒适度方面的差异，但对患者来说，美观是最容易评估的。

除非引起功能障碍，否则患者不会注意到龈下部分的问题。然而，患者能立即发现修复体戴入时的任何美学缺陷，从而要求修复体调改甚至重做。同样的，患者也能马上注意到磨牙区种植修复体的牙尖折裂。因此，从患者的角度来看，修复体龈上材料的选择比龈下材料的选择更重要。患者更容易在意的是饰面瓷的碎裂或断裂，而不是上皮细胞的附着水平。

可使用的龈上部位修复材料有以下几种：

- 长石质陶瓷（在氧化锆底冠上）。
- 单晶的二硅酸锂盐。
- 解剖式氧化锆修复体（即整个修复体由氧化锆组成）。

接下来将从美学和功能的角度来介绍上述每一种材料。

## 氧化锆基全瓷修复体面临的挑战

对于后牙区种植修复体而言，功能往往比美观重要。多年来，美学修复的"金标准"是使用长石质饰面瓷。虽然长石质饰面瓷的强度相对较低（最高达100MPa），但其具有优良的美学特性。因此，长石质陶瓷适用于某些特定的情况（例如肯氏Ⅲ类缺牙区或对颌为天然牙）。然而，在咬合负荷较大的情况下，氧化锆底冠上的饰面瓷能否成功负荷？为了回答这个问题，必须彻底了解氧化锆底冠的力学特能。

近年来，在口腔修复中应用氧化锆已成为牙科的常见实践。与金属烤瓷修复体相比，牙支持式或种植体支持式氧化锆修复体在强度、生物相容性和美观方面具有明显的优势。短期试验表明，作为核心材料的二氧化锆陶瓷（特别是氧化钇-四方氧化锆多晶

体，Y-TZP）与其他底冠材料相比具有显著的优势并可用于口腔的任何部位，但这位仍有待长期的临床研究进一步证实[1-2]。上述短期研究同时也表明，饰面陶瓷与氧化锆底冠的结合强度不足以承受咬合力，从而导致瓷层剥脱或者崩瓷。在5年的观察期内有6%~22%的病例出现饰面瓷的崩瓷或大面积碎裂[3-5]。高概率的机械并发症促使了对Y-TZP底冠与饰面瓷结合机制的进一步研究。

当在氧化锆底冠上使用饰面瓷时，可能会发生粘接折裂和内聚性折裂。一般来说，这两种崩瓷并发症是有区别的。如果崩瓷累及了底部的底冠，则诊断为粘接折裂；如果崩瓷仅发生在饰面瓷材料的内部而未累及底部的底冠，则诊断为内聚性失败（图20-1）[6]。另外，在长期的研究观察中发现，金属烤瓷修复体崩瓷的并发症并没有氧化锆全瓷的多。不同的研究者都报道了氧化锆基修复体较高的崩瓷发生率。Le等[7]报道，氧化锆基全瓷固定义齿（FDP）5年累积的瓷层折裂率高达29%。Pjetursson等报道，多单位氧化锆基FDP 5年内的瓷层折裂率为14.5%[8]。几项系统评估进行对比分析得出，金属烤瓷修复体具有更低的瓷层崩瓷率和/或折裂率。基于Pjetursson等[9-10]的两项系统综述的数据，Anusavice[11]总结出：金属烤瓷FDP 5年内的瓷层折裂率为2.9%。Sadid-Zadeh等[3]和Sailer等[4]的研究得出了相似的结果：单冠5年内瓷层折裂率分别为2.3%和2.6%。此外，Sailer等的研究还统计了5年内由于瓷层折裂而导致修复体失败的概率，氧化锆基全瓷单冠的为3.2%，而烤瓷熔附金属全冠的仅为0.3%[4]。根据Heintze和Rousson[1]的研究，在3年的时间内，有10%的氧化锆基FDP和3%的金属烤瓷FDP因瓷层折裂而需更换（图20-2）。综上

图20-1　氧化锆基全瓷冠的内聚性折裂和崩瓷实例。观察到崩瓷并未被累及到氧化锆底冠，因为仍有部分饰面瓷残留在底冠表面。

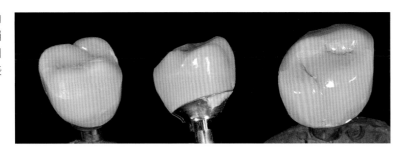

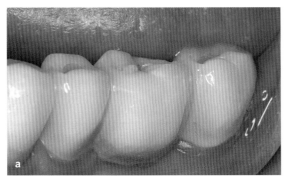
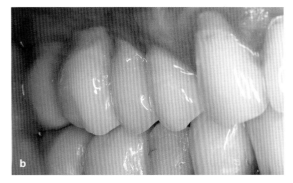

图20-2　在上下颌均为种植体修复体的情况下，在氧化锆基种植修复体上使用饰面瓷的临床病例。（a）在下颌磨牙区的三单位局部义齿上可见颊尖和舌尖的崩瓷。（b）在上颌局部义齿上可见非功能尖的折裂。

可知，氧化锆底冠上的饰面瓷的临床性能明显低于金属底冠上的。但原因是什么呢？

## 氧化锆和金属底冠（与饰面瓷）的结合强度

为了回答上述问题，我们对饰面瓷与氧化锆和金属底冠的结合强度进行了对比研究[12]。将氧化锆-陶瓷组（ZrC）定为实验组，金属烤瓷组（MC）作为对照组。根据厂家的说明制作12个氧化锆（Lava Classic，3M）矩形试件作为ZrC组底冠。然后在氧化锆底冠上用长石质陶瓷（VITA VM9，VITA）上瓷。

MC组用钴铬合金（Heraenium，Kulzer）铸造成12个矩形样本。用氟磷灰石-白榴石玻璃陶瓷（IPS d.SIGN，Ivoclar Vivadent）进行上瓷处理。严格按照厂家的说明将

两种不同的底冠材料制作成固定大小（5mm×4mm×3mm）的上瓷块。将底冠和瓷层的结合面积设定为20mm²。

用剪切粘接强度试验来评估底冠与饰面瓷之间的结合强度。样本制作完成后，用金属夹具固定样本，并在万能试验机（ZwickRoell）上以0.5mm/min的速度加载直至出现试件断裂（图20-3）。以牛顿（N）记录每个试件断裂时的载荷（图20-4，表20-1）。采用以下公式计算剪切粘接强度：

剪切结合强度（MPa）=荷载（N）/面积（mm²）。

实验得出的结论是：陶瓷与金属的结合强度是陶瓷与氧化锆结合强度的两倍。此外，氧化锆上使用的饰面瓷材料强度低于金属上使用的。本实验结果表明，金属底冠与饰面瓷的剪切粘接强度明显高于氧化锆底冠与饰面瓷的。然而后牙区需要性能更好、强

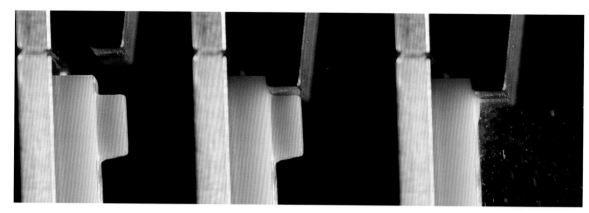

图20-3　测量饰面瓷与氧化锆块粘接强度的实验。万能试验机的加载头与饰面瓷块接触，并对其进行加载直至其脱落。然后记录下此时加载力的大小。

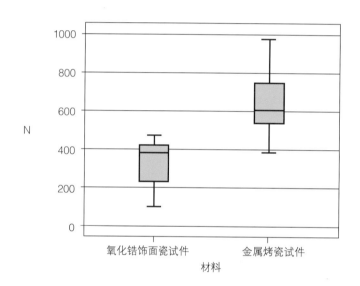

图20-4　氧化锆-饰面瓷样本和金属烤瓷试件的断裂载荷。

表20-1　氧化锆-饰面瓷试件和金属烤瓷试件的断裂载荷（N）

|  | 平均值 | 标准差 | 最小值 | 最大值 | 极差 |
|---|---|---|---|---|---|
| MC | 636.67 | 171.31 | 385 | 976 | 591 |
| ZrC | 332.58 | 118.79 | 103 | 474 | 371 |

度更大的材料来承受咀嚼压力。这就出现了矛盾。从生物学角度看，氧化锆优于金属；然而，从机械性能角度来看，氧化锆上的饰面瓷不仅自身强度低，且与底冠的结合强度也低。因此，我们需做出决定：是否要为了力学性能而牺牲生物学特性，而在后牙区种植修复体中使用金属烤瓷材料。

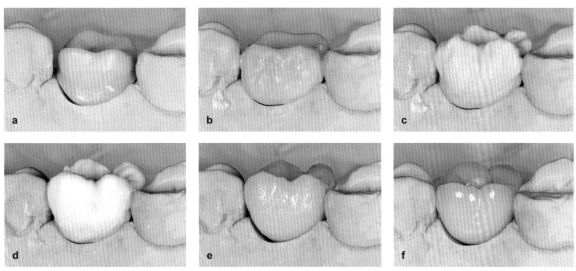

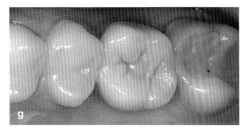

图20-5　螺丝固位的氧化锆基长石质饰面瓷全瓷修复体的传统制作步骤。（a~f）从牙本质瓷（粉红色），到釉质瓷（淡蓝色），和最后的上釉进行分层上瓷。（g）固定在种植体上的最终修复体。

## 崩瓷的原因

种植体支持的氧化锆基全瓷修复体的长期成功率主要取决于饰面瓷的坚固性，因为饰面瓷的折裂和/或崩瓷几乎是天然牙及种植体支持的修复体最大薄弱点之一。在氧化锆底冠上用饰面瓷上瓷包含几个步骤（图20-5）。基于目前的临床证据来说，氧化锆基全瓷修复体的饰面瓷崩瓷发生概率高于烤瓷熔附金属全冠修复体。但是，目前尚未对此现象做出明确的解释[13-15]。文献中有几种理论设法回答这个问题。

崩瓷的一个可能原因是底冠缺乏对饰面瓷的均匀支持[6-7,16-18]。另一个原因可能是氧化锆底冠的热膨胀系数（CTE）与饰面瓷的不匹配，从而导致了界面的残余应力[19-25]。饰面瓷的折裂还可能与饰面瓷和底冠之间的结合失败有关[26-31]。

有人提出，氧化锆和饰面瓷的结合与金瓷结合相似，可能包含机械结合和化学结合作用[7]。机械结合力来源于饰面瓷颗粒掺入到Y-TZP粗糙表面的不规则结构中。有研究表明，与光滑表面相比，氧化锆粗糙表面可提高饰面瓷的结合强度[16]。然而，部分学者对二氧化锆与饰面瓷之间的化学结合提出质疑[32-33]。实际上，文献综述也并未发现关于Y-TZP与饰面瓷之间存在化学结合的任何研究。而在几年前体外研究和更准确的X线粉末衍射法（XRD）就证实了金属烤瓷冠中确实存在化学结合，XRD被认为是确定化学结合最可靠和先进的手段[34-36]。

金瓷结合基于化学结合、机械结合和两种材料不匹配的热膨胀系数[37-38]。化学键是通过一层金属氧化物形成的。

金属底冠的粗糙表面对饰面瓷的可润湿性和微机械固位至关重要[38]。因此，在上饰

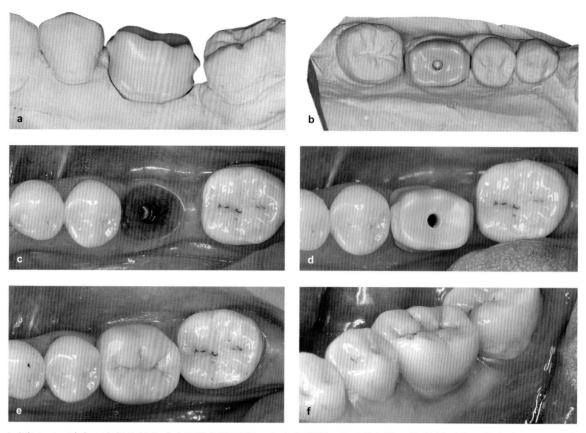

图20-6 过去，在氧化锆的咬合面使用饰面瓷一直存有质疑，为了降低饰面瓷的折裂率，作者建议采用一种特殊的底冠设计方案，即延伸氧化锆底冠范围，甚至与邻牙建立完全接触。（a和b）氧化锆底冠向近远中接触区延伸。（c）临时修复体重塑的种植体周软组织形态。（d）改良设计的氧化锆底冠在模型上戴入后的情况，观察到底冠向邻牙的延伸。（e）最终修复体戴入完成。（f）随访7年显示无崩瓷现象。

面瓷前，常需对金属表面进行喷砂处理。金属和饰面瓷的热膨胀系数不匹配（尤其是饰面瓷的CTE略低于金属的）将在瓷层产生压应力，这有利于提高金属烤瓷修复体的金瓷结合强度[38]。

而氧化锆与饰面瓷之间的结合机制尚不清楚[13]。仍无科学证据支持氧化锆和饰面瓷之间存在化学结合的观点[5]。氧化锆与饰面瓷的结合似乎主要是通过机械锁结来实现的[5,14,26]。底冠材料具有合适的可润湿性是饰面瓷形成微机械结合的前提[14,16]。虽然表面粗糙化增加了材料的可润湿性，但各种表面处理技术都可能会削弱氧化锆底冠

的强度[27-28]。众所周知，表面缺陷区是应力集中区，这可能会导致饰面瓷的折裂[32]。而且，高度抛光的氧化锆的挠曲强度最高[29]。因此，不建议对氧化锆底冠进行喷砂粗化处理，因为这可能会导致结构缺陷，从而在饰面瓷层产生拉应力[30]。相反，推荐使用的是底冠改性剂或低能量的喷砂颗粒[14,28]。

我们推荐采用以下几个方式来提高饰面瓷与氧化锆的结合强度。一是改变底冠设计。建议避免底冠与邻牙呈现无接触的状态，而应使氧化锆底冠与邻牙建立坚固的直接接触。此外，底冠的这种扩展设计为饰面瓷提供了额外的氧化锆坚固支持，并能防止

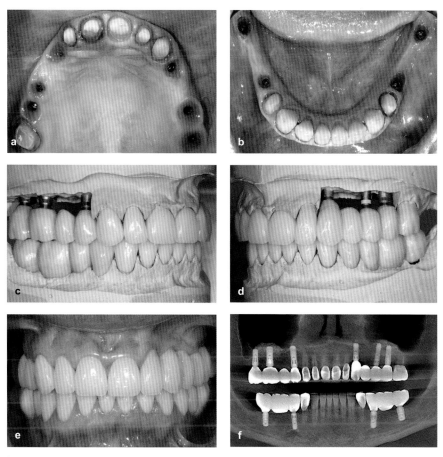

图20-7　单一氧化锆的使用。（a和b）修复前的情况。前牙需要保护，这就要求后牙区有稳定的咬合接触。（c和d）后牙区一体化氧化锆种植修复体提供了最大的强度和咬合稳定性，而前牙区的全瓷贴面及氧化锆全瓷修复体提供了最佳的美学效果。（e）这既实现了保护前牙，又实现了无氧化锆的崩瓷现象两个目标。（f）全景片显示稳定的牙槽骨水平。

邻间隙处的瓷层折裂（图20-6）。

当在载荷最高的部位（即后牙区）使用自身强度最弱且与底冠的结合强度最差的材料时，自然就会出现高概率的崩瓷和瓷层折裂。一种可能的解决方案是使用单一的材料，而不是在氧化锆上使用传统的长石质饰面瓷材料。

## 单一的材料

可选用的单一的材料有两种：单一的氧化锆和单一的二硅酸锂陶瓷。由于饰面瓷的崩瓷并发症，单一的氧化锆作为修复材料进入种植体市场。在传统的氧化锆修复体中，氧化锆常作为底冠，而咬合面、颊面和其他表面均需上饰面瓷。单一的氧化锆修复体或解剖式氧化锆修复体的特征是其表面无饰面瓷，即整个修复全部由氧化锆组成。

单一的氧化锆修复体最适用于咬合负荷全部加载在种植体上的上下颌均为种植修复，且咬合稳定的情况。因此，单一的氧化锆修复体最主要用于后牙区上下颌均为种植修复的咬合情况中（图20-7）。

其制作过程与二硅酸锂修复体的制作

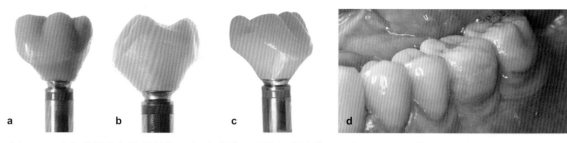

图20-8 全氧化锆修复体的制作。（a）制作最终修复体的蜡型。（b）切削制作的全冠有不同的表面，每个表面的处理方式也不同。（c）龈下部分进行抛光处理，龈上部分进行上釉。（d）种植体支持的全氧化锆单冠修复体（第一磨牙）上的釉面出现了功能性磨损。

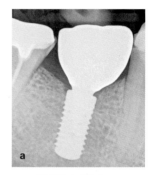
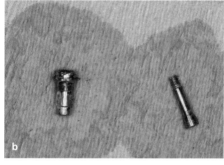
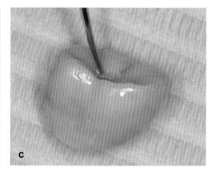
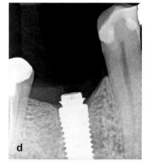

图20-9 种植体支持的解剖式氧化锆单冠修复体的机械并发症。（a）患者存在副功能运动，戴入完成的解剖式氧化锆修复体。（b和c）龈上修复材料未出现任何问题，但是钛基底已经断裂，牙冠脱落。观察到修复体并没有出现崩瓷。（d）在种植体上仍残留部分折裂的钛基底。

过程几乎一样（见第18章）。首先，制作修复体蜡型，然后研磨切削出最终修复体。随后，对龈下部分进行抛光，而对龈上部位进行上釉和染色处理（图20-8）。

第一代单一的氧化锆修复体的强度超过1000MPa；但是，最近也开始使用强度更低的氧化锆修复体。这是因为高强度的修复体虽然不会发生断裂，但是却会将应力传导到系统最薄弱的地方。正如古老的真理所言，修复体的强度取决于它最薄弱的地方。单一的氧化锆修复体的主要缺点是其不能被磨损且坚硬无比。如果单颗种植体修复体使用的是单一的氧化锆（尤其是第一代强度超过1000MPa的氧化锆），应力极可能传递到钛基底甚至种植体上，从而导致钛基底和种植体的折裂（图20-9）。每种材料在使用过程中都应该能够被磨损，因为磨损能释放应力；而坚硬的解剖式氧化锆修复体不能被磨损，因此所有的应力只能向根方传递，从而可能导致支持部件的折裂。虽然有报道称高度抛光的氧化锆是不能被磨损的，但实践显示，氧化锆的咬合面可发生功能性磨损，而且可以导致对颌牙列的磨损。

因此，可以考虑选择另一种替代材料。

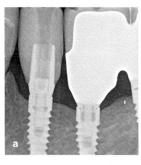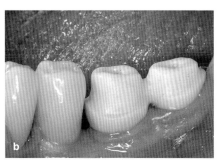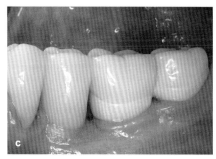

图20-10 （a）X线片上二硅酸锂陶瓷的灰色表现，可以判断近中位点的种植修复体的是全二硅酸锂冠。远中位点的种植修复体是二硅酸锂熔附到氧化锆上。龈下部位可见氧化锆（白色），龈上部位可见陶瓷（灰色）。（b和c）二硅酸锂既可与氧化锆联合使用（磨牙修复体），也可直接用来制作整个修复体（第二前磨牙修复体）。

单一的二硅酸锂陶瓷（图20-10）的强度是长石质饰面瓷的4倍，而且具有比氧化锆更大的弹性和可磨耗性（能够释放应力）。二硅酸锂是一种牙科用的玻璃基陶瓷，它的挠曲强度高达350~450MPa，抗折强度高达3.3MPa·m^{½}，并具有高半透明性[39]。二硅酸锂的挠曲强度和抗折强度约是白榴石玻璃陶瓷的3倍。二硅酸锂陶瓷的这些力学特性使其可用于承受较大咬合力的后牙区。此外，二硅酸锂陶瓷的高半透明性也可使其用于制作前牙区的美学修复体。二硅酸锂陶瓷的这些特性和成熟的计算机辅助设计/计算机辅助制作的制作流程使其很受临床医生及牙科技师的喜爱[40]（见第18章关于二硅酸锂特性的介绍）。

在嵴顶骨以上区域使用二硅酸锂的一种方式是直接用来制作成整个修复体（二硅酸锂一体冠），即制作单一的二硅酸锂修复体，然后将其粘接在钛基底上。有学者认为，二硅酸锂修复体的强度能够承受缺乏缓冲机制和本体感受器的上下颌均为种植修复体的咬合负荷，而且修复体具有一定的弹性可以释放应力。虽然使用单一的二硅酸锂有

很多优点，但二硅酸锂一体冠的有以下缺点：①仅限用于单个修复体，不能用于制作种植体支持的固定局部义齿（FPD）；②修复体部分位于龈缘下，这可能会导致生物学问题。

因此，这两种单一材料都存在各自的缺点：二硅酸锂缺乏氧化锆优越的生物学特性，而氧化锆美中不足的是其难以被磨损和高硬度，因此这两种材料都不是龈上修复材料的最佳选择。那么怎么解决呢？

## 氧化锆-二硅酸锂修复体

一种解决方案是在同一个修复体上同时使用氧化锆和二硅酸锂，氧化锆用于与种植体周软组织直接接触，二硅酸锂用于咬合面（图20-11）。使用这种方法，修复体的龈下和龈上部分都使用了最理想的材料。当这两种材料组合使用时，在氧化锆底冠上熔附二硅酸锂制作整体修复体（图20-12）。这就需要通过某种方式将氧化锆和二硅酸锂连接在一起，这可以通过在高温下使用玻璃样材料来实现。

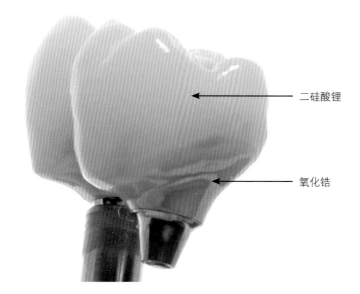

图20-11 氧化锆-二硅酸锂修复体。生物相容性好的氧化锆与软组织接触，弹性较强的二硅酸锂用于殆面。

二硅酸锂

氧化锆

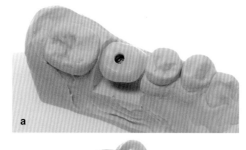

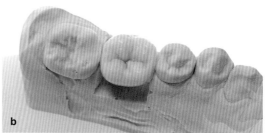

a

b

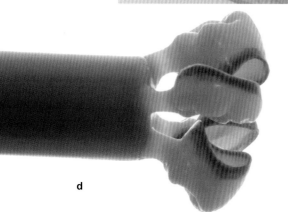

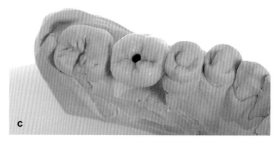

d

c

图20-12 氧化锆-二硅酸锂修复体的制作流程。（a）按照第13章介绍的方法制作氧化锆底冠（图13-5）。（b和c）制作殆面开孔的二硅酸锂外冠蜡型。（d）根据蜡型制作的二硅酸锂外冠。

## 软组织塑形

软组织的稳定需要依靠一定的压力来维持；这也是制作氧化锆-二硅酸锂修复体之前必须解决的问题。

首先，技师修整石膏模型并设计修复体的穿龈轮廓，这个穿龈轮廓随后被转移到种植体周软组织中。明白这一点非常重要：软组织参照技工室制作完成的修复体的外形进

行塑形。种植体颈部常比天然牙的牙冠窄很多，这是一个制作难点；因此从种植体颈部到种植体周龈沟的过渡必须是渐进的。压力过大可能会导致软组织萎缩和骨丧失，而压力不足则可能无法提供足够的牙龈支持，从而导致软组织变薄和可能的食物嵌塞。为了解决这个问题，建议采取以下几个步骤（图20-13）。

（1）制作石膏模型，并使用硅橡胶人工

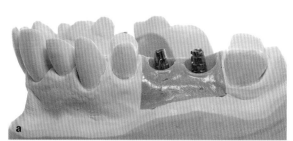

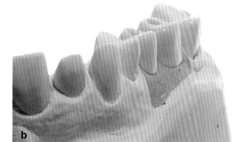

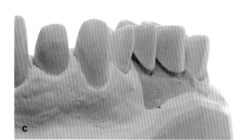

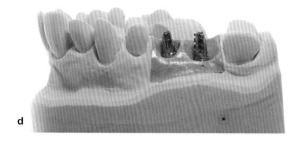

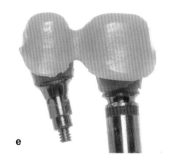

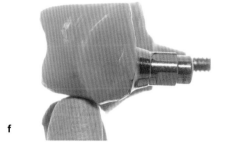

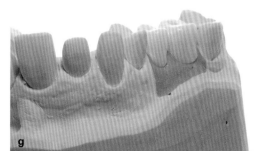

图20-13 在种植体周软组织上形成合适的压力，并创建适宜的穿龈轮廓。（a）带人工牙龈的石膏模型和就位后的钛基底。可以观察到前磨牙区和磨牙区种植体周龈沟水平与邻牙的不协调。（b和c）在模型上就位的修复体蜡型具有理想的颈部轮廓。（d）根据修复体蜡型的颈部轮廓进行人工牙龈形态的修整。（e）取出修复体蜡型后，用蜡填满钛基底和修复体蜡型颈缘之间的间隙，以便在软组织上产生足够的压力。（f）制作完成的修复体蜡型具有合适穿龈轮廓。（g）切削制作完成的氧化锆底冠，其颈部轮廓位于正确的位置。

牙龈模拟种植体周软组织。

（2）将钛基底连接到种植体替代体上，并评估最初的穿龈轮廓。可以看出种植体周的牙龈轮廓线位置与邻牙的不协调（图20-13a）。

（3）制作最终修复体底冠蜡型，使牙龈轮廓线位于与邻牙协调的正确位置（图20-13b和c）。

（4）修整人工牙龈形态使其与新的穿龈轮廓匹配（图20-13d）。

（5）用蜡填充最终修复体颈部轮廓与钛基底之间的间隙。修复体的颈部轮廓应该是凸形的，并且可以通过修整蜡型的凸度来控制软组织承受的压力（图20-13e和f）。

（6）扫描底冠蜡型，并制作成氧化锆底冠。

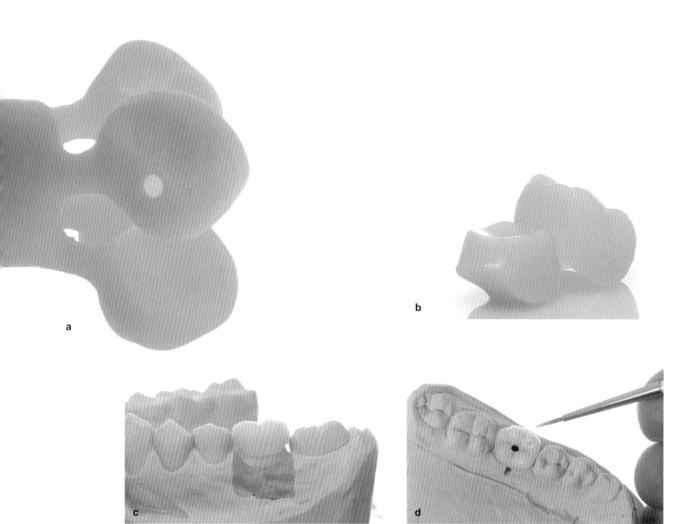

图20-14　氧化锆–二硅酸锂修复体的制作流程。（a）根据蜡型制作的二硅酸锂外冠（图20–12d）。（b和c）将二硅酸锂修复体在氧化锆底冠上试戴。（d）随后对二硅酸锂外冠进行着色和上釉。

## 氧化锆–二硅酸锂修复体的制作流程

氧化锆–二硅酸锂修复体的制作流程如下（图20–14）：

（1）制作氧化锆底冠的蜡型。

（2）切削制作氧化锆底冠。

（3）在钛基底上试戴氧化锆底冠（图20–12a）。

（4）按照解剖形态制作二硅酸锂外冠的蜡型（图20–12b和c）。

（5）制作二硅酸锂外冠（图20–14a~c）。

（6）将二硅酸锂外冠熔附到氧化锆底冠上（图20–14e和f）。

（7）将氧化锆–二硅酸锂修复体粘接在钛基底上（图20–14h）。

可以将该理念推广到更复杂的修复体制作中，即在同一个局部义齿中，后牙咬合区龈上修复材料使用二硅酸锂，而在前牙美学区使用饰面瓷（图20–15）。如前所述，二硅酸锂具有可磨损性，这意味着二硅酸锂能够释放应力，这是牙釉质、牙本质和饰面瓷的天然属性；因此，与单一的氧化锆不同，二硅酸锂属于这一类，因为氧化锆在临床上很难被磨损。所以，氧化锆和二硅酸锂的联合使用是一种能够为患者提供最佳治疗效果的方案。

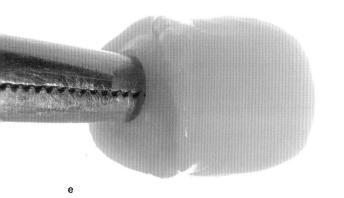

e

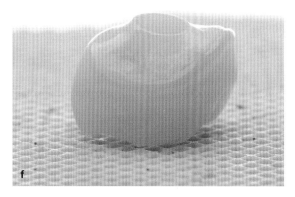

f

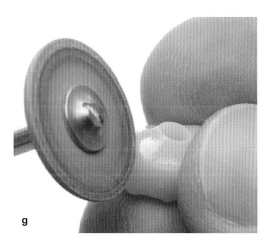

g

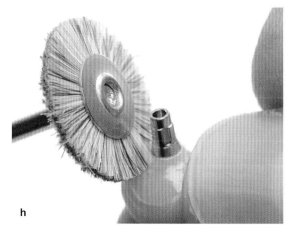

h

图20-14（续）（e）用特殊材料（即Hotbond，Dental Creativ Management）将氧化锆底冠和二硅酸锂冠熔附在一起。（f）在烤瓷炉中完成熔附过程后，氧化锆底冠和二硅酸锂外冠就成为一个整体。（g）去除多余的熔附材料并进行抛光。（h）在钛基底上完成修复体粘接过程后，去除多余的粘接剂。（i）制作完成的氧化锆-二硅酸锂螺丝固位修复体。

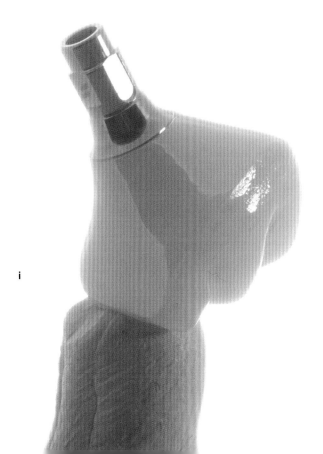

i

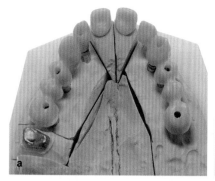
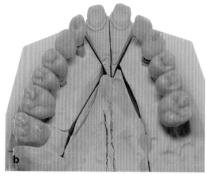
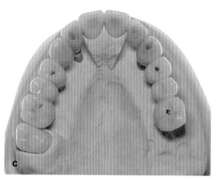
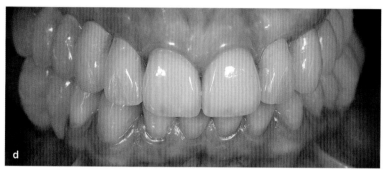

图20-15 氧化锆基FPD上可以使用的不同种类的饰面瓷，这取决于修复体所处的口腔的部位的不同要求，后牙区要求强度，前牙区要求美观。（a）制作完成的氧化锆底冠。（b）制作完成的磨牙和前磨牙的最终修复体蜡型，将用二硅酸锂瓷块切削制作最终修复体。对于前牙区，将使用长石质陶瓷上瓷。（c和d）制作完成的修复体的特点是在同一个修复体上使用了不同的饰面瓷材料。

## 氧化锆与美学

从美学角度来看，氧化锆底冠的不足表现在材料本身的不透明性和其上使用的饰面瓷较差的光学特性。正如前文指出的，与金属底冠上分层堆塑的饰面瓷相比较，氧化锆底冠上使用的饰面瓷的玻璃含量不同。氧化锆底冠上的饰面瓷的玻璃相含量较高，这给人造成一种半透明的错觉。这看上去是一个有利的特性，但这也是氧化锆全瓷修复体会呈现灰色外观的原因，特别是在经受几次烧结程序后这种灰色外观会更明显。被认为最美观的天然牙美学治疗方案的烤瓷贴面，就是在金属上用长石质饰面瓷制作的。

这是否意味着氧化锆在前牙区无法获得最美观的效果？为了解决此问题，作者和他的团队研发了一种种植体的粘接修复方案，能将在金属底冠上分层堆塑的长石质饰面瓷与氧化锆底冠结合在一起。这必须克服的困难是如何将一个烤瓷冠（同烤瓷贴面）粘接到氧化锆表面上。在天然牙的修复中，用磷酸处理牙釉质，用氢氟酸处理陶瓷，并在硅烷偶联剂的帮助下将牙釉质和陶瓷粘接在一起。氧化锆不能被氢氟酸酸蚀，但可以在氧化锆底冠的龈上部位用传统陶瓷上瓷，这个新形成的陶瓷表面可被酸蚀，这样就可以实现烤瓷冠（也可用氢氟酸酸蚀）的粘接。这种方法的最大优点是我们可以使用同一种修复材料（例如金属底冠上使用的长石质饰面瓷），尤其适用于当患者需要同时进行种植修复和天然牙修复，且美观是第一诉求的情况下（图20-16）。否则，我们就要选择一种更传统的方法，直接在氧化锆底冠上上长石质饰面瓷（图20-17）。

综上所述，对于美学区域，长石质陶瓷仍然是最好的饰面瓷材料。由于美学区的牙齿不会承受与后牙区相同的咬合负荷，所以也无须担心崩瓷的风险。

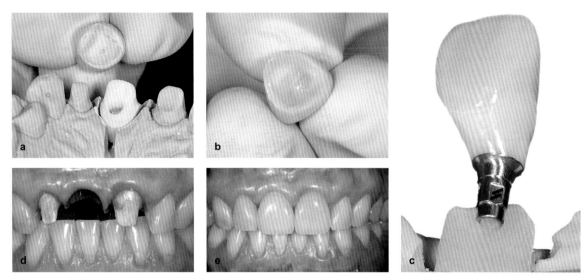

图20-16 联合使用不同的修复材料来制作美观的种植体支持的氧化锆修复体。（a）用氢氟酸酸蚀全瓷冠和覆盖有饰面瓷的氧化锆底冠，然后涂布硅烷偶联剂。（b）使用树脂水门汀粘接剂将两者粘接在一起。（c）粘接完成的氧化锆-全瓷冠；观察到位于龈下部位的白色氧化锆和龈上美学区域的饰面瓷材料。（d和e）3个前牙粘接性全瓷修复体（两个牙支持和一颗种植体支持）获得良好的美学效果和协调性。

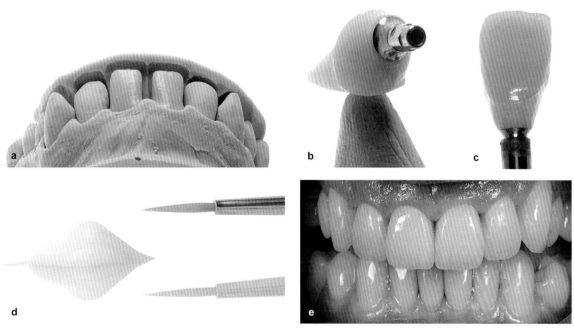

图20-17 使用长石质陶瓷上瓷的传统氧化锆全瓷修复体。（a）中切牙将进行氧化锆全瓷修复，余留的前牙将用瓷贴面修复。（b）氧化锆底冠。（c和d）用长石质陶瓷在氧化锆底冠上瓷。（e）粘接完成修复体的口内照。

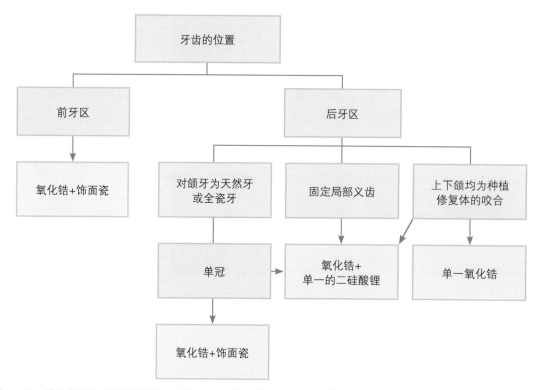

图20-18  种植体修复材料选择的决策树——实现功能、生物相容性和美观的最优化。

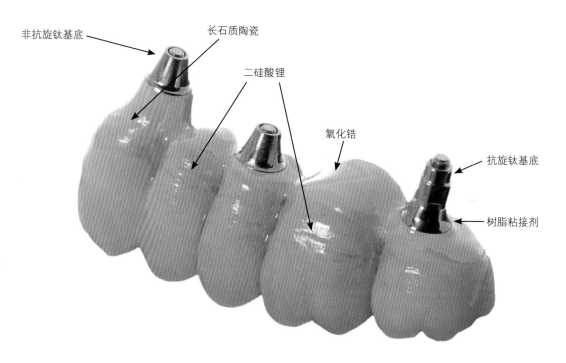

图20-19  在这个FPD中可以看到零骨丧失理念中修复方面的主要特征。

## 材料的选择策略

我们制定了种植修复体材料选择的决策树（图20-18）[41-44]。

- 对于前牙区，龈下修复材料首选氧化锆，龈上修复材料首选美学效果最佳的长石质陶瓷。

- 对于后牙区，材料的选择取决于对颌的咬合状态和修复的复杂程度。

  - 如果对颌牙是天然牙或含长石质陶瓷的修复体，在进行单冠修复时，可以在氧化锆底冠上选择使用长石质饰面瓷材料。

  - 单一的氧化锆修复体更适用于上下颌均为种植修复体的咬合情况下，而且应选择强度较低的氧化锆材料（例如500～600MPa）。

  - 氧化锆-二硅酸锂修复体可用于所有临床情况。

图20-19显示了体现修复部分零骨丧失理念的所有的修复部件。

## 本章小结

氧化锆是最佳的龈下修复材料，但如果使用传统方法上长石质饰面瓷，修复体可能无法承受后牙区的咬合力，这是因为氧化锆与饰面瓷的结合力较弱且饰面瓷本身强度不足。

二硅酸锂是一种强度足以承受咬合力的材料，但它的生物相容性不如氧化锆，因此不建议充当龈下修复材料使用。

可以在同一个修复体中联合使用氧化锆和二硅酸锂，这样修复体就具备了这两种材料的最佳性能。

对于美学区，最佳的选择仍然是在氧化锆底冠上用长石质饰面瓷上瓷。

## 参考文献

[1] Heintze SD, Rousson V. Survival of zirconia- and metal-supported fixed dental prostheses: A systematic review. Int J Prosthodont 2010;23:493–502.

[2] Schwarz S, Schröder C, Hassel A, Bömicke W, Rammelsberg P. Survival and chipping of zirconia-based and metal-ceramic implant-supported single crowns. Clin Implant Dent Relat Res 2012;14(suppl 1):e119–e125.

[3] Sadid-Zadeh R, Kutkut A, Kim H. Prosthetic failure in implant dentistry. Dent Clin North Am 2015;59:195–214.

[4] Sailer I, Makarov NA, Thoma DS, Zwahlen M, Pjetursson BE. All-ceramic or metal-ceramic tooth-supported fixed dental prostheses (FDPs)? A systematic review of the survival and complication rates. Part I: Single crowns (SCs). Dent Mater 2015;31:603–623.

[5] Miyazaki T, Nakamura T, Matsumura H, Ban S, Kobayashi T. Current status of zirconia restoration. J Prosthodont Res 2013;57:236–261.

[6] Preis V, Letsch C, Handel G, Behr M, Schneider-Feyrer S, Rosentritt M. Influence of substructure design, veneer application technique, and firing regime on the in vitro performance of molar zirconia crowns. Dent Mater 2013;29:e113–e121.

[7] Le M, Papia E, Larsson C. The clinical success of tooth- and implant-supported zirconia-based fixed dental prostheses. A systematic review. J Oral Rehabil 2015;42:467–480.

[8] Pjetursson BE, Sailer I, Makarov NA, Zwahlen M, Thoma DS. All-ceramic or metal-ceramic tooth-supported fixed dental prostheses (FDPs)? A systematic review of the survival and complication rates. Part II: Multiple-unit FDPs. Dent Mater 2015;31:624–639.

[9] Pjetursson BE, Tan K, Lang NP, Brägger U, Egger M, Zwahlen M. A systematic review of the survival and complication rates of fixed partial dentures (FPDs) after an observation period of at least 5 years. Clin Oral Implants

Res 2004;15:625–642.

[10] Pjetursson BE, Brägger U, Lang NP, Zwahlen M. Comparison of survival and complication rates of tooth-supported fixed dental prostheses (FDPs) and implant-supported FDPs and single crowns (SCs). Clin Oral Implants Res 2007;18(suppl 3):97–113.

[11] Anusavice KJ. Standardizing failure, success, and survival decisions in clinical studies of ceramic and metal-ceramic fixed dental prostheses. Dent Mater 2012;28:102–111.

[12] Caplikas A, Dumbryte I, Svediene O, Linkevičius T. A comparison of bond strength of veneering ceramics to metal and zirconia frameworks in implant-supported restorations [abstract]. Clin Oral Implants Res 2015;26(S12):225.

[13] Saito A, Komine F, Blatz MB, Matsumura H. A comparison of bond strength of layered veneering porcelains to zirconia and metal. J Prosthet Dent 2010;104:247–257.

[14] Monaco C, Tucci A, Esposito L, Scotti R. Adhesion mechanisms at the interface between Y-TZP and veneering ceramic with and without modifier. J Dent 2014;42:1473–1479.

[15] Cesar PF, Yoshimura HN, Miranda Júnior WG, Okada CY. Correlation between fracture toughness and leucite content in dental porcelains. J Dent 2005;33:721–729.

[16] Abd El-Ghany OS, Sherief AH. Zirconia based ceramics, some clinical and biological aspects: Review. Future Dent J 2016;2:55–64.

[17] Kokubo Y, Tsumita M, Sakurai S, Torizuka K, Vult von Steyern P, Fukushima S. The effect of core framework designs on the fracture loads of all-ceramic fixed partial dentures on posterior implants. J Oral Rehabil 2007;34:503–507.

[18] Guess PC, Bonfante EA, Silva NR, Coelho PG, Thompson VP. Effect of core design and veneering technique on damage and reliability of Y-TZP-supported crowns. Dent Mater 2013;29:307–316.

[19] Swain MV. Unstable cracking (chipping) of veneering porcelain on all-ceramic dental crowns and fixed partial dentures. Acta Biomater 2009;5:1668–1677.

[20] Tan JP, Sederstrom D, Polansky JR, McLaren EA, White SN. The use of slow heating and slow cooling regimens to strengthen porcelain fused to zirconia. J Prosthet Dent 2012;107:163–169.

[21] Benetti P, Kelly JR, Della Bona A. Analysis of thermal distributions in veneered zirconia and metal restorations during firing. Dent Mater 2013;29:1166–1172.

[22] Meira JB, Reis BR, Tanaka CB, et al. Residual stresses in Y-TZP crowns due to changes in the thermal contraction coefficient of veneers. Dent Mater 2013;29:594–601.

[23] Benetti P, Kelly JR, Sanchez M, Della Bona A. Influence of thermal gradients on stress state of veneered restorations. Dent Mater 2014;30:554–563.

[24] Meirelles PD, Spigolon YO, Borba M, Benetti P. Leucite and cooling rate effect on porcelain-zirconia mechanical behavior. Dent Mater 2016;32:e382–e388.

[25] Belli R, Petschelt A, Lohbauer U. Thermal-induced residual stresses affect the fractographic patterns of zirconia-veneer dental prostheses. J Mech Behav Biomed Mater 2013;21:167–177.

[26] Agustin-Panadero R, Román-Rodríguez JL, Ferreiroa A, Solá-Ruíz MF, Fons-Font A. Zirconia in fixed prosthesis. A literature review. J Clin Exp Dent 2014;6:e66–e73.

[27] Elsaka SE. Influence of surface treatments on the surface properties of different zirconia cores and adhesion of zirconia-veneering ceramic systems. Dent Mater 2013;29:e239–e251.

[28] Aboushelib MN, Wang H. Influence of crystal structure on debonding failure of zirconia veneered restorations. Dent Mater 2013;29:e97–e102.

[29] Wang H, Aboushelib MN, Feilzer AJ. Strength influencing variables on CAD/CAM zirconia frameworks. Dent Mater 2008;24:633–638.

[30] Aboushelib MN, Feilzer AJ, Kleverlaan CJ. Bonding to zirconia using a new surface treatment. J Prosthodont 2010;19:340–346.

[31] Kim HJ, Lim HP, Park YJ, Vang MS. Effect of zirconia surface treatments on the shear bond strength of veneering ceramic. J Prosthet Dent 2011;105:315–322.

[32] Zhang Y, Kelly JR. Dental ceramics for restoration and metal veneering. Dent Clin North Am 2017;61:797–819.

[33] Tinschert J, Natt G, Mautsch W, Augthun M, Spiekermann H. Fracture resistance of lithium disilicate-, alumina-, and zirconia-based three-unit fixed partial dentures: A laboratory study. Int J Prosthodont 2001;14:231–238.

[34] Raigrodski AJ. Clinical and laboratory considerations for the use of CAD/CAM Y-TZP-based restorations. Pract Proced Aesthet Dent 2003;15:469–476.

[35] Wittneben JG, Millen C, Brägger U. Clinical performance of screw- versus cement-retained fixed implant-supported reconstructions: A systematic review. Int J Oral Maxillofac Implants 2014;29(suppl):84–98.

[36] Pjetursson BE, Thoma D, Jung R, Zwahlen M, Zembic A. A systematic review of the survival and complication rates of implant-supported fixed dental prostheses (FDPs) after a mean observation period of at least 5 years. Clin Oral Implants Res 2012;23(suppl 6):22–38.

[37] King BW, Tripp HP, Duckworth WH. Nature of adherence of porcelain enamels to metals. J Am Ceram Soc 1959;42:504–525.

[38] Shell JS, Nielsen JP. Study of the bond between gold alloys and porcelain. J Dent Res 1962;41:1424–1437.

[39] Höland W, Rheinberger V, Apel E, et al. Clinical applications of glass-ceramics in dentistry. J Mater Sci Mater Med 2006;17:1037–1042.

[40] Li RW, Chow TW, Matinlinna JP. Ceramic dental biomaterials and CAD/CAM technology: State of the art. J Prosthodont Res 2014;58:208–216.

[41] Messer RL, Lockwood PE, Wataha JC, Lewis JB, Norris S, Bouillaguet S. In vitro cytotoxicity of traditional versus contemporary dental ceramics. J Prosthet Dent 2003;90:452–458.

[42] Brackett MG, Lockwood PE, Messer RL, Lewis JB, Bouillaguet S, Wataha JC. In vitro cytotoxic response to lithium disilicate dental ceramics. Dent Mater 2008;24:450–456.

[43] Ariaans K, Heussen N, Schiffer H, et al. Use of molecular indicators of inflammation to assess the biocompatibility of all-ceramic restorations. J Clin Periodontol 2016;43:173–179.

[44] Mehl C, Gassling V, Schultz-Langerhans S, et al. Influence of four different abutment materials and the adhesive joint of two-piece abutments on cervical implant bone and soft tissue. Int J Oral Maxillofac Implants 2016;31:1264–1272.

零骨丧失理念首次将一些新思想融合在一起。由于涉及许多因素，包括外科手术、种植体设计、生物学和修复因素，因此很难对本书进行一个简单的总结。新的信息不断涌现，在这场正在进行的关于嵴顶骨稳定的战斗中，临床循证不可忽略。

　　如果要总结一个要点，那就是没有哪个单一的因素是确保嵴顶骨稳定的最重要因素。决定最后结果的是各种因素的组合和相互作用。只有接受多因素作用的现实，临床医生才能改变他们的思路，从而实现零骨丧失。通过使用不同的种植系统来实现骨的稳定是可行的，但对于临床医生来说，全面透彻地了解他们使用的种植系统是至关重要的。

　　我希望这本书可以促进种植治疗过程中的外科和修复环节有机地结合起来。没有修复知识的外科医生和缺乏外科意识的修复医生可能永远得不到最理想的结果，因为这两个部分对于骨的稳定都同样重要。最理想的做法是所有的治疗都由同一位专家进行，他掌握种植体设计、生物学和修复方面的知识，从而使每颗种植体周实现零骨丧失。

　　祝好运!

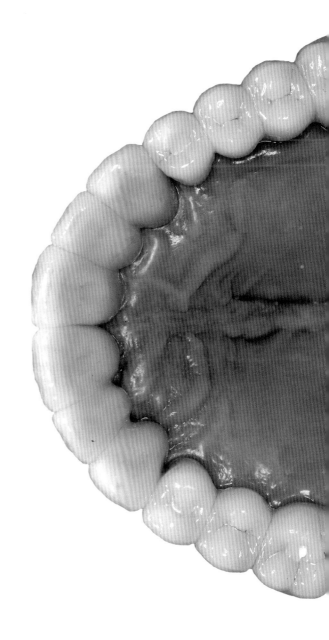